Zu diesem Buch

»Ein beliebter Ausspruch besagt, man sei so schön oder so alt, wie man sich fühlt. Seltsam, daß es keinen Ausspruch gibt, der dies auch für die eigene Gesundheit behauptet ...« (Kay Hoffman)

Was heißt es, rundum gesund zu sein? Heißt es tatsächlich nur, nicht krank zu sein? Oder gehört dazu nicht auch, daß man mit sich selbst im Reinen ist, einen erfüllenden Beruf ausübt, gute Freundschaften pflegt und in einer intakten Umwelt lebt? Gesundheit ist ein Lebensgefühl, sagt Kay Hoffman. Oder, anders ausgedrückt, ein Gefühl zu wissen, was einem wirklich gut tut. Und das beginnt im Kopf.

Kay Hoffman zeigt in diesem Buch anschaulich, daß es möglich ist, Gesundheit als Gefühl zu erleben, aufzubauen und durchgängig den Lebensstil bestimmen zu lassen.

Zur Autorin

Kay Hoffman, geboren 1949 in Basel, studierte Philosophie und ist ausgebildete Atem- und Bewegungstherapeutin. Sie bildete sich fort in systemischer Therapie und in NLP und ist heute als Trainerin, Therapeutin und Autorin tätig.

Zuletzt veröffentlichte sie »Die mentale Hausapotheke. Praktische Anleitungen zur Selbstheilung« (2000) und »Bei Liebeskummer Sokrates. Praktische Philosophie für den Alltag« (2001). Sie lebt in München.

Kay Hoffman

Rundum gesund

Anleitung zu ganzheitlichem Wohlbefinden

Mit 64 Gesundheitsmeditationen

Pendo Zürich München

Umschlaggestaltung: Charlotte Löbner, Mainz
Foto: © zefa
Gesetzt aus der Sabon
Satz: Michael Hempel, München
Druck und Bindung:
Bercker Graphische Betriebe, Kevelaer
Printed in Germany
ISBN 3-85842-855-8

Inhalt

Widmung

Ich freue mich auf den Augenblick, in dem ich dieses Buch meiner Zahnärztin in die Hand drücken kann. Von einem Geschenk kann eigentlich nicht die Rede sein, höchstens von einer Gegengabe, im Austausch für all die Jahre wunderbarer Betreuung. Ich, die ich von Kindheit an Angst vor allen jenen guten Menschen hatte, die nur helfen wollten, ich, die geprägt war von einem grundlegenden Mißtrauen den Menschen und dem Leben gegenüber, begegnete meiner Rettung (nicht nur rein physischer Art) in Form eines eher zufälligen Zusammentreffens, das von heftigem Zahnweh (für mich das unmittelbarste Weh aller Leiden, und das trotz aller hypnotischer Induktionen und festem Beharren in buddhistischer Versenkung) bestimmt war. Der Zahn mußte raus. Aber wie er seinen Abschied nahm, überzeugte mich nicht nur von der Notwendigkeit alljährlicher Arztbesuche, sondern auch von der verborgenen Ästhetik des Zähneputzens. Und wie mir geholfen wurde, meinen Zahn gehenzulassen, wie ich begleitet wurde in diesem fundamentalen Prozeß – all das hat mich tief beeindruckt und in der Meinung bestärkt, daß dieses Buch geschrieben werden müßte.

Natürlich widme ich dieses Buch auch meinen Nichten Maria und Enida, die ich als gute, lebenserfahrene Tante in ebendiese am eigenen Leibe erfahrenen Notwendigkeiten des Lebens (des Arztbesuches insbesondere, und ganz besonders des Zahnarztbesuches) einführen möchte.

In jeder Lebenssituation, die durch Notwendigkeit geprägt ist, eröffnen sich auch Möglichkeiten. In meinem Fall war es die Möglichkeit, mir eine Zahnärztin aussuchen zu können, der ich für die Inspirationen – eine wunderbare Nebenwirkung – danke und die ich jedem Leser empfehlen möchte.

Einleitung

Eine neue Philosophie der Gesundheit

Der neue Ansatz zu einem »Gesundheitsdenken« beginnt beim Gefühl und beim Nachdenken. Die Eigenverantwortung für die eigene Gesundheit fängt mit dem Denken an, aber endet dort nicht. Das *Denken* hilft, alle zur Verfügung stehenden Informationen in einer Weise zu verknüpfen, die das Wissen vermehrt und auf andere, neue, heilende, helfende Gedanken kommen läßt. Es führt zu einem konsequenten Handeln im Dienste der Gesundheit: Dazu gehören regelmäßige Überprüfung des körperlichen Befindens als Prophylaxe, Hygiene, vernünftige Ernährung, keine Gifte, ausreichende Bewegung, viel frische Luft – wir kennen die Ingredienzien dieser Mixtur auswendig wie eine Litanei. Denken begünstigt eine gewisse Konsequenz im Verhalten. Vernunft ist durch das Denken bestimmt, nicht durch das Gefühl. Lust ist gesund, aber nur in dem Maße, als sie sich an die Beschränkungen, die die Vernunft auferlegt, hält. Denken schafft neue Verbindungen, neue Aspekte, Perspektiven, Denken im Verbund mit konsequenter Ausführung vernünftiger Pläne und Vorsätze wirkt der allgegenwärtigen Macht der Gewohnheiten entgegen. Bislang waren das Denken und die Vernunft die stärksten Waffen gegen schlechte Gewohnheiten. Der neue Ansatz jedoch räumt nun auch dem *Gefühl* einen größeren Stellenwert ein als je zuvor.

Der neue Ansatz anerkennt, daß das Denken zwar viele Verbindungen zwischen einzelnen Informationen und auch zwischen den Gedanken und ihren Konsequenzen, den vernünftigen Handlungen, schafft, aber im Endergebnis zu einer seltsamen Trennung führt, nämlich der Trennung des Subjekts von seinen Gedankenobjekten. Es scheint, also würden sie nicht zu ihm, dem Subjekt, gehören. Wann immer in einer volkstümlichen Krimiserie der Kommissar die wohlverdiente Currywurst in sich hineinschlingt und alle Diätpläne, die ihm von seinem Hausarzt auferlegt worden sind, kurzerhand in den Wind schlägt, dann wird es klar: Das Subjekt erlebt sich getrennt von seiner Vernunft und ihren wohlausgedachten Verhaltensvorschriften, als wären die Entscheidungen irgendwo weit weg vom eigentlichen Leben getroffen worden, sozusagen auf wertfreiem, neutralem Boden. Das Subjekt unterliegt vielen Einflüssen. Aber warum ist es so schwer, sich nach der Vernunft zu richten? Die vernünftigen Einflüsse sind die schwächsten, Objektivität ist etwas, was da draußen passiert und was das Subjekt nicht persönlich nimmt (wissenschaftlich erwiesen, millionenfach getestet, durch Statistiken theoretisch erhärtet, durch Fallbeispiele praktisch belegt). Objektivität ist nicht persönlich gemeint, aber gerade deswegen hat die Vernunft, die sich auf objektive, von der Person abgetrennte Einsichten stützt, schlechte Karten. Beispiel Currywurst: In dieser Niederlage der objektiven Vernunft zeigt sich der Sieg der Subjektivität. Das hat etwas Rührendes. Es hat Charme. Es ist so menschlich. So etwas steigert wahrscheinlich die Einschaltquoten, der unvernünftige Kommissar wird zum Sympathieträger. Ein allzu vernünftiger Kommissar könnte unmenschlich wirken. Aber es gibt noch wesentlichere Gründe, das Gefühl im Gesundheitsdenken mitsprechen zu lassen.

Denken trennt, Fühlen verbindet. Die Verbindungen, die das Denken schafft, hören vor der Haustür der Persönlichkeit auf. Nur das Fühlen stellt jene Verbindung zur Person und Identität her. Das Ich identifiziert sich mit sich selbst, und es hat die Möglichkeit, sich mit Gedanken, Einsichten, Verhaltensweisen, Handlungsentscheidungen zu identifizieren, d.h. einen inneren Bezug herzustellen. Das Ich kann auch inneren Abstand aufbauen und die Verbindungen kappen. Dieses Vermögen des Ich leistet ebenso unauffällige wie unersetzliche Dienste. Nur so funktioniert das Miteinander. Das ganze Abendland baut auf jenem Gefühl auf, im Brustton der Überzeugung zu sich selbst Ich zu sagen. Ohne ein solches Gefühl kämen vielleicht weiterhin interessante philosophische Gedanken zustande, aber jede Art von solidem Ichbewußtsein, jede Art von Gewißheit überhaupt wäre von vorneherein untergraben. Die Gewißheit, es ginge bei der eigenen Gesundheit um uns selbst, unseren persönlichen Zustand, unser Leben als Person, als Subjekt, als Mensch, ist uns ebenso selbstverständlich wie bedeutungslos. Wir messen ihr keine weitere Bedeutung zu, weil bislang die Meinung vorherrschte, Vernunft kümmere sich um objektive Fakten und nicht um subjektive Erlebniszustände, die an ein Ich gekoppelt sind. Gesundheit wird als objektive Wahrheit verkündet und verordnet. Die Regeln werden als objektive Regeln befolgt oder durchbrochen. Der Körper ist der Leidtragende, er muß die Folgen ausbaden, und die gesetzliche Krankenkasse und der Steuerzahler subventionieren es. Der Körper ist eine materialisierte Extension eines Subjekts, das gelernt hat, nicht subjektiv zu sein, nichts persönlich zu nehmen, nicht auf seinem Recht der Subjektivität zu beharren. Das Subjekt trägt sein Objekt, seinen Körper, zum Arzt oder Chiropraktiker, legt ihn dort ab, um ihn nachher wieder dort einzusammeln. Im Verlauf der Behandlung wird das Gefühl »Das bin ich. Es geht um mich« ausgeschaltet. Ein guter Patient gibt der lateinischen Wortbedeutung recht: *patiens* heißt »geduldig« und gleichzeitig »leidend«, ähnlich wie das Wort *Subjekt*, das wortwörtlich bedeutet: das »Unterliegende«. Unbeteiligt läßt der Patient alle Subjektivität außen vor, wenn der Arzt zu einem objektiven Ergebnis kommt, das wiederum objektive Konsequenzen nach sich zieht.

Hier herrschen unhaltbare Zustände. Aber wie sie verändern? Der neue Ansatz erschließt Mittel und Wege, wie Gesundheit am eigenen Leibe erfahren werden kann. Darüber hinaus wird gezeigt, daß eine gefühlsmäßige Verbindung zur Idee der Gesundheit, zu einem Ideal, einem Leitmotiv, aber auch einer inneren Instanz, die selbstregulierend das eigene, subjektiv erlebte Befinden, den eigenen Zustand, mit dem wir uns identifizieren, beeinflußt, die wichtigste Medizin überhaupt darstellt. Kein noch so differenziertes Wissen über körpereigene Drogen kann dieses Gefühl ersetzen, denn während es sich bei ersterem um ein objektives Wissen handelt, geht es bei dem Gefühl um das subjektive Erleben. Nur ein solches Gefühl der Verbindung schafft Gewißheit. Und Gewißheit, aus Überzeugung entstanden, wirkt sich als weitere Überzeugung aus. Subjektivität, solchermaßen verstanden, führt zu Einsichten und Handlungen, von deren Sinn das Subjekt überzeugt ist.

Ein beliebter Ausspruch besagt, man sei so schön oder so alt, wie man sich fühlt. Seltsam, daß es keinen Ausspruch gibt, der dies auch für die eigene Gesundheit behauptet.

Es ist allgemein bekannt, daß beim Philosophieren viel gedacht wird. Über das Fühlen wird weniger verlautbart. Die Frage ist: Nutzt aber auch das Denken, wo es auf das Fühlen ankommt? Nutzt denn das Denken, wenn etwas, was bislang als selbstverständlich galt, plötzlich abhanden kommt und sich ein Mangelzustand einstellt, der als Unwohlsein oder gar Krankheit erlebt wird und wohl als objektive Tatsache hingenommen werden muß? Ist es möglich, sich gesund zu denken, wenn die Tatsachen dafür sprechen, daß die objektive Realität anders ist als das, was man sich denkt, gedacht hat oder denken möchte? Hilft hier ein Umdenken, und inwieweit hat das Umdenken Einfluß auf die Realität? Was kann das Philosophieren dazu beitragen, daß Gesundheit als Möglichkeit, Ziel und Ideal realisiert wird?

In einer Philosophie der Gesundheit kann gezeigt werden, daß es möglich ist, Gesundheit als Gefühl zu erleben, aufzubauen, zu stärken und durchgängig den Lebensstil bestimmen zu lassen. Diese Reflexionen dürfen jedoch keinesfalls in Konkurrenz zum Aufsuchen eines Experten stehen, sondern sollen das objektive Expertenwissen durch subjektive Beteiligung an dem Prozeß der Gesundung und des Gesundbleibens ergänzen. Dem Experten, dem Arzt, Therapeuten oder ausgebildeten Heiler, kommt die Rolle eines Impulsgebers zu. Der Prozeß selbst vollzieht sich allerdings im subjektiven Bereich des Erlebens. Gesundheit ist bestimmt durch die Verbindung, die der einzelne zu sich selbst hat: zu seinem Körper, seinem Organismus, seinen Lebensfunktionen, seiner Seele und seinem Geist, zu der übergeordneten, lebendigen Einheit, zu der er Ich sagt, während er zugleich fühlt, daß es mehr als Ich ist, wodurch das Wunder des Lebens gewährleistet wird. Der Experte sollte außer dem erlernten Fachwissen ein Erfahrungswissen erworben haben, das sich nicht lernen läßt, sondern nur aus der Verarbeitung selbstgemachter Erfahrungen sich ergeben kann. Der Gesundheitsexperte sollte selbst wissen, was Gesundheit ist, was das Wesen von Gesundheit ausmacht und wie es sich anfühlt, in Kontakt mit diesem wesentlichen Gut zu sein. Ein solches Erfahrungswissen kann Einfluß haben, Impulse setzen, Interesse wecken, Anregungen geben, Veränderungen bewirken. Dies geschieht auf der Ebene der Intersubjektivität, nämlich auf der Ebene des Austausches, von Mensch zu Mensch, von Subjekt zu Subjekt. Nur auf dieser Ebene können leibhaftige Lösungen erwirkt werden, d.h. Lösungen, die am eigenen Leibe als solche beherzigt, nachvollzogen und wirklich verstanden werden.

Lösungen sind Schlüssel zu einem neuen Selbstverständnis, das sich auf das Erleben am eigenen Leibe gründet. Sie stoßen Türen auf, die verschlossen schienen, weisen Wege, die noch nicht beschritten wurden, erweitern den Horizont der Erwartungen und ermöglichen, daß sich etwas verwirklicht, was bislang nur geträumt oder erhofft worden ist. Aber wir alle wissen, daß das Träumen und Hoffen allein nicht ausreicht, um gesund zu bleiben. Zu groß ist die Gefahr, sich etwas vorzumachen und in einer Welt der Illusionen zu leben. Die Haltung des Nichthinschauens verhindert eine Wahrnehmung der inneren Gesundheit. Bewußtwerdung schließt den achtsamen und eigenverantwortlichen Umgang mit sich selbst ein. Das Selbst ist kein Abstraktum, sondern wird gelebt. Es spiegelt sich in den Gedanken und Gefühlen und drückt sich körperlich aus. Der Körper ist nicht nur ein Objekt. Der Körper als Ausdruck der Art und Weise, wie ich selbst hier in dieser Welt dabin und lebe, er ist mein persönlicher Ausdruck, wenngleich dieses körperliche Ausdrücken meist unbewußt bleibt und deshalb oft von philosophischen Reflexionen ausgenommen wird. Eine Philosophie der Gesundheit thematisiert sowohl das subjektive Erleben einer innewohnenden Gesundheit, die als Idee der Natur und Natürlichkeit, der inneren Unversehrtheit beschrieben wird, als auch einen daraus sich ableitenden Umgang mit sich selbst. Das schließt Verhaltens- und Handlungsweisen mit ein, die sich bewußt in den Dienst der Gesundheit stellen.

Wenige scheinen sich darüber im klaren zu sein, daß es so etwas wie eine physische Sittlichkeit gibt, schreibt der Philosoph Herbert Spencer. Und weiterhin sei die Pflege der Gesundheit eine Pflicht, die durch keine äußere Verordnung erzwungen werden könne. Nur durch die Einsicht in eine innere Ordnung und das Erlebnis von Sinn, der durch diese Ordnung gegeben ist, erschließt sich die drängende Notwendigkeit, sich mit dem Zustand des Körpers und dem eigenen Befinden auseinanderzusetzen. Leider hat die Jahrhunderte währende christliche Leibfeindlichkeit dazu geführt, daß die abendländische Tradition des Philosophierens sich mehr mit den Belangen des Geistes als mit dem Erleben der eigenen Natur beschäftigt hat, wie es sich am besten durch die Betrachtung der eigenen vegetativen, kreatürlichen Körperlichkeit ergeben würde. Der Körper lebt der Seele die Vergänglichkeit und Sterblichkeit vor – die Seele wendet sich schaudernd ab und sucht Trost im Geiste, der, da unsichtbar, Unvergänglichkeit verspricht.

Die Suche nach dem Unvergänglichen, Unzerstörbaren im Diesseits, in der Natur, in der Materie und Welt, wird durch den Anblick der Schreckensgestalt des Knochenmanns vereitelt, der die Schönheit der Welt als eitlen Wahn und Schein erklärt. In krassem Gegensatz dazu steht die Vision der leiblichen Auferstehung, die das Christentum anbietet. Die byzantinischen Mosaiken haben den Auferstandenen majestätisch als Kyrios gezeigt, die Ikonen auf Goldgrund das Mystische dieser außerordentlichen Erscheinung betont. Die Renaissancemaler mit ihrer Vorliebe für naturalistische Wiedergabe hingegen schaffen das realistische Bild eines Leibes in voller Perspektive und einer beängstigenden Buntheit, die den Eindruck erweckt, die vegetativen Prozesse der Vernarbung und Verwesung seien noch nicht zu einem Ende gekommen. Zwar meint Hegel: »Die Wunden des Geistes heilen, ohne Narben zu hinterlassen.« Aber auch Hegels Ausspruch kann nichts Genaueres sagen. Wir sollten uns deshalb bewußt sein, daß das Philosophieren mit jenem kindlichen Staunen beginnt, das wir im Laufe des Lebens verlernen.

Die Kernaussagen einer neuen Philosophie der Gesundheit sind:

1. *Heilung und Gesundheit sind auf Dauer nur möglich, wenn die objektive Messung des Gesundheitszustandes mit dem Erleben von Qualität kombiniert wird.*
2. *Ein gesundheitsbezogenes Denken erreichen Sie, wenn Sie sich von der Objektivität des Expertentums zur Subjektivität des Wohlgefühls hin orientieren.*
3. *Effektive Heilung und lang anhaltende Gesundheit setzen ein ganzheitliches Denken, d. h. eine emotionale Verbindung mit der Ganzheit, voraus.*

Diese drei Ansätze gelten nicht nur für den behandelnden Arzt, sondern insbesondere für den Patienten, der auf diese Weise sein passives Ausgeliefertsein beendet und zu einer aktiven Mitarbeit im Gesundungsprozeß gelangt. Durch die Umpolung der Subjektivität von einem eher fremd bestimmten und negativ gestimmten Zustand des geduldigen oder auch ungeduldigen Erleidens in einen Zustand der positiv gestimmten Eigenverantwortlichkeit verändert sich alles:

Gesundheit ebenso wie Krankheit werden nicht als kausales Ergebnis einer Verkettung verschiedener Ursachen begriffen, sondern als ein Zustand erlebt, der potentiell immer vorhanden und beeinflußbar ist. Daraus zu folgern, daß jede Fokussierung von Krankheit nun diese nach sich zöge, ist allerdings ebenso unrealistisch wie der Wunsch, durch positives Denken, d.h. durch ausschließliche Fokussierung der Gesundheit, diese herbeizaubern zu können. Die Sache ist weitaus verzwickter, obwohl sie sich im nachhinein als sehr einfach herausstellt, vor allem, wenn man auf eine logische Erklärung verzichtet.

Heilung und Gesundheit sind längerfristig nur möglich, wenn die objektive Messung des Gesundheitszustandes mit dem Erleben von Qualität kombiniert wird. Das heißt nicht, nunmehr auf alle Informationen im Bereich der Gesundheitsvorsorge oder Pflege zu verzichten und sich nur mehr dem subjektiven Erleben allein zu widmen. Dies hieße, sich in einer rein subjektiven Welt abzuschotten und keinen Maßstab des Vergleichs mehr zur Hand zu haben. Der entscheidende Schritt besteht in der Anbindung an das eigene Erleben, während die objektiven Fakten nach wie vor bestehen und auch gemessen werden können. Die Wassertemperatur, die objektiv gemessen wird, kann dem Badenden nach wie vor zu kalt erscheinen, um darin zu baden. Objektive Fakten überzeugen nur oberflächlich. Der Genesene kann nach wie vor eine Identität aufrechterhalten, die die objektive Tatsache seiner Genesung nicht berücksichtigt – so daß sehr bald der objektive Zustand sich dem subjektiv erlebten angleichen wird. Das subjektive Erleben muß sich demnach verändern.

Von der Objektivität des Expertentums zur Subjektivität des Wohlgefühls zu gelangen heißt nicht, das Wohlgefühl zum Maßstab objektiver Beurteilungen zu machen. Wunschdenken mag manchmal Wunder wirken, aber es wäre zu gefährlich, sich darauf allein zu verlassen. Hingegen ist die bewußte Fokussierung des Wunderbaren im Leben die beste Waffe gegen die Macht der Gewohnheit, die sich im Gewöhnlichen einzurichten versucht und mit dem vorliebnimmt, was sie als Gesetz oder Notwendigkeit abgespeichert hat. Auch diese Erinnerungen lassen sich verändern, und solche Veränderungen haben Einfluß auf die Qualität des Innenlebens.

Zu einer emotionalen Verbindung mit der Ganzheit überzugehen meint nicht, eine analysierende Teilbetrachtung zu übergehen und als unwichtig abzutun. Der Prozeß der Gesundung endet jedoch nicht bei dieser einseitigen Sichtweise, sondern beginnt dort, wo das Ganze betrachtet wird. Dieser systemische Ansatz des Holismus (der Ganzheitlichkeit) ist immer noch ungewohnt, auch wenn immer häufiger davon gesprochen wird, weil das systemische Denken das gewohnte Denken in seinen festen Bahnen durchkreuzt.

In der Philosophiegeschichte gibt es Aufschluß darüber, daß das holistische Denken in keiner Weise neu und als revolutionäre Entdeckung dem New Age vorbehalten ist. Ganz im Gegenteil: Die Betrachtung des Ganzen scheint eher etwas, was in der Moderne verlorengegangen ist und darauf wartet, wieder in seiner Bedeutung erkannt und entsprechend seiner Bedeutung öffentlich genutzt zu werden.

> *Im »Phaidros« läßt Plato Sokrates zu seinem jugendlichen Begleiter sagen, daß wir doch wohl nichts über die menschliche Seele, ja auch nichts über den menschlichen Leib wissen könnten, ohne das Ganze, das Holon der Natur.*
> *Ein Holon (altgriechisch: das Ganze) ist auch das Heile, das kraft seiner eigenen in sich geschlossenen und sich selbst immer wieder herstellenden Lebendigkeit in das Ganze der Natur eingefügt ist.*
>
> Gadamer. *Über die Verborgenheit der Gesundheit*, S. 116.

Die Weltgesundheitsorganisation WHO definiert Gesundheit heute nicht mehr als Abwesenheit von Krankheit, sondern nennt folgende grundlegende Bedingungen, die erfüllt sein müssen, will man von Gesundheit sprechen: stabiles Selbstwertgefühl, positives Verhältnis zum eigenen Körper, Liebesfähigkeit, Freundschaft und soziale Beziehungen, eine intakte Umwelt, sinnvolle Arbeit und gesunde Arbeitsbedingungen. Zur Gesundheit gehören auch Gesundheitswissen und Zugang zur Gesundheitsversorgung. Gesundheit wird nicht nur körperlich, sondern auch als geistiges Prinzip definiert, nämlich als lebenswerte Gegenwart und eine berechtigte Hoffnung auf eine lebenswerte Zukunft. In diesen Punkten ist alles aufgezählt, was eine ganzheitliche Sicht ausmacht. Das Leben wird nicht in einzelne Bereiche aufgeteilt, deren Zustand getrennt voneinander, jeweils von Fachleuten nach den entsprechenden Standards beurteilt, den Experten überlassen wird. Der Patient ist nicht mehr der Erduldende –

wie die wörtliche Übersetzung von Patient ausdrückt –, sondern sein eigener Experte. Niemand weiß so gut in den Verhältnissen des Subjekts Bescheid wie das Subjekt selbst. Niemand kann (von außen) so gut urteilen wie die Person (von innen), um deren Erfahrung es geht. Natürlich gibt es nach wie vor Diagnosen, Standards, Normen und objektive Werte; nur haben sich ihre Bedeutungen für das Subjekt verändert. Die Tatsachen sind dieselben, aber der Sinn und die Bedeutung, die sie erhalten, werden maßgeblich vom Innenleben der Person bestimmt. Das Innenleben, das Gefühlsleben, die Vorstellungen, Gedanken, Erinnerungen, Stimmungen, Haltungen, alles, was eine Person ausmacht, gehört mit zu dem Gesamtbild »Gesundheit«, das mehr als eine objektiv meßbare und quantifizierbare Ansammlung von Daten ist und als Qualität subjektiv erfahrbar ist. Nicht daß objektive Meßwerte keine Gültigkeit mehr hätten – aber sie entscheiden nicht darüber, ob ein Mensch einen Sinn in seinem Leben sieht, ob er Freude empfindet, sich eine Perspektive bewahrt, wo objektiv kein Ausweg mehr da zu sein scheint, und ob er die Zuversicht, das Vertrauen in sich selbst auch angesichts widriger Umstände nicht verliert. Es geht um die Erfahrung von Qualität. Qualität kann immer nur subjektiv erfahren werden – es geht also um die subjektive Erfahrung von Gesundheit. Das Wort »gesund« deutet diese Qualität an: das Wort ist verwandt mit dem englischen »sound« – »sound advice« heißt: »guter, kluger Rat«; »sound« wird meist übersetzt mit »gediegen, nüchtern, vernünftig«. Es bezeichnet eine bestimmte Qualität, die nur subjektiv erfahren werden kann und die nur durch die eigene Erfahrung wirklich überzeugt. Ähnlich wie unser Wort »vernünftig« oder »klug« mag die Qualität als objektive »Tugend« noch so oft von außen dem Subjekt angetragen und aufgetragen worden sein – erst die eigene Erfahrung, der subjektive Nachvollzug, entscheidet darüber, ob die Qualität überzeugen konnte oder nicht. Die Qualität von »sound« und »gesund« (ebenso wie die von »Tugend« und »Vernunft«) ergibt sich durch Übereinstimmung von Idee und Erfahrung, die Qualität besteht in einer Stimmigkeit, die ihr etwas Reales, Wirkliches und Nüchternes verleiht. Ernüchterung, ähnlich wie Enttäuschung, kann unendlich befreiend wirken. All das, was wir uns vormachen und in das wir unsere Energie hineinstecken, um es über Jahre aufrechtzuerhalten, fällt plötzlich weg. All die Kraft, die wir in die Lebenslügen investierten, kommt zu uns zurück – eine wunderbare, geradezu euphorisierende Erfahrung, die plötzlich als Eingebung kommt und sich sofort durchsetzt, einfach aufgrund ihrer innewohnenden Überzeugungskraft. Im Grund wußten wir es schon lange, aber nun ist es greifbar und lebbar geworden: Die Einsicht, was Gesundheit eigentlich bedeutet, kommt oft in den absonderlichsten Momenten, und nicht selten genau dann, wenn Krankheit unsere Lebensperspektive bestimmen will. Die Rückbesinnung auf die grundlegende Qualität von Gesundheit vollzieht sich jenseits von den objektiven Bewertungen, wie sie in Diagnosen enthalten sind. Diese Realisation von Gesundheit, diese Bewußtwerdung von Qualität geschieht in einer Gründlichkeit und Schnelligkeit, die charakteristisch für die Qualität selbst ist: In dem Wort »gesund« ist das gotische »swinps«, was soviel heißt wie »geschwind«, »stark, kräftig, schnell«. Gesundheit ist etwas ganz Natürliches, und es braucht nicht viel Zeit oder Aufwand, damit sich diese Naturgegebenheit wieder einschwingen kann. Sie ist immer ein Teil von uns und wird es immer sein, wenn auch oft verborgen, verdrängt oder vergessen.

Deshalb brauchen wir Konzepte, mit deren Hilfe Gesundheit als Erfahrung von Qualität zugänglich, als Lebenshaltung eingeübt und als innere Entscheidung bewußt gemacht werden kann. Wir brauchen Mittel der Bewußtwerdung und -seinserweiterung, die dieses vergessene Wissen wieder in Erinnerung bringen, so daß es im Alltag integriert werden kann und entsprechende Konsequenzen im Handeln, Verhalten und in der Einstellung nach sich zieht. Es geht darum, wieder in Kontakt zu kommen, mit dieser Qualität insbesondere und mit Qualität überhaupt. Es geht darum, den gebannten Blick von den objektiven Gültigkeiten zu lösen und auf die subjektiven Erfahrungswahrheiten hinzulenken. Schließen Sie manchmal die Augen und kehren Sie in sich, um diese Wirklichkeit, die so oft völlig abhanden gekommen scheint, wiederzuentdecken. Holen Sie sich wieder die Fülle, das Glück und die Freude in das Leben hinein und lösen Sie sich selbst von dem Dogma der diagnostizierenden Meßwerte. Nehmen Sie den subjektiven Spielraum der Wahlmöglichkeiten und Entscheidungsfreiheiten wahr. Gesundheit als Qualität anzuerkennen, zu erforschen und im Leben zu nutzen, hat viel mit einer erweiterten und sensibilisierten Wahrnehmung zu tun und wenig mit Magie. Heilung ist das Natürliche, Krankwerden die Ausnahme. Kranksein und Krankbleiben ist eine Ausblendung der natürlichen Prozesse, die auf

Selbstheilung ausgerichtet sind. Darin besteht eigentlich die Botschaft der sogenannten Geistheilung – ein Begriff, der leider in Verruf geraten ist, weil er leicht mit Scharlatanerie in Verbindung gebracht wird. Der Geist heilt, indem er sich besinnt: Er besinnt sich auf die Qualität des Gesunden, die auch in der schwersten Krankheit immer noch als Schwingung, als unbewußtes Gefühl, als verborgener Gedanke, als Wissen, als etwas Geistiges vorhanden ist. Man braucht gar nicht den Begriff der Spiritualität zu bemühen, denn das Wort Geist deutet schon die wichtigste Eigenschaft an: Geist belebt – und deshalb macht er auch gesund. So einfach ist das, auch wenn es sich für uns ungewöhnlich anhört, weil uns die modernen Lebensgewohnheiten von dieser Einsicht entfernt haben und ständig abhalten, dorthin zurückzufinden.

Dieses Buch bemüht sich um die Erinnerung an das Vergessene. Erinnern heißt: wieder ganz werden im ursprünglichen Erleben. Der Ursprung liegt dort, wo die Quelle der Kraft liegt, um das Gegenwärtige aufrechtzuerhalten. Und trotz aller Katastrophen können wir sagen: Im Grunde sind wir gesund.

Was ist Gesundheit?

> *Plato sagt oder läßt seinen Sokrates sagen: Vielleicht müßte der Arzt nicht nur auch die Natur der Seele, sondern die ganze Natur des Alls kennen, wenn er den Mangel, das Leiden, die Krankheit des Patienten wirklich behandeln will.*
>
> Gadamer. *Über die Verborgenheit der Gesundheit*, S. 117.

Gesundheit ist ein philosophisches Thema, denn Philosophie bzw. das Philosophieren vermittelt subjektive Einsichten, wie sie für die Gesundheit als Leitmotiv und Maßstab der Lebensqualität vonnöten sind. Mehr als das Bedenken ist es das Erfühlen dieser Qualität des Ganzen, das zu einer an der Praxis orientierten Lebensphilosophie werden kann.

Als Objekte der Erkenntnis sind Bauplan und Funktionen des Körpers dem Bewußtsein rational zugänglich. Diese subjektiv durch die leibliche Erfahrung wahrzunehmen setzt voraus, daß sich Menschen erst wieder über das Wahrnehmen und Fühlen einen Zugang zu dem Sinn ihrer eigenen leiblichen Existenz verschaffen. Unterschiede, Zusammenhänge und Wechselwirkungen zwischen Leib und Körper, Seele und Geist sollten differenziert beleuchtet werden, denn eine eingehende Betrachtung der Verhältnisse ist oft hilfreich und in der Medizin manchmal lebensrettend. Im Leben sind diese Erfahrungen miteinander oft so verwoben, daß es schwer ist, Unterscheidungen und Abgrenzungen zu treffen. Aber es hilft dem Subjekt zu verstehen, was es als objektives Leiden, als diagnostizierte Krankheit oder als Abweichung von der Norm an sich selbst erfahren muß. Und noch mehr hilft es, einen Sinn für die Kostbarkeit Gesundheit zu entwickeln, bevor sich diese, die so selbstverständlich hingenommen wird, erst durch Abwesenheit im Bewußtsein als Ideal verankert. Sich zu einem kompetenten Subjekt zu entwickeln ist heute mehr denn je eine aktuelle Aufgabe. Es geht darum, einen neuen Zugang zu den eigenen Kräften und der Weisheit des Organismus zu finden.

Wissen, Bewußtsein und Gewißheit

Es ist eines Menschen Pflicht, sich selbst zu trösten und die natürliche Auflösung zu erwarten und sich nicht zu quälen, sondern sich allein an diesen Gedanken zu laben, nämlich
– erstens, daß mir nichts geschehen wird, was nicht in Übereinstimmung steht mit der Natur des Universums;
– und zweitens, daß ich nichts zu tun brauche, was dem Gott und der Gottheit in mir widerspricht; denn es gibt keinen Menschen, der mich zur Überschreitung zwingen kann.
Ein Geschwür des Universums aber ist der, der abweicht und sich abspaltet von der Vernunft unserer gemeinsamen Natur, indem er unzufrieden ist mit den Dingen, die geschehen. Denn dieselbe Natur, die dich hervorgebracht hat, bringt auch die Dinge hervor. Und sei mit allem einverstanden, was geschieht, mag es auch noch so unerfreulich sein, weil es zum Heil der Welt führt sowie zum Wohlbefinden und zum Glück des Zeus. Denn dieser würde über keinen Menschen gebracht haben, was er gebracht hat, wenn es nicht nützlich wäre für das Ganze. Die Unversehrtheit des Ganzen ist zerstört, wenn du etwas von ihm abtrennst. Und du trennst etwas von ihm ab, nach deinen Kräften, wenn du unzufrieden bist und in irgendeiner Weise etwas aus dem Wege zu räumen versuchst.

Marc Aurel, zitiert bei Desombres, in: *Notizen der Weisheit – Antikes Rom,* S. 45.

Jede Menschengestalt belebt einen individuellen Keim im Betrachtenden. Dadurch wird diese Anschauung unendlich, sie ist mit dem Gefühl einer unerschöpflichen Kraft verbunden, und darum so absolut belebend. Indem wir uns selbst betrachten, beleben wir uns selbst.

Novalis. *Deutsche Aphorismen,* S. 82.

Ein Gefühl für Gesundheit entsteht aus Wissen, Bewußtsein und Gewißheit: Erst durch das Zusammenwirken dieser drei geistigen Funktionen kommt das zustande, was als »Gefühl für Gesundheit« bezeichnet werden soll. Es ist nicht »irgend so ein Gefühl«, aus der momentanen Stimmung, sondern ein Instrument der Orientierung, eine innere Instanz, die bei wichtigen Entscheidungen konsultiert werden kann wie ein innerer Arzt. Ich nenne es »dem inneren Heiler in sich begegnen«.

Ich leite Gruppen für angehende Ärzte, die sich mit dem ganzheitlichen Ansatz in der Praxis vertraut machen wollen. Wir arbeiten uns Schritt für Schritt vor, um dieses Gefühl für Lebensqualität und Gesundheit im weitesten Sinn zu entwickeln. Dabei werden Methoden sowohl der Wissensbeschaffung als auch der Bewußtwerdung vermittelt, doch der wichtigste Teil ist die Begegnung mit dem inneren Heiler oder der Heilerin. Für manche klingt es besser, von einem inneren Arzt bzw. einer Ärztin zu sprechen, denn das hat für manche mehr Seriosität, aber letztlich kommt es auf dasselbe hinaus – es geht immer um jene Gewißheit, die etwas zutiefst Privates und Subjektives ist und von keinem äußeren Arzt und keinem Heiler ersetzt werden kann. Diese Gewißheit entsteht durch eine Auseinandersetzung mit den eigenen inneren Werten und führt zu einer zum Teil radikalen Begegnung mit sich selbst. Es ist die Konfrontation mit dem eigenen Lebenssinn und die kontinuierliche Übung in der Fähigkeit, das Leben wertzuschätzen, das eigene und das anderer Lebewesen.

Kann durch ein Training eine solche Begegnung hervorgerufen werden?

Nichts kann erzwungen werden. Dennoch ist es möglich, durch entsprechende Übungsschritte und Gruppenprozesse eine Begegnung vorzubereiten oder die Begegnungen, die stattgefunden haben, in Erinnerung und damit ins Bewußtsein zu rufen. Viele Menschen haben schon Erfahrung mit einer inneren Instanz der Heilung und Erlösung gemacht. Durch Austausch mit anderen können diese Erfahrungen mitgeteilt werden und erhalten dadurch einen neuen Stellenwert. Wenn etwas thematisiert wird, wie etwa »Gesundheit als innerer Wert« oder »Lebensqualität als Richtmaß der Lebensführung«, dann ordnen sich alle Lebenserfahrungen ein und werden neu bewertet. Sie werden plötzlich wichtig genommen und dienen als weiteres Material im lebenslangen Lernprozeß: Plötzlich werden Zusammenhänge klar, neuer Sinn zeigt sich in dem, was bislang sinnlos schien. So haben die Verarbeitung vergangener Erfahrung und das bewußte Erinnern einen Einfluß auf Gegenwart und Zukunft, denn ein Sinn eröffnet weitere neue Möglichkeiten und Perspektiven.

Ich gebe den Dreischritt
»Wissen – Bewußtsein – Gewißheit« als Struktur vor:

1. *Wissensbeschaffung ist für Menschen in medizinischen Berufen meist etwas, was sie innerhalb ihrer Ausbildung zur Genüge kennen oder daher auch können. Umfassende Informationen über die neusten Trends, Forschungsergebnisse und deren Auswertung werden durch Fachzeitschriften und laufende Weiterbildungen garantiert. Heute kann es sich kein Arzt mehr leisten, nicht informiert zu sein. Wenn er nicht über ein objektives Faktenwissen verfügt, kann er nicht mit der Konkurrenz mithalten.*
2. *Wissen garantiert aber nicht Bewußtheit. Es ist durchaus nicht so selten, daß Ärzte genauestens informiert sind – z. B. über die Schädigung durch bestimmte Gifte wie Nikotin – und dennoch selbst rauchen. Bewußtheit entsteht erst dann, wenn objektive Fakten mit subjektiven Einsichten verknüpft werden und zu einer Synthese führen. Aber auch ein Gesundheitsbewußtsein verhindert nicht, daß trotz besserem Wissen und Gewissen schlechte Gewohnheiten den gesunden Lebensstil sabotieren.*
3. *Von Gewißheit spreche ich erst, wenn alle Informationen (seien es solche, die von außen kommen und als objektives Wissen verinnerlicht werden, seien es solche, die als Signale und Hinweise ins Bewußtsein gelangen und als subjektive Informationen mit den objektiven Fakten in Verbindung gebracht werden) über längere Zeit immer wieder miteinander verknüpft werden und eine Synthese auf einer immer höheren Stufe der Bewußtheit erreicht wird. Manche Menschen brauchen sehr lange, um restlos zu verstehen, zu welchen Konsequenzen mangelndes Bewußtsein führen kann. Sie müssen sehr oft und manchmal auch sehr direkt auf einen Fehler hingewiesen werden oder es sogar am eigenen Leibe erleben. Gesundheitsgewißheit heißt übrigens nicht, daß man über alle Krankheiten informiert und gegen jeden Bazillus immun ist, sondern daß man allen Lebenssituationen mit einer starken subjektiven Gewißheit begegnet und in ihr den Halt findet, die Probleme anzunehmen, statt sie zu verdrängen, und sich bewußt mit den Herausforderungen auseinanderzusetzen, statt sie einfach nur hinzunehmen. Früher nannte man diese innere Instanz auch »Glauben«, aber dieses Wort mag falsche Vorstellungen erwecken. Glauben – in dem Sinne von innerer Gewißheit und Autorität – bedeutet nicht ein passives Sichabfinden, sondern eine aktive Stellungnahme zu den anstehenden Aufgaben.*

Auf eine kurze Formel gebracht, besteht der Dreischritt in der Steigerung von Subjektivität, die aktiv wird und sich auf ein Ziel, das als lebensbestärkend erkannt wurde, ausrichtet:

- Gesundheitswissen heißt Informationen sammeln.
- Gesundheitsbewußtsein heißt Verantwortung übernehmen.
- Gesundheitsgewißheit heißt Gesundheit am eigenen Leibe als Qualität erleben.

Während am Anfang noch die Objektivität Oberhand hat, nimmt die Subjektivität als richtungsweisende Instanz an Ansehen und Macht zu, bis eine auf diese Weise erstarkte, selbstverantwortliche Subjektivität das Ruder übernimmt. Eine solche Subjektivität zeichnet den »mündigen Patienten« oder den »kompetenten Lebenskünstler« aus.

Bei all den Geschichten der (Er)Lösungen, die mir berichtet wurden, schien eine Gemeinsamkeit zu bestehen: Je mehr ein Problem sich als Bewußtseinsinhalt, Identitäts- und Originalitätsmerkmal, als persönliches Charakteristikum und Beziehungsthema verfestigt, desto mehr neigt der Mensch dazu, dem Problem einen festen Platz im Lebensgefüge zuzugestehen. Das Problem erhält eine Bedeutung und ein Gewicht, das jede Entwicklung in Richtung Lösung erschwert. »Besitzen« kann bedeuten »festsitzen, versessen sein, darauf sitzen bleiben«. (Er)Lösung kommt durch Loslassen, in Fluß kommen, durch Verflüssigung. Lösung muß nicht wissen, was genau in Fluß gekommen ist, um als Lösung zu wirken, um zu funktionieren.

Wir hingegen wollen alles manifestiert und begründet haben, um zu wissen, was wir daran haben. Und was wir haben, auch Probleme, lassen wir nicht mehr los. Das leiborientierte Philosophieren kann jedoch dazu verführen, mehr im Fluß zu sein und zu bleiben. Philosophieren könnte wie Atmen sein. Ein Ausspruch des griechischen Arztes Alkmaion aus der Antike lautet:

> *Die Menschen müssen deshalb sterben, weil sie nicht gelernt haben und nicht imstande sind, das Ende mit dem Anfang zu verbinden ... Selbst der Tod ist ein bloßes Eingehen in den Kreislauf der Natur.*
>
> Zitiert bei Gadamer. *Der Anfang des Wissens*, S. 127.

Das Lernen, von dem hier die Rede ist, die Verbindung von Anfang und Ende und das bewußte Eingehen in den Kreislauf der Natur, verweist auf das Erleben von etwas, was man sich nicht nur ausdenken kann. Gelernt wird ein Gefühl, und gelernt wird es aus einer lebendigen Erfahrung, die die Einzelerfahrungen des Lebens zu einer übergeordneten Einheit zusammenfaßt.

Worum es in einem neuen Ansatz des allgemeinen Verständnisses von Gesundheit geht, ist folgendes: Es geht um Gesundheit, nicht als quantifizierbarer Meßwert, sondern als Qualität. Es geht um Gesundheit nicht als eine objektive Realität, sondern als eine subjektive Erfahrung. Es gibt keine »Gesundheit an sich«, es gibt keine Gesundheit, die unabhängig vom eigenen Erleben ist, denn das subjektive Erleben beeinflußt den erlebten Zustand, wobei dies sich manchmal sogar objektiv als Meßwert nachweisen läßt (siehe Experimente mit Placebos). Es gibt keine Gesundheit, die abgelöst vom Kontext und abgelöst vom eigenen, gesellschaftlichen, religiösen, kulturellen und zeitgemäßen Verständnis existieren könnte. Die Meinung darüber, was gesund ist und was krank, verändert sich ständig. Die einzige Gewißheit über den Sinn, den sowohl Gesundheit als auch Krankheit für einen Menschen haben, hängt von der subjektiven Anschauung ab. Anschauungen sind nicht festgeschrieben, sie sind kein Gesetz, kein Rezept, sie können nicht verschrieben werden. Anschauungen können verändert werden – durch »leibhaftendes Philosophieren«. Nur was haften bleibt, hat leibhaftigen Wert.

1. *Es geht um Qualität.*
2. *Es geht um die subjektive Erfahrung.*
3. *Während das Denken zwischen Vergleich und Bewertung unterscheidet, schafft das Gefühl eine Verbindung zu dem, was geschieht: das Erleben wird nicht gedacht, sondern gefühlt.*
4. *Jede lebendige Verbindung, die bewußt wird, wird über das Fühlen bewußt. Das Gefühl schafft die Verbindung sowohl zum gefühlten Inhalt als auch zum Zusammenhang, durch den dieses Gefühl ausgelöst wurde.*
5. *Das Gefühl von Sinn entsteht nur durch das Gefühl für den Zusammenhang.*
6. *Sinn ist etwas, das durch die Verbindung zum Erleben entsteht. Sinn ist ein Gefühl. Der Sinn des Ganzen ergibt sich aus der gefühlten Verbindung zum Ganzen.*

Fortsetzung nächste Seite

7. *Es ist möglich etwas zu fühlen, was sich noch nicht realisiert hat, aber potentiell jederzeit Wirklichkeit werden könnte. Das Gefühl dafür bezieht sich auf die Wirkung, die es auslöst oder auslösen könnte: Indem man ein Gefühl für etwas entwickelt, was potentiell immer da ist, kann bereits eine entsprechende Wirkung eintreten. Das heißt, man hat eine Wirklichkeit erschaffen.*
8. *Die Verbindung zur Qualität als einer Potenz, die uns allen eigen ist, verändert das Verhältnis zur Wirklichkeit. Die vorgefundene Wirklichkeit erscheint als vorläufig, vielleicht auch als fremdbestimmt, als uneigentlich. Wir haben die Chance, die Wirklichkeit uns zu eigen zu machen, indem wir uns auf die gewünschte Qualität der Wirklichkeit besinnen.*
9. *Die Verbindung zur Qualität (Lebensqualität) löst tiefgreifende Veränderungen aus. Die Besinnung auf Qualität schafft eine grundlegende Verbindung zum Ganzen und verändert die Qualität des Ganzen. Das heißt, daß wir nicht mehr diesem Ganzen und all diesem hilflos ausgeliefert sind, sondern Einfluß ausüben können.*
10. *Alles steht und fällt mit der Besinnung auf eine wünschenswerte Qualität.*

Gesundheit ist Qualität: Gesundheit ist nicht das Ergebnis von Messungen und Auswertungen, sondern eine Qualität. Gesundheit als Zustand läßt sich nicht messen, sondern erleben, denn es ist ein subjektiver Zustand. In einer Zeit, da die Versicherungen sich auf Krankheitsbilder konzentrieren, ist es schwer, sich ein Bild von Gesundheit zu machen. Noch schwerer ist es, etwas dafür zu tun, denn es fehlt oft nicht nur die Motivation, sondern auch das Knowhow. Es geht um das Wissen, wie das eigene Erleben entsprechend sensibilisiert werden kann, so daß der Lebensstil sich nach dem Erlangen und Erhalten dieser Qualität von selbst ausrichtet und darauf einschwingt. Sich wohl zu fühlen ist nicht alles, denn das Wohlbehagen kann auch aus anderen Quellen als der Gesundheit kommen und sich als Illusion, als Lebenslüge entpuppen. Reiner Aktionismus und Sport bis zum physischen Zusammenbruch ist die Kehrseite einer allzu behäbigen Lebensweise, aber auch das führt nicht zur

Gesundheit, im Gegenteil. Alle Extreme sind letztlich ungesund, dazu gehört Raubbau wie auch andauernde Verwöhnung. Gesundheit ergibt sich aus dem angemessenen Wechsel, aus der Abstimmung der einzelnen Phasen und Bedürfnisse aufeinander und aus dem ökologischen Gleichgewicht. Dazu gehört auch die emotionale Ausgeglichenheit, das seelische Gleichgewicht, das wiederum auf einer geistigen Qualität beruht. Die Seele hat ihre Bedürfnisse, genauso wie der Geist. Es ist möglich, über den Körper die Seele und auch über die Seele den Körper zu heilen. Noch entscheidender für die wirkliche Gesundheit des ganzen Menschen ist seine geistige Einstellung. Diese kann, aber muß sich nicht in der Zugehörigkeit zu einem bestimmten Glaubenssystem, zum Beispiel einer Religion, zeigen, aber es muß etwas im Leben geben, wofür es sich lohnt zu leben, etwas, was einen Wert darstellt, was Sinn macht und Sinn gibt. Ohne Sinn verkümmert der Mensch. Doch wenn er sich krampfhaft davon abhängig macht, ist er verletzbar und wenig belastbar, er ist den Durstrecken des Lebens wahrscheinlich nicht gewachsen. Er läßt sich leicht kränken und wird krank. Deshalb ist das Einwirken des Geistigen im Leben so wichtig. Und es gibt so etwas wie einen Gott oder einen Geist der Gesundheit.

Heilung und Gesundheit und was wir dazu beitragen können

Als Einstieg in die innere Gesundheitsforschung empfehle ich folgende Experimente.

Um den Unterschied zwischen dem Konzept der Krankheit einerseits und der Gesundheit andererseits selbst zu erfahren, machen wir folgende Übungen. Wir stellen uns zweierlei Bilderrahmen vor und plazieren uns erst in den einen, dann in den anderen hinein, um uns ein Bild zu machen. Wir werden selbst anhand dieser einfachen Vorstellung erleben können, wie der Bilderrahmen das Bild beeinflußt. Der eine Rahmen trägt den Titel »Krankheit«, der andere den Titel »Gesundheit«. Der Rahmen ist auch ein Hinweis auf die Einstellung eines Menschen, eines Arztes oder eines Patienten. Alle Lebenserfahrungen werden schon im voraus gedeutet, wobei diese Vorurteile und Vorbedeutungen meist unbewußt bleiben. Sie beeinflussen, nicht WAS erlebt, sondern WIE es erlebt wird.

»Krankheit«	**»Gesundheit«**
abschätzende Haltung	*wertschätzende Haltung*
sucht nach Fehlern	*sucht nach dem, was funktioniert*
schwächt, baut ab	*stärkt, baut auf*
zweifelt an Gesundheit	*sieht Krankheit als Ausdruck*
will korrigieren und reparieren	*geht von dem aus, was da ist*
der Experte weiß es besser	*jeder ist Experte für sich selbst*
Fremdbestimmung	*Selbstbestimmung*

ÜBUNG

Stellen Sie sich nun in diese zwei Rahmen und notieren Sie Ihre Gefühle:

- Was für ein Mensch sind Sie in dem einen und in dem anderen Rahmen? Was für ein Selbstgefühl, was für ein Selbstbewußtsein, was für eine Identität haben Sie? Wie würden Sie sich von außen gesehen beschreiben?

ÜBUNG

Wiederholen Sie diese Rahmenübung und beobachten Sie, ob es Unterschiede gibt hinsichtlich der drei Ebenen Körper–Seele–Geist.

- Welche Gesundheit, die geistige, die seelische (emotionale, gemütsbestimmte) oder die körperliche, stellen Sie unbewußt eher in den »Krankheits-Rahmen« bzw. in den »Gesundheits-Rahmen«? Notieren Sie Ihre Eindrücke, wenn Sie sich von außen beurteilen.

ÜBUNG

Bilden Sie nun einen »Gesundheitskreis«. Das ist ein (äußerer und innerer) Raum, in dem Sie alle Ressourcen, die Sie für Ihre Gesundheit benötigen, zur Verfügung haben.

- Ziehen Sie einen Kreis und vergegenwärtigen Sie sich, was für Sie Gesundheit bedeutet. Finden Sie Worte für Ihre Gefühle und Gedanken, die auf Gesundheit hindeuten. Sie können (Phantasie-) Namen, Metaphern oder auch Symbole, die Sie zeichnen, benutzen. Fragen Sie sich, wie sich Gesundheit für Sie anfühlt, was Sie dabei sehen (Formen oder Farben, visuelle Eindrücke), was Sie hören (vielleicht gibt es bestimmte Geräusche oder auditive Eindrücke, vielleicht eine bestimmte Art des Sprechens, der Stimme, die in Ihnen Selbstvertrauen weckt. Riechen und schmecken Sie »Gesundheit« und notieren Sie Ihre Eindrücke auf separate Zettel, die Sie in den »Gesundheitskreis« legen. Wenn Sie meinen, der »Gesundheitskreis« sei voll, gehen Sie in den Kreis hinein und stellen sich mitten in die Fülle.

- Wenn Ihnen die »Gesundheitsfülle« guttut, dann möchten Sie sie sicher in Ihrem Bewußtsein verankern, um öfter dieses Erlebnis zu haben. Vergegenwärtigen Sie sich also diese sinnliche Fülle und erleben Sie jetzt »Gesundheit« in vollem Ausmaß. Wenn Sie auf der Spitze Ihres Gesundheitserlebens sind (und dieses sich vielleicht wie ein Rausch, eine Ekstase anfühlt), dann berühren Sie sich sanft mit der einen Hand auf irgendeiner Körperstelle, wo Sie Ihre »Gesundheit« speichern möchten, und lassen »Gesundheit« tief in sich eindringen. Dann legen Sie die andere Hand darauf und »versiegeln« den »Gesundheitsspeicher«.
- Wann immer Sie sich Ihrer Gesundheit erinnern möchten, gehen Sie wieder in Kontakt mit der Erfahrung von »Gesundheit«, die Sie eben gemacht haben. Berühren Sie sich wieder an der Körperstelle und rufen Sie sich die ganze Fülle ins Bewußtsein. Lassen Sie die Fülle sich in Ihrer ganzen Persönlichkeit verteilen.

ÜBUNG

Beginnen Sie nun damit, eine innere Instanz in sich aufzubauen, die Sie den »Inneren Experten für Gesundheit« nennen. Lassen Sie vielleicht ein inneres Bild von dieser Person entstehen, die für Sie ein Mentor (oder vielleicht Arzt, Heiler, Helfer, Engel, ein guter Geist, Gott) darstellt. Wenn das Geschlecht wichtig ist, können Sie sich für eine weibliche oder eine männliche Person entscheiden oder auch ein Elternpaar als eine weibliche und eine männliche Person zusammen visualisieren.

- Bauen Sie einen »Gesundheitsdialog« mit dieser inneren Instanz auf. Lassen Sie sich beraten, wohl wissend, daß guter Rat oft nicht konkret und vereinzelt gegeben wird, sondern es mehr um die generelle und übergreifende Betrachtung der Dinge geht. Besonders die unterstützende Begleitung, die wertschätzende Haltung und die heitere Gelassenheit Ihres Mentors wird für Sie eine Quelle der Inspiration werden.

Wenn Sie sowohl den Gesundheitsspeicher als auch den Gesundheitsexperten in sich aufgebaut haben, dann (und erst dann!) können Sie dazu übergehen, sich mit Situationen (oder auch einzelnen Personen) auseinanderzusetzen, von denen Sie das Gefühl haben, daß sie Sie kränken und krankmachen. Es geht dabei nicht darum, Vorwürfe zu äußern, sich zu beschweren, sich zu rechtfertigen und Ihre Rechte einzuklagen (das können Sie an anderer Stelle machen) oder zu beweisen, daß Sie recht haben bzw. Ihnen Unrecht getan wurde. Es geht darum, sich sowohl vom Gesundheitsspeicher als auch vom Gesundheitsexperten all jene Ressourcen und Inspirationen abzuholen, die Sie brauchen, um mit den problematischen Situationen oder Personen besser umgehen zu können. Was können Sie dazu beitragen, gesund zu werden und gesund zu bleiben?

ÜBUNG

Orientieren Sie sich auf Ihrer persönlichen Lebenslinie. Wo ist Ihre Zukunft, was liegt vor Ihnen, und was liegt hinter Ihnen, wo ist Ihre Vergangenheit? Spüren Sie körperlich nach, wie und wo genau Sie diese Zeiträume erfahren.

- Gehen Sie zunächst in die Vergangenheit, also ein paar Schritte zurück. Vielleicht kommen Sie an eine Stelle, wo Sie den Anfang einer Krankheit entdecken. Plötzlich wissen Sie: Da hat es angefangen. Am besten üben Sie zunächst mit einer Krankheit, die jetzt ausgeheilt ist. Gehen Sie an den Anfang der Krankheit und spüren Sie nach, was genau Sie krank machte und wie sich dies jetzt aus dem Abstand anfühlt. Dann gehen Sie zu Ihrem Experten und beraten sich, was Sie damals gebraucht hätten, um zu gesunden bzw. gesund zu bleiben. Holen Sie sich die entsprechenden Ressourcen aus Ihrem Speicher. Gehen Sie mit den Ressourcen und in Begleitung Ihres Experten nun weiter zurück auf der Zeitlinie, einen Schritt vor die Erkrankung. Überqueren Sie nun den problematischen Krisenpunkt, an dem Sie damals erkrankt sind. Reichen die Ressourcen aus, die Sie nun zur Verfügung haben? Vielleicht finden Sie weitere Ressourcen, die Sie für diese Krisenzeit (und für alle kommenden Krisenzeiten) zur Verfügung haben wollen. Holen Sie sich diese Ressourcen und proben Sie wieder den Übergang. Erst wenn Sie ganz zufrieden sind, kehren Sie in die Gegenwart zurück und beenden Sie die Übung.

- Nun gehen Sie aus der Gegenwart in eine mögliche Zukunft, von der Sie denken, daß sie problematisch werden könnte. Tun Sie diesen Schritt in die Zukunft, ausgestattet mit allen Ressourcen, und testen Sie, wie Sie sich dabei fühlen. Was brauchen Sie noch? Oder reicht es so, wie es ist? Gehen Sie dann zurück in die Gegenwart und beenden Sie die Übung.
- Steigen Sie nun aus Ihrer Lebenslinie aus und »stehen Sie neben sich«. Treten Sie einen Schritt beiseite und beobachten Sie sich von außen. Sie sehen sich in Ihrem Lebenszusammenhang, in Ihrer Umwelt, der Gemeinschaft, in der Sie leben, in der Arbeitswelt oder Beziehung, in der Sie sind. Wie werden alle diese Beteiligten die Veränderung, die mit Ihnen durch diese Übung vor sich gegangen ist, bemerken? Woran genau? Wie werden Sie darauf reagieren? Welche Veränderungen wird das bewirken? Achten Sie darauf, daß die Veränderung wirklich ökologisch verträglich ist und keine negativen Nebenwirkungen (für Sie selbst oder für andere) übersehen werden.
- Sollten negative Nebenwirkungen auftreten, nehmen Sie wieder Kontakt auf mit Ihrem Experten und führen Sie zunächst einen Dialog mit ihm. Dieser Experte in Ihnen weiß vielleicht Hilfe nicht nur für Ihr Ich, sondern auch für Ihr Selbst, in dem die anderen Menschen enthalten sind. Holen Sie sich die Ressourcen, die Sie brauchen, um sich nun mit den Beteiligten innerlich auszusöhnen und zu einem neuen, besseren Gleichgewicht zu kommen. Treten Sie dann in Verhandlung mit diesen anderen Menschen, die durch Ihre eigene Gesundung vielleicht Nachteile erhalten, und handeln Sie aus, wie Sie gemeinsam mehr vom Leben haben, wie alle gewinnen können und keiner verlieren wird.

Gesundheit als Qualität erfahren

Gehen wir davon aus: Alle Menschen sind mit einer grundlegenden, ihnen innewohnenden Gesundheit ausgestattet, die als Qualität erlebt werden kann. Gesundheit als Qualität ist der Hintergrund, vor dem sich die Ausnahmen abheben und in den Vordergrund treten. Wir werden von den Ausnahmen so eingenommen, daß sie zur Regel werden, während die ursprüngliche Qualität zur Ausnahme wird. In den Übungen geht es darum, die Problemorientierung zu brechen und sich bewußt dem Zauber der Gesundheit zu überantworten, um eine Erfahrung von Wert und Qualität zu machen.

ÜBUNG

Stellen Sie sich einen Bilderrahmen vor. Das Bild trägt den Titel »Gesundheit«. Der Titel ist mit einem Ausrufezeichen versehen.

Stellen Sie sich nun in den Rahmen selbst hinein, und machen Sie sich nicht ein Bild von Ihrer Gesundheit, sondern werden Sie selbst zum Bild der Gesundheit – mit Ausrufezeichen.

Benutzen Sie den Als-ob-Rahmen, wenn Sie sich Gesundheit nicht als Qualität, sondern nur in Form von objektiven Meßwerten vorstellen können. Tun Sie so, als gäbe es für Sie einen subjektiv erfahrbaren Gesundheitszustand, und begeben Sie sich dort hinein. Vergessen Sie die Meßwerte. Achten Sie auf die Erlebnisqualität.
(Wechsel von Dissoziation zu Assoziation)

Lassen Sie sich ganz auf das Erleben des Zustands ein, und notieren Sie währenddessen, was genau den Unterschied zur gewohnten Haltung zur eigenen Gesundheit ausmacht.

An was erinnert Sie das, was Sie gerade erleben? Woher kennen Sie solche Gefühle, Gedanken, Phantasien, Bilder, Märchen, Mythen, Metaphern (z.B. das Paradies, Abrahams Schoß etc.)? Wann ist das Ausrufezeichen wirklich angebracht? Was aktiviert diese Qualität »Gesundheit«? In welchem Zusammenhang könnten Sie sich am ehesten vorstellen, im Alltag wieder in einen solchen Zustand zu kommen?

Treten Sie nun aus dem Bilderrahmen heraus.

Betrachten Sie das Bild mit dem Titel »Gesundheit« von außen. Versehen Sie den Titel mit einem Fragezeichen. Beobachten Sie den Unterschied zu der Erfahrung des Zustands »Gesundheit«, als Sie ihn von innen erlebt haben, statt ihn von außen zu beobachten.

Was löst das Fragezeichen bei Ihnen aus?

Stellen Sie sich nun zwei Bilderrahmen vor. Beide Bilder tragen den Titel »Gesundheit«, jedoch einmal ist der Titel mit einem Fragezeichen und einmal mit einem Ausrufezeichen versehen. Wechseln Sie zwischen beiden Bildern, indem Sie in beide hineingehen und wieder heraustreten. Assoziieren Sie sich einmal in den Ausrufezeichen-Zustand und einmal in den Fragezeichen-Zustand hinein. Wenn es Ihnen schwerfällt, Ihren eigenen Zustand von solchen Zeichen abhängig zu machen, nennen Sie den einen Zustand den subjektiv erlebten Gesundheitszustand als Erleben einer Qualität (Ausrufezeichen) und den anderen Zustand den objektiv gemessenen Zustand, so wie er in einer Diagnose oder in einem Krankenbericht auftauchen würde (Fragezeichen). Wechseln Sie zwischen:

Bild 2	**Bild 1**
Fragezeichen	*Ausrufezeichen*
Quantifizierungen (Meßwerte)	*Qualitäten (Erleben)*
objektiv	*subjektiv*
von außen gesehen	*von innen erlebt*

Beenden Sie das Wechseln, indem Sie in Bild 1 landen.

Treten Sie aus Bild 1 heraus.

Nehmen Sie die Qualitäten, die Sie in Bild 1 erfahren haben, in den Alltag mit, lernen Sie aus der Erfahrung, die Sie eben gemacht haben.

Wechseln Sie wieder zwischen Bild 1 und Bild 2.

Diesmal ist Bild 2 ein Krankheitsbild. (Gesundheit wird darin definiert als Abwesenheit von Krankheit und erlebt als Zustand von Normalität, von Nicht-Krank.)

Bild 1 ist ein Gesundheitsbild, das die besondere Qualität von Krankheit wiedergibt. (Es ist mit besonderen Qualitäten ausgestattet, also mehr als nur einfach »normal«, »durchschnittlich«, »selbstverständlich«; es wird oft als Geschenk, Glück, Erfüllung, als ein Kontakt mit einer besonderen Energie, als Freude oder als Gnade erlebt.)

Bild 2	**Bild 1**
nicht-krank	*gesund*
Fakten	*Energie*
unabhängig vom Selbst	*in Kontakt mit der Energie*
abgekoppelt	*verbunden*
Meßwerte	*wertvolle Erlebnisse (Lernerfahrungen)*

Beenden Sie das Wechseln, indem Sie in Bild 1 landen.

Treten Sie aus Bild 1 heraus. Nehmen Sie die Qualitäten, die Sie in Bild 1 erfahren haben, in den Alltag mit, lernen Sie aus der Erfahrung, die Sie eben gemacht haben.

Wechseln Sie wieder zwischen Bild 1 und Bild 2. Diesmal geht es um zwei verschiedene Haltungen. Bild 2 repräsentiert eine Haltung, die das Nicht-Funktionieren, die Defizite, fokussiert. Bild 1 ist eine Haltung, die sich direkt auf das innewohnende Gesundheitspotential in jedem Menschen bezieht. Gesundheit als Möglichkeit ist immer vorhanden. Beide Haltungen, beide Orientierungsstile haben ihre Vorteile und ihre Berechtigung. Sie sollten jedoch in ausgeglichenem Maße beide funktionieren. Welche Haltung bevorzugen Sie, und welcher Haltung gegenüber sind Sie mißtrauisch?

Bild 2	**Bild 1**
»Krankheit«	*»Gesundheit«*
abschätzende Haltung	*wertschätzende Haltung*
sucht nach Fehlern	*sucht nach dem, was funktioniert*
schwächt, baut ab	*stärkt, baut auf*
zweifelt an Gesundheit	*sieht Krankheit als Ausdruck*
will korrigieren und reparieren	*geht von dem aus, was da ist*
Fremdbestimmung	*Selbstbestimmung*
der Experte weiß es besser	*jeder ist Experte für sich selbst*

Betrachten Sie beide Bilder von außerhalb, aus dem Beobachterstand.

Welches Bild ist stärker ausgeprägt? Mit welchem Bild von sich können Sie sich besser identifizieren? Welches Bild paßt besser in das eigene Selbstbild mit seiner Identität, seinen Glaubenssätzen, Gewohnheiten, dem Lebenszusammenhang, den eigenen Fähigkeiten und Verhaltensmustern? Nach welchem Bild orientieren Sie sich öfter, und was würde sich in Ihrem Leben verändern, wenn das andere Bild mehr zum Zuge käme?

Schätzen Sie ab: Welches Modell der Lernerfahrungen ist »spiritueller«, d.h., wo kann das Bewußtsein, der Geist, besser eingreifen, mehr bewirken und verändern? Welches Modell bietet mehr spirituelle Perspektive? Wo ist der Horizont weiter? Wo gibt es mehr Raum für Heilung, Lösung, für Wunder? Was müßte sich ändern, um das Modell »Gesundheit als Qualität« annehmen zu können?

Kehren Sie zu den beiden Bildern zurück.

Überlagern Sie beide Bilder, als wären es Dias und als würde ein einziges Bild entstehen. Lassen Sie Bild 1 durch Bild 2 überdecken. Bild 1 ist der Hintergrund, Bild 2 der Vordergrund.

Ist der Hintergrund noch durch den Vordergrund hindurch zu sehen, zu spüren?

Verändern Sie nun Ihren Fokus, besinnen Sie sich auf den Hintergrund.

Verändern Sie Ihre Sichtweise, beachten Sie den Hintergrund.

Bleiben Sie dabei, auch wenn sich nicht gleich eine Wirkung zeigt.

Atmen Sie tief und entspannt, als könnten Sie sich durch das Atmen den Hintergrund (Gesundheit als Qualität) ins Bewußtsein rufen und die Qualität aktualisieren.

Lassen Sie den Vordergrund in den Hintergrund eingehen, damit verschmelzen und sich auflösen, so daß jetzt nur noch der Hintergrund im Bewußtsein ist.

Bleiben Sie dabei, auch wenn sich nicht gleich eine Wirkung zeigt.

Atmen Sie tief und entspannt, als könnten Sie durch das Atmen in der Qualität aufgehen, sich restlos damit verbinden, darin aufgehen wie ein Tropfen im Meer.

Ganzheit

Ich nenne es »Wohnen in der Ganzheit«. Ich lade zu allwöchentlichen philosophischen Abenden eines öffentlichen Dialogs ein. »Ganzheit« und »ganzheitlich« sind heute vielgebrauchte Worte auch in der Medizin, wobei man vieles damit meinen und darunter verstehen kann – von einem freundlichen und persönlichen Gespräch mit dem Patienten und der damit verbundenen Zeit, die man sich nehmen muß, bis hin zu alternativen Methoden aus der Naturheilpraxis oder einer psychotherapeutischen Zusatzausbildung. Der ganzheitliche

Ansatz kann auch als philosophisches Thema behandelt werden. In meinen Gruppen geht es jedoch nicht nur um das Lesen von philosophischen Texten, die ich zu dem Thema ausgesucht habe, sondern um die lebendige Auseinandersetzung mit dem Inhalt. Die übergreifende Frage ist die nach den Konsequenzen, die die philosophische Auseinandersetzung für meine Lebenspraxis hat. Was werde ich jetzt, da mir gewisse Dinge bewußt geworden sind, anders machen? Und wie werde ich diese Veränderungen vornehmen? Und welche Reaktionen werden sie bewirken, und wie werden sich diese Auswirkungen wiederum auf meinen Lebensstil, meine Lebensentscheidungen und mein Beziehungsgefüge auswirken? Philosophieren geschieht nicht in einem sterilen Vakuum, sondern mitten im Leben; nur so kann es wirksam sein. Philosophieren kann die Wirklichkeit gestalten helfen.

Der Leib hat in der Philosophie bislang wenig Beachtung gefunden. In der philosophischen Praxis jedoch erhalten der Leib und das leibliche Dasein einen zentralen Stellenwert, weil das Leibliche das Lebendige ist und eine Schlüsselfunktion in der praktischen Lebensgestaltung darstellt. Die Lebenspraxis wird philosophisch reflektiert – aber Reflexion geschieht immer erst im nachhinein, während die Einbeziehung des Leiblichen alle jene vorsprachlichen Zustände einschließt, die als Stimmungen, Ahnungen, Gemütsverfassungen und Befindlichkeiten jene Lebenshandlungen und Verhaltensweisen bewirken, die durch eine rationale Betrachtungsweise nur sehr oberflächlich erfaßt werden. Die Reflexion streift sozusagen nur darüber hinweg, während das Denken mit dem Leib und durch den Leib in das Leben selbst eintaucht und mitschwimmt. Im Tauchen und Schwimmen jedoch bestimmt es die Richtung, statt sich den Strömungen ganz auszuliefern und sich nur treiben zu lassen. Durch das »leibliche Philosophieren vor Ort« wird der Macht der Triebe ein Riegel vorgeschoben. Der Mensch ist nicht nur Trieb, wenngleich in den Trieben eine ungeheuer große Kraft und Energie enthalten ist. Das philosophische Umgehen mit den Trieben nenne ich gerne »Philosophisches Treiben« – »mittreiben, um beim Treiben mitzubestimmen«, ist die Devise.

Vergegenwärtigen wir uns: Der Leib ist das lebende Ganze eines Menschen, welches jeder als seine besondere Lebensmitte und sein eigenes Lebensmittel erlebt. Es ist die Versammlungsstätte der eigenen Wahrnehmungen, Bewegungen, Gefühle und Gedanken. Von hier aus befindet man sich als einzelner im Austausch mit der Welt. Unsere Lebensgeschichte hinterläßt Eindrücke und Spuren, die kollektive Verbindlichkeit besitzen, von allen verstanden werden und deren Sinn sinnlich nachvollzogen wird. Nur im Deutschen gibt es das spezielle Wort »Leib«. In den romanischen Sprachen, wie dem Französischen oder Italienischen, findet sich keine adäquate Übersetzung. Jedoch sind die Begriffe Leib und Leben sprachgeschichtlich miteinander verwandt und leiten sich vom selben Ursprung ab, nämlich vom germanischen »lif«, das dem englischen »life« entspricht. Im Wort Leib finden sich auch Gemeinsamkeiten mit dem Wort »Leim«. Die altgermanische Bedeutung ist »feucht, schleimig, klebrig, glitschig, schmierig, schlammig«. Durch den Leim verdichten sich im Leib die flüssigen Teile zur ganzheitlichen Gestalt der geformten, klebrig-erdigen Masse, zum Lehm, der haftet. In der Schöpfungsgeschichte wird Adam von Gott aus Lehm geformt. Die biologische Entwicklung eines Menschen nimmt den Weg über den in sich weitgehend schutz- und haltlosen Säugling hin zur aufrechten Gestalt. Um zum Lebewesen zu werden, bedurfte nach jüdisch-christlicher Vorstellung die von Gott geformte Lehmmasse des von Gott eingehauchten Atems, der Seele. Im Deutschen leitet sich das Wort vom germanischen »se« – zum See, Wasser, Meer gehörend – ab. Es verweist auf energetische Kräfte, die in der amorphen Fülle des Wassers gestalterisch wirksam werden. Sich auf dieses Element einlassen zu können beschreibt Peter Sloterdijk als die Fähigkeit, nicht nur loslassen zu können, sondern selbst »löslich« zu werden. »Löslichkeit meint reines, von Sucht und Flucht gleich weit entferntes, Sichumgebenlassenkönnen«.

Zum Thema »Wohnen in der Ganzheit« habe ich den Begriff »Leib der Welt« (Merleau-Ponty) als Ausgangspunkt für unsere philosophischen Assoziationen gewählt. Ich zitiere:

> *Mein Körper ist aus demselben Fleisch gemacht wie die Welt. Und dieses Fleisch meines Leibes wird zudem von der Welt geteilt, diese strahlt es zurück, greift auf es über, und es greift über auf sie.*

Merleau-Ponty. *Das Sichtbare und das Unsichtbare*, zitiert bei Christian Bermes. *Einführung zu Merleau-Ponty*, S. 150.

Der »Leib der Welt« ist ein Ausdruck, den der von dem Phänomenologen Edmund Husserl beeinflußte Philosoph Maurice Merleau-Ponty (1908–1961) in seinem Spätwerk »Das Sichtbare und das Unsichtbare« für den Zwischenbereich zwischen Subjekt und Objekt prägte. Er schrieb:

> *Der Mensch steht der Welt nicht gegenüber, sondern ist Teil des Lebens, in dem die Strukturen, der Sinn, das Sichtbarwerden aller Dinge gründen ... Das Fleisch ist zu verstehen als formendes Milieu für Subjekt und Objekt ... Das Fleisch ist in diesem Sinn ein Element des Seins.*
>
> Merleau-Ponty. *Das Sichtbare und das Unsichtbare*, zitiert bei Christian Bermes. *Einführung zu Merleau-Ponty*, S. 149.

Dabei ist die Erfahrung unseres Leibes ambigue, d.h., sie bleibt diffus, undeutlich im Sinne von »nicht eindeutig«; sie hat eine Bedeutung, die durch das Fühlen erfaßt werden kann, sich aber einem Denken in den Bahnen der Logik entzieht. Der Leib selbst enthält nach Merleau-Ponty eine unaufhebbare Doppeldeutigkeit (Ambiguität), weil er weder ein reines Ding noch reines Bewußtsein ist. Das Sein zeigt sich nicht in seiner Fülle, es entzieht sich völliger Transparenz. Diese Grenze der Erfahrung wird verdeutlicht an der Verbindung zwischen Sichtbarem und Unsichtbarem. Das Unsichtbare ist nicht ein Noch-nicht-gesehen-Sein, sondern eine prinzipielle Verborgenheit, die im Sehen selbst gegründet ist. Ein Gegenstand ist gegeben auf dem Hintergrund dessen, was nicht von ihm gesehen wird – ein in allen Perspektiven zugleich gesehener Gegenstand wäre also ein Unding. Zu einem Bild gehört, was der Maler ausgespart hat. Ein Satz wird verständlich auf dem Hintergrund dessen, was schon gesagt ist, und dessen, wovon er schweigt. Dieses unendliche Sein hinter uns nennt Merleau-Ponty das »rohe Sein« (oder auch »das wilde Sein«), das sich jedem ordnenden Zugriff entzieht. Merleau-Ponty nutzt die phänomenologische Methode Husserls, um die Entstehung von Sinn jenseits des schon Gedachten und Denkbaren zu verfolgen. Er geht zu den Ursprüngen. Diese liegen im Gefühl, nein, im Erleben, im Leib.

> *Unser Ziel ist es, ein Verständnis zu gewinnen von den Beziehungen zwischen dem Bewußtsein und der Natur – der organischen, der psychologischen oder selbst der sozialen Natur.*
>
> Merleau-Ponty. *Struktur des Verhaltens*, zitiert bei Christian Bermes. *Einführung zu Merleau-Ponty*, S. 12.

Sinn ist eine leibhaftige Erfahrung. Merleau-Ponty entdeckt den Leib als Ort, der sich sinnlich und sinnstiftend in der Welt verankern will, indem er sich dort beheimatet. Das Bedürfnis nach Beheimatung geht vom Leib aus. Eine Welt, in der die Heimatlosigkeit zunehmend zu einem gesellschaftlichen Zustand wird, wird auch der Leib und seine damit verbundene Fähigkeit zur Sinnfindung ausgeklammert. Gegen diese fatale Übergehung, die aus einem einseitig rationalen und dualistischen Denken resultiert, wendet sich Merleau-Ponty, indem er den Fokus der Aufmerksamkeit auf das Dazwischen lenkt:

> *Es gibt nicht nur reines Bewußtsein auf der einen, Sachen auf der anderen Seite. Uns interessiert vor allem das Zwischenreich zwischen dem Bewußtsein und den Sachen.*
>
> Merleau-Ponty. aus den Vorlesungen, zitiert bei Christian Bermes. *Einführung zu Merleau-Ponty*, S. 16.

Der Leib der Welt ist eine Metapher Merleau-Pontys, die an die Metapher des »Globe« in der TZI Ruth Cohns oder an den »Dream-Body« in der Prozeßarbeit Mindells erinnert. Der Leib der Welt ist sowohl ein energetisches Feld, in dem sich ein Spiel der Kräfte wahrnehmen und beschreiben läßt, als auch eine Art Gedächtnis, in dem Inhalte und Ereignisse aufbewahrt sind, so daß sie durch eine besondere Art der Wahrnehmung abgerufen werden können. Prozesse hinterlassen Spuren, die auf einer mentalen Landkarte als Modell abgebildet werden können.

> *Das Denken eines Philosophen ist keine Summe von Ideen, sondern eine Bewegung, die eine Furche hinterläßt und ihre Zukunft vorausnimmt.*
>
> Merleau-Ponty. *Prosa der Welt*, zitiert bei Christian Bermes. *Einführung zu Merleau-Ponty*, S. 153.

Durch Kenntnis der inneren Landkarte ist es möglich, das Modell, das die Landschaft und die Landkarte entstehen ließ, zu beeinflussen. Zum Ursprung zurückgehend, kann die gegebene Richtung, entsprechend den Motiven und Visionen, die ich zur Verfügung habe, aufgehoben und eine neue anvisiert werden. Hier beginnt die praktische Arbeit einer »Weißen Magie«. Wir alle sind Magier, insofern wir alle mehr oder weniger bewußt unser Leben magisch gestalten. In der »Weißen Magie« ist das Ziel eine »magische« Lebensgestaltung, die sich bestimmter Werte bewußt ist und für ihre Verwirklichung im Leben Verantwortung übernimmt.

> *Mein Prozeß, »ich selbst zu sein«, ist mein Entstehen aus meinem Besitz der Welt.*
>
> Whitehead. *Prozeß und Realität*, zitiert bei Christian Bermes. *Einführung zu Merleau-Ponty*, S. 152.

Ich muß nicht auf meinem Besitz sitzen bleiben. Ich kann meine Potentiale ins Spiel bringen, einsetzen und umsetzen. Durch dieses Spiel verändert sich mein Verhältnis zur Welt, mein Besitz der Welt, mein Sitz in der Welt. Ein vorsprachliches »Denken« (Merleau-Ponty nennt es in Abgrenzung zu Descartes das vorsprachliche Cogito) führt zu nachsprachlichen Spuren, die eine Sprache für sich selbst sind und die ein Sprachen- und Spurennetz auslegen.

> *Es ist die grundlegendere Ebene des Fleisches, die der Phänomenologe bemüht, um ein »rohes Sein« zu umgrenzen, wo das, was unseren Wesenheiten und unseren Bedeutungen entspricht, noch im wilden Zustand wiederzufinden ist.*
>
> Merleau-Ponty. *Das Sichtbare und das Unsichtbare*, zitiert bei Christian Bermes. *Einführung zu Merleau-Ponty*, S. 37.

Das rohe Sein besticht durch die archaische Qualität der unmittelbaren Erfahrung. Nichts stellt sich zwischen das Subjekt und die Welt, die noch nicht zum Objekt geworden ist. Die Subjektivität erfährt sich selbst als wild und ungebrochen. Gleichzeitig ist nur aus dieser Erfahrung heraus die Reflexion über die leibliche Verstrickung des Bewußtseins in die Welt möglich. Wer nicht drinnen ist, kann nicht über das Drinnen aussagen. Auch kann nichts verändert werden, es sei denn, vor Ort, das heißt: leibhaftig.

> *Sagt man, daß die wahrgenommene Sprache leibhaftig erfaßt wird, so ist dies wörtlich zu nehmen: das Fleisch des Sinnlichen, jene dichtgedrängte Körnigkeit, die meiner Erkundung Einhalt gebietet, spiegeln meine eigene Fleischwerdung wider und bilden ihr Gegenstück.*
>
> Merleau-Ponty. *Das Auge und der Geist*, zitiert bei Christian Bermes. *Einführung zu Merleau-Ponty*, S. 70.

Lösungen sind immer leibhaftig. Nur so können sie als Lösungen wirken und zu Lösungen werden.

> *Das Fleisch als Element des Seins ermöglicht die Gegenwärtigkeit der Welt. Der Leib ist offen zur Welt, weil der Leib aus demselben Stoff ist wie die Welt ... Fleisch, das auf Fleisch antwortet.*
>
> Merleau-Ponty. *Das Sichtbare und das Unsichtbare*, zitiert bei Christian Bermes. *Einführung zu Merleau-Ponty*, S.150.

Das Denken Merleau-Pontys bemüht sich, Teile als Momente eines Ganzen und nicht als abgetrennte Stücke zu fassen. So sind auch Probleme systemisch zu sehen und anzugehen.

> *Es gibt keine übergeordneten Probleme und keine untergeordneten Probleme: alle Probleme sind konzentrische.*
>
> Merleau-Ponty. *Phänomenologie der Wahrnehmung*, zitiert bei Christian Bermes. *Einführung zu Merleau-Ponty*, S.9.

In der systemischen Aufstellungsarbeit von Bernd Hellinger lassen sich die phänomenologischen Einsichten Merleau-Pontys therapeutisch nutzen (siehe Bermes, Einführung zu Merleau-Ponty, Hamburg 1998). Die Aufstellungen wirken, weil sie innerhalb eines Feldes jene Kräfte repräsentieren, die auch die Zustände und Vorgänge in dem sozialen System (in der Persönlichkeit, in der Familie, in dem Unternehmen, in der Gesellschaft) regulieren. Auch ohne die Arbeit Hellingers zu kennen, können folgende Punkte (die Hellinger in einem Interview, geführt von B. Zawieja, W. Lenk und J. Schmidt am 16. Juni 1995, angibt, um seine Methode der phänomenologischen Wahrnehmung im therapeutischen Kontext zu veranschaulichen) als Richtlinien der gelungenen Lebensführung thematisiert werden. Im Rahmen einer Tanztherapieausbildung habe ich zu jedem Punkt und Thema Techniken beschrieben, die den leibhaftigen Einstieg ermöglichen.

1. Thema

Zustimmung zur Welt. Aus dem afrikanischen Tanz kennen wir diese ruhige, gesammelte Gegenwärtigkeit im Tanz. Kaum haben die Trommeln das Zeichen zum Auftakt gegeben, kaum hat sich eine Gruppe zum Kreis zusammengefunden, breitet sich diese Heiterkeit ganz selbstverständlich aus und durchströmt die Körper. Die

Bewegungen sind fließend, wirken mühelos. Dann kommt auch dieses typische Pulsieren dazu, das man nicht bewußt und kontrolliert herstellen kann. Es muß sich ergeben. Irgendwann setzt dieser typische Jajajaja-Singsang ein, dazu kommt ein unmerkliches, aber kontinuierliches Kopfnicken, das viel zu anstrengend wäre, wollte man es bewußt aufrechterhalten. Der Rhythmus »sitzt«, er ergibt sich aus der Verselbständigung, die im Tanzen vom Körper Besitz ergreift. Die Energie »geht durch« den einzelnen Körper und durch den Gruppenkörper. Ich lasse die Leute am Anfang der Tanzstunden nur durch den Raum gehen und sich Zeit nehmen, um in den »Jaja-Fluß« zu kommen. Jeder findet seinen Rhythmus, findet Gesten dazu, Gebärden und Haltungen, die passen und die den aktuellen Lebensthemen, den gegebenen Umständen entsprechen. Das ist kein Ja-Denken, kein positives Denken, sondern ein Ja-Tanzen, und wer damit Mühe hat, weil alles in ihm Nein schreien will, macht es als Experiment, tut einfach so, als ob, und spürt, welche Wirkungen das Jajaja in ihm auslöst.

2. Thema

Sich in der Tiefe sammeln. Aus dem Zen kennen wir ein sehr langsames Gehen: bewußtes Aufsetzen der Ferse, kleine Schritte, dabei mit jedem Schritt ausatmen, sich im Boden, in der Tiefe verankern, Pfahlwurzeln treiben; Hände auf dem Unterbauch, dorthin atmen, der Bauch als Sammelplatz der Energie. Mit jedem Schritt sich sinken lassen, niederlassen, »sein lassen« zwischen Ausatmen und neuem (kurzen) Einatmen.

3. Thema

»Die Schau der Dinge«. Die phänomenologische Wahrnehmung (wie sie bei dem Philosophen Husserl beschrieben wird) ist anders als die alltägliche Wahrnehmung. Diese ist bestimmt durch Wahrnehmungsgewohnheiten: Ich nehme nur wahr, was ich für wahr halte, und außerdem nur das, was mich interessiert. In der phänomenologischen Wahrnehmung nehme ich alles, was in meinem Blickfeld ist, als Phänomen wahr. Das Phänomen wird zu einer Erscheinung, eben: zu einem Phänomen. Auch ganz gewöhnliche Dinge erscheinen plötzlich wie von einer besonderen Aura umgeben; es ergibt sich die Poesie des Augenblicks. Menschen vermögen nicht nur anders zu sehen (zu hören, riechen, schmecken, tasten), sondern geben den einzelnen Phänomenen, die sonst nicht weiter auffallen, größere Aufmerksamkeit. Die Welt beginnt zu leuchten, die Dinge zeigen sich in ihrem Glanz. Die Augen werden weich, wollen nicht mehr scharf fokussieren. Wir können den Blick weit werden lassen, den Atemfluß mit dem Schweifen des Blicks verbinden, nichts festhalten, nichts erfassen wollen, sich nichts denken, naiv sein, wieder naiv werden.

4. Thema

Aus der Voreingenommenheit aussteigen. Das kann man üben. Sicher, wir brauchen Theorien und Konzepte, Begriffe, Vorstellungen, Pläne. Aber es kommt dann doch ganz anders, als wir es uns gedacht und im Kopf zurechtgelegt haben. In der Philosophie kennen wir von Husserl eine stoische »Enthaltsamkeit« (Husserl verwendet den griechischen Begriff »epoché«). Das heißt: die Dinge wahrnehmen, ohne zu deuten, sich der Deutung enthalten. Im Stehen/Sitzen oder Liegen den Blick schweifen lassen. Die Dinge benennen, den Namen aussprechen, ohne sich dabei weiter aufzuhalten und weiter im Bewußtseinsstrom bleiben. Wenn Gedanken der Deutung/Beurteilung/Bewertung auftauchen, sie kommen lassen, sanft begrüßen, liebevoll mit einer Geste der Hand wegschieben, damit der Blick wieder frei wird. Auch: »auf den harten Fakten bestehen«, »auf seine Meinung pochen«, »auf die Pauke hauen«. Wir können bewußt den Ausdruck erleben, indem wir ihn tanzen. So nehmen wir die Verfestigung der Ausdrucksformen wahr und können sie im Tanz auflösen. Die Auflösung ist eine Ablösung und führt zur Erlösung. Sie führt zu einem unverstellten Blick, hinein in den offenen Raum, es deutet sich eine Wahrnehmung des Dazwischen an, diese Andeutungen können wir als Spur weiter verfolgen, und wir werden lernen, uns immer öfter im Dazwischen aufzuhalten. Wir lernen: »Etwas im Raum stehen zu lassen«. Wir lernen, die Stimmung, die Atmosphäre im Raum besser wahrzunehmen. Eine praktische Übung dazu ist: mehrmals hintereinander fest stampfen, klatschen, ausrufen; dann das Danach (als Zeit) wahrnehmen; das Dazwischen (als Raum) erleben. Immer mehr auf die Pausen achten bewirkt, immer mehr Pausen »wahrzunehmen« im Sinne von »die Gelegenheit dazu nutzen, wo sie sich ergibt«. (Sie ergibt sich viel öfter, als wir zu Beginn der Übung meinen).

5. Thema

Sammlung auf das Wesentliche. Hier entsteht ein Ritualtanz durch Umhergehen und die Fülle Einsammeln, Ernten. Das Wesentliche speichern. »Weizen von der Spreu trennen«, Weizen bewahren, Spreu wieder der Natur übergeben. Oder: aus Ton eine Gestalt formen, das, was zur Form nicht paßt, abtragen. Oder: mit den Händen in der Luft eine (unsichtbare) Gestalt modellieren, ein Gefühl dafür entwickeln, wann die Gestalt vollendet, fertig, abgeschlossen ist. Es läßt sich mit Worten schwer wiedergeben, was genau da passiert, aber die Übung funktioniert – jeder hat »es in den Händen«, etwas aus seinem Leben zu machen. Durch den Ritualtanz wird eine innere Entschlossenheit gestärkt. Diese verhilft zu raschen Entscheidungen. Man muß nicht mehr lange nachdenken, weil der Organismus schon lange vorher sich darauf ausgerichtet hat, was gut ist für ihn.

6. Thema

Grenzen. Den Raum, das Feld abschreiten, bis an die Grenze gehen. Über die Grenzen hinausgehen und zurückkehren. Der Körper ist über seine Grenzen hinaus ein Kräftefeld und in Resonanz mit anderen Kräftefeldern. Überall fließt Energie und reagiert auf Schwingungen. Man kann den Körper weit werden lassen, durch Dehnung den Atem auch in die »verklebten« oder unbelebten Körperbereiche lenken, bis in alle Zellen hinein. Man kann sich vorstellen, alle Zellen jubeln und tanzen. Alle Zellen haben einen »spin«, eine ihnen eigene Umdrehungsbewegung. Sie bilden einen Wirbel, der mit anderen Wirbeln zusammen das Gefühl von fließendem Austausch, von Strömen, Pulsen und Pochen, einer ständigen heiteren Vibration verursacht. Man könnte z.B. eine innere Landkarte zeichnen und sich fragen: Wo hört für mich die Welt auf? Und die Grenzen einzeichnen. Dann sich fragen: Was grenze ich aus? Wie verlaufen meine (aktuellen) Grenzen? Und dann ein wenig darüber hinausfließen, in neue Austauschverhältnisse treten, neue Resonanzpartner suchen, auf das Echo hören, es willkommen heißen. So findet eine sanfte Grenzüberschreitung statt.

7. Thema

Allem einen Platz geben. Es entsteht ein Ritualtanz: umhergehen, rhythmisch wippend, aus den Hüften schwingend, mal die Hand, eine dann die andere Hand aufs Herz legen, etwas annehmen, »im Herzen bewegen«, verinnerlichen. Was liegt mir am Herzen, welche Werte kommen vom Herzen? (Werthierarchie) Dann in umgekehrter Richtung: Was liegt mir auf dem Herzen? Mit Handgesten etwas, »was mir auf dem Herzen liegt«, heraussetzen und sich davon befreien. Dieses Herausgesetzte ist das, was vorläufig ausgegrenzt wird, »der Schatten«. Ich gebe meinen Schatten einen Ort, wo sie sein können. Ich verspreche, auf sie zurückzukommen, sie im Schattenreich nicht zu vergessen. Nur vorläufig verläuft eine Grenze zwischen »Tagesreich« und »Schattenreich« (Metaphern für Bewußtsein und Unbewußtes). Später werde ich die Schatten zu mir einladen und sie anhören, was sie zu sagen haben. »Schattenarbeit« in diesem Sinne bewirkt Integration und dadurch Integrität.

8. Thema

Woher kommt der Sinn für innerliches Gleichgewicht? Geben und Nehmen wechseln sich als Bewegungen der Arme und Hände ab. Die eine Hand gibt, die andere nimmt. Oder: beide geben (Bewegung der Arme vom Rumpf, vom Herzen weg, hinein in den Raum) und nehmen im Zuge der Gegenbewegung. Dazu sprechen: »Geben und nehmen, Nehmen und geben ...« Daraus einen Singsang machen, der sich ebenso wie die Bewegungen verselbständigt, so daß Geben zum Nehmen und Nehmen zum Geben wird und wie in Trance von selbst geschieht. An einem bestimmten Punkt pendelt sich ein optimaler Bewegungsablauf ein, den jeder für sich finden muß. Während sich die Bewegungen zu einem Ritualtanz verbinden, bleibt die Aufmerksamkeit einerseits bei einem selbst, andererseits nimmt man am Rande des Blickfeldes die anderen im Raum wahr. Welche Bewegungsrichtung herrscht vor? Sind Geben und Nehmen im Gleichgewicht? Es geht um das Wahrnehmen, nicht Werten, nicht Eingreifen. Einfach nur bemerken, wie es ist.

9. Thema

Spielerisch den passenden Ausgleich finden. Es läßt sich eine Geste finden für

- den Austausch
- die Rückgabe
- die Weitergabe

Ich finde eine Ritualhandlung für den Austausch: Der Impuls geht hin und her im Kontakt mit einem Gegenüber, das denselben Impuls hat. Rückgabe: Ich entledige mich einer Last, ich folge dem Impuls, mit einem tiefen Ausatmen ein Gewicht abzulegen. Weitergeben: Im Kontakt mit einem Gegenüber gebe ich einen Impuls, der sich fortsetzt, weiter. Mit einem Wink deute ich das Weiter an. Das Ergebnis all dieser Spielzüge und Handlungen läßt sich mit ein wenig Übung in einem Blick erfassen. Noch während ich in diesen Tanz der Interaktionen eingebunden bin, steigt ein Teil von mir aus und beobachtet aus einem inneren Abstand heraus, wie die Stimmung, die Atmosphäre ist, wie sich das »Feld« (der Raum zwischen den Interaktionen, der Raum des Miteinanders) anfühlt.

10. Thema

Ordnung ist etwas, das vereint und das Entwicklung ermöglicht.
Noch leibhaftig mitten im Erleben des Miteinanders aus einem inneren Abstand heraus eine Sicht für die Ordnungen als Muster der Anordnungen entwickeln: Wo sind Einheit und Vereinigung das Thema, wo geht es um individuelle Entwicklung? Es gibt eine Sicht von einer höheren Ebene aus. Stell dir vor: mitten im Tun einen Teil aus dir heraus in die Höhe schweben zu lassen und das Ganze von oben zu betrachten »im Angesicht der Ewigkeit«. Eine andere Sicht des Zusammenspiels ergibt sich auch aus der Tiefe. Stell dir vor: z.B. unter der Erde zu liegen und dein Leben (das du jetzt lebst) aus dieser Perspektive wie einen Film ablaufen zu lassen, während du weiter in diesem Film mitspielst. Ordnung als Phänomen wahrnehmen. Nicht als Dogma annehmen – daran glauben zu müssen. Die letzte und höchste Ordnung sich als einen Lichtkegel vorstellen. Sich in diesen Raum hineinstellen, »unterstellen«. Bernd Hellinger sagt: Es geht darum, »mit der Kraft, die aus der Lösung kommt, den Weg zu gehen«. Liebe nennt er jene Kraft, die aus der Zugehörigkeit kommt. Stell dir vor: Sich in einen Kegel der Liebe hineinstellen und von oben nach unten den Liebensstrom durch den Körper fließen lassen, bis er sich in einer Geste oder einem Schritt oder einem entschlossenen Ja-Ruf ausdrückt. Mit dieser Geste, mit diesem Ruf lassen sich Probleme besser angehen und auflösen. Hinter der Verfestigung deutet sich schon die Lösung an. Hellinger sagt: »Es geht darum, die Liebe, die verstrickt und uns besessen macht, in die Liebe einfließen zu lassen, die frei macht und erlöst. Bindungsliebe ausdrücken durch die Hand, die Besitz ergreift, festhält, sich anklammert, eine geschlossene Faust macht. Die Verspannung verstärken, den Atem anhalten. Dann mit dem Ausatmen die Faust entspannen und sich öffnen lassen: loslassen, freilassen, gehen lassen.

Ausgeglichenheit

Eine Lehrerin, die in der Oberstufe eines Gymnasiums Ethik unterrichtet, konfrontierte die Schüler mit dem Thema »innere Werte«. Die Jugendlichen haben zunächst oft kein Gefühl dafür, was ihnen im Leben wichtig ist, entwickeln dies aber sehr schnell, sobald sie einmal auf den Geschmack gekommen sind. Es folgt die Einsicht, daß es zu inneren Konflikten kommen kann, wenn innerhalb der eigenen Persönlichkeit verschiedene Werte, Geschmäcker, Wünsche und Interessen erwachen und sich bekriegen, weil sie sich auszuschließen scheinen. Hier gilt es nun, im eigenen Seelenhaushalt friedliche Verhältnisse zu schaffen, indem alle Stimmen angehört und alle Interessen berücksichtigt werden. Die Lehrerin erklärt es den Jugendlichen so: Jede Persönlichkeit ist ein Kosmos in sich. Das Wort Kosmetik ist verwandt mit dem Wort Kosmos – der Kosmos ist ein Ganzes, das nur als Ganzes seine innewohnende Schönheit entfaltet. Kosmos-Pflege ist Schönheitspflege.

Eine Persönlichkeitstheorie funktioniert dann besonders gut, wenn sie wie ein Kosmos entworfen ist, denn so kann sich die Person bei sich selbst am besten auskennen und orientieren. Die Persönlichkeit als Mikrokosmos zu begreifen heißt, die Verhältnisse im Makrokosmos zu beobachten und diese als innere Verhältnisse auf einer inneren Landkarte abzubilden. Abgesehen von dem Vorteil, die Aufmerksamkeit zwischen Innen- und Außenwelt wandern zu lassen und sich weder ausschließlich auf das Innenleben zu konzentrieren noch ganz in der Beschäftigung mit den äußeren Umständen aufzugehen, schafft dieser Wechsel des Fokus eine Erweiterung des Bewußtseins und eine Bereicherung sowohl des Innenlebens (das ohne den Ausdruck in der Außenwelt wirkungslos bliebe) als auch des Handelns im Alltag (das ohne Innerlichkeit, ohne Verankerung in der eigenen Wesenstiefe, oberflächlich und letztlich ohne Sinn und Bedeutung wäre).

Innen und Außen sind untrennbar im Bewußtsein des Menschen miteinander verbunden. Gerade das Hin und Her bildet das Bewußtsein überhaupt erst aus, das auf die (außenorientierte) sinnliche Wahrnehmung ebenso angewiesen ist wie auf die (innenorientierte) Verarbeitung des Wahrgenommenen, zusätzlich zu allen anderen Daten und Fakten, die als Informationen zur Verfügung stehen. Die

Innenorientierung ist verantwortlich für den Kontakt zum Unbewußten, und dies wiederum stärkt die Instinktsicherheit, die Intuition und Motivation, die für die Bewältigung der Alltagsprobleme in der Außenwelt gebraucht werden.

Innen und Außen schaffen zusammen eine Einheit, die unauflöslich ist – genau wie bei einer Zwiebel, deren Schalen nicht als unwesentliches und »oberflächliches« Zubehör verstanden werden können. So kann auch bei der Persönlichkeit nicht eine wertende Unterscheidung zwischen innen und außen vollzogen werden, die z.B. unterstellt, ein (innenorientierter) Idealismus sei wertvoller als ein Realismus, der sich an der Außenwelt orientiert.

Ideen bedürfen ihrer Realisation, und die Realität bedarf neuer Ideen, um nicht im Gewohnheitstrott zu stagnieren. Körperliche, seelische und geistige Gesundheit sind abhängig von dem Gleichgewicht, das die Persönlichkeit zwischen Innen- und Außenorientierung für sich findet und auch ständig neu einstellt, den Umständen und Aufgaben entsprechend.

Auch die Persönlichkeit ist geschichtet und besitzt verschiedene Ebenen und Teile. Diese Teile werden Teilpersönlichkeiten genannt, da sie so etwas wie kleine Universen innerhalb des Universums der Persönlichkeit darstellen. Es sind Subsysteme, die ähnlich wie die Organe im Organismus, ständig miteinander auskommen, sich aufeinander abstimmen und zusammenarbeiten müssen, um die Gesundheit der übergeordneten Ganzheit zu gewährleisten.

Die Aufgabe des Ich

Das Ich ist der »Kern« einer Persönlichkeit, insofern dem Ich die Aufgabe eines Präsidenten oder Dirigenten zukommt. Das Ich »moderiert« die vielen Einflüsse, Impulse und Stimmen, die aus der Ganzheit des Menschen, aus der Körper-Seele-Geist-Einheit, ins Bewußtsein kommen. Das Selbst umgibt das Ich wie ein Feld, dessen Kräfte das Ich beeinflussen, aber das vom Ich durch eine Schwelle geschieden bleibt. Das Ich ist wie eine Insel im Ozean des Selbst. Im Selbst ist das Unbewußte, sowohl das persönliche wie auch das kollektive, enthalten. Das Ich ist ein Brennpunkt und ein Instrument der Bündelung aller ihm zufließenden Informationen und Energien. Das Ichbewußtsein ist die Summe aller Zustände und Befindlichkeiten des Ich, soweit dieses es schafft, die Verhältnisse, in denen es sich befindet, und die Verbindungen, an denen es teilhat, auf sich zu beziehen und dadurch einzuordnen. Innerhalb des Mikrokosmos der Persönlichkeit finden wir jene wandernde Aufmerksamkeit, die sich mit dem Ich verbindet. Genaugenommen konstituiert sich das Ich in jedem Augenblick neu, da es im Fluß des Bewußtseinsstroms mitschwimmt und gleichzeitig von dort aus die Wahrnehmung ausrichtet. Diese Wahrnehmung ist der Mikrokosmos der Innenwelt, innerhalb deren sich eine Person selbst zu finden und zu definieren sucht. Der Makrokosmos hingegen ist bestimmt durch das Verhältnis der Person zu dem sie umgebenden Kontext: zu der Gesellschaft, in der sie lebt, zu der Zeit und deren Geist, auf die sie sich einstellen muß. Obwohl der Kontext sich ständig ändert, bildet er einen Rahmen, der etwas Endgültiges, der Zeit Enthobenes, ja, fast Ewiges an sich hat.

Das Ich als Fokus und Bündelung hat die entscheidende Aufgabe eines Art Vorstands oder Präsidenten. Es ist unauflöslich mit dem Bewußtsein verbunden: Ich kann nur dann Ich zu mir selbst sagen, wenn ich mir meines eigenen Ichs bewußt bin. Im Traum erleben wir seltsame Zustände, in denen wir uns selbst in ein ereignisreiches Geschehen eingebunden sehen, ohne das Bewußtsein zu haben, der zu sein, der dies erlebt. Auch im Alltag gibt es solche Einbrüche. Plötzlich stehen wir außerhalb unserer selbst und fühlen uns nicht mehr mit unserem Ich verbunden. Oft fühlt man sich dann ohnmächtig und hilflos dem ausgeliefert, was mit einem geschieht. Das Ich schafft also sowohl eine Kontinuität (jeden Morgen, wenn wir erwachen, finden wir wieder dasselbe Ich vor und knüpfen in unserem Ichgefühl dort an, wo wir gestern Abend, als wir einschliefen, aufgehört haben). Das Ich bündelt die verschiedenen Wahrnehmungen, Eindrücke, Gedanken, Gefühle und nimmt einen Standpunkt ein. Das Ich ist fähig, Stellung zu beziehen und die verschwommenen Ideen, die vereinzelten Teile und Stücke einzusammeln und zu bündeln. Manchmal bleibt etwas außerhalb – dann können wir uns nicht damit identifizieren. Manches mag auch nicht der Realität entsprechen, und andere sehen uns anders und sagen: Das bist nicht Du. Aber das Ich ist fähig, über diese Ungereimtheiten zu reflektieren.

In der philosophischen Praxis, die im Ethik-Unterricht zur Anwendung kommt und den Jugendlichen hilft, sich besser kennenzulernen, werden philosophische Gedanken zum Ich als Beispiele und Anregungen vermittelt:

Das Ich ist Zentrum und Gegenstand der Ich-Reflexion.

R. Descartes

Das Ich ist das Selbst.
Es ist mehr als Reflex der Umwelt und der Geschichte.

M. Stirner

Das Ich ist seine Biographie.

W. Dilthey

Das Ich ist Ich-Balance zwischen innerem Willen
und äußeren Lebensbedingungen.

S. Freud

Das Ich ist der individuelle Körper.

W. Reich

Das Ich ist zum Ich-Sein verurteilt
und kann nur Ich sein in Kommunikation mit anderen.

M. Buber

Das Ich ist Vollzug, Handlung und Tätigkeit.

J. P. Sartre

Das Ich beherrscht das Gehirn.

K. R. Popper

Das Ich ist der Ort, wo Ideen auftauchen,
denen sich das Ich verdankt. Das Ich ist Vernunft
und Instanz des Transzendierens.

K. Jaspers

Das Ich ist Ausgangspunkt praktischer Philosophie.

L. v. Werder

Die Jugendlichen werden aufgefordert, einen kleinen Aufsatz oder ein Gedicht zu diesen Aussagen zu schreiben. Es kann etwas sehr Poetisches sein – Erinnerungen an Bilder, Gefühle, Szenen, die assoziativ verbunden werden und eine Art Teppich, ein Textgewebe, bilden. Es kann aber auch eine Abhandlung darüber sein, wie sich das Ich und das individuelle Bewußtsein aus dem Gruppenbewußtsein heraus entwickeln. Viele Menschen können sich gar nicht mehr vorstellen, wie es ist, in einer Kultur zu leben, die die individuelle Entwicklung nicht fördert, so sehr ist das westliche Denken mit dem Ichbewußtsein und dem Individualismus verbunden. Manche Kulturen hingegen halten eine Erweiterung des Ich für eine wichtige Stufe der Bewußtseinsentwicklung. Allen Menschen gemeinsam ist die Angst vor dem Tod, denn die Vorstellung vom Tod verbindet sich mit der Vorstellung von der Auslöschung des Ich. Jugendliche machen sich viel mehr Gedanken über den Tod als wir Erwachsene oft meinen. Selbst Kinder fangen sehr früh an, danach zu fragen, was danach kommt und warum alles einmal zu Ende sein muß.

Kein Zweifel, das Ich ist endlich. Aber ist das Selbst auch vergänglich, oder gibt es einen Teil, der überdauert? Gibt es so etwas wie eine Kontinuität, die über den Tod hinaus weitergeht?

Die Ethiklehrerin fühlt sich nicht beauftragt, religiöse Anschauungen zu vermitteln. Bei ihr lernen die Jugendlichen, die Konsequenzen ihres Handelns zu bedenken, denn darauf baut jede Ethik auf. Voraussetzung dafür jedoch ist, die Konsequenzen innerer Einstellungen und Haltungen (die dann zu entsprechenden Entscheidungen und Handlungen führen) in die ethische Auseinandersetzung einbeziehen zu können.

Wie fühlt es sich an, »Ich selbst« zu sich selbst zu sagen? Die Jugendlichen schließen die Augen und konzentrieren sich auf das, was in ihnen vorgeht. Wie fühlt es sich an, »Selbst ich« zu sagen? Die Schüler können diese Aufgabe sowohl im Sitzen als auch im Herumgehen in sich arbeiten lassen. Das leitet über zu theoretischen Ausführungen über den Begriff des Selbst.

Das eigene Selbstverständnis

Das Selbst ist oft als eine Art von Gefäß gesehen worden, ein Behälter, der alle Erfahrungen, die das Ich macht, in sich aufnehmen und bewahren kann, sei es bewußt oder unbewußt. In diesem Seelengefäß des Selbst ist alles an Wissen schon da und ständig verfügbar – vorausgesetzt, es besteht ein Zugang zu dieser Weisheit. Die in diesem Buch angegebenen Methoden haben die Funktion, einen Zugang herzustellen.

Es geht darum, das Ganze wie ein Bild zu betrachten. Das Ganze, das ist der Kosmos der Persönlichkeit. Das Ganze, das ist innen und außen, Idee und Feld der Verwirklichung, Text und Kontext in einem. Bei jeder einzelnen Methode wird ein Bild angeboten. Dieses Angebot ist keine verbindliche Vorgabe, sondern einfach eine Einladung, Alltagsaufgaben, aber auch Probleme und Konflikte als Herausforderung zu sehen und das Bild als Hinweis auf verborgene Lösungen zu betrachten. Diese Art der Betrachtung kann meditativ geschehen, in eine geführte Trance hineinführen, das vernetzte (systemische) Denken in Zusammenhängen nutzen, durch Prozesse begleiten oder auch Rituale erfordern.

Das Ganze als Bild erscheint im Rahmen einer unveränderlichen Ordnung, die den einzelnen Momenten innerhalb der ständig sich verändernden Lebenssituationen Bestand und Struktur verleiht, indem sie eine Einordnung ermöglicht. Was sich verändert, sind die Konstellationen, die gleich Tagesnachrichten das Tagesgeschehen dokumentieren und die Wahrnehmung mit Informationen füttern. Was von Mal zu Mal anders ist, ist die jeweilige Reaktion auf die Information, je nachdem, wie sie ankommt, wie sie gedeutet wird und wie diese Bedeutung sich in einen jeweils sich neu fügenden Bedeutungszusammenhang einfindet, der dann als »Fügung« bewußt wird. Es gibt keine Ordnung »da draußen«, es gibt überhaupt keine Ordnung, es sei denn, es gibt sie für mich und ich finde sie in mir. Ordnung ist subjektiv und wird subjektiv erlebt. Die hier angeführten Methoden erheben keinen Anspruch auf objektive Gültigkeit. Der Wert der Übungen ergibt sich aus der subjektiven Bedeutung, die durch die Übung erst entsteht. Sinn, Bedeutung, persönlicher Wert – alles dies sind Ergebnisse. Nichts steht von vornherein fest. Es gibt keine Garantie.

Die in diesem Buch angegebenen Schlüssel zur Gesundheit streben eine Fähigkeit des raschen Wechsels an. Heute kann sich kaum einer mehr leisten, ganz auszusteigen und ein Robinson-Crusoe-Dasein zu führen. Andererseits braucht jeder Mensch Auszeiten, in denen er sich nach innen zurückziehen und sich auf sich selbst beziehen kann. Er muß deshalb nicht mehrere Jahre ein Eremitendasein führen. Und genauso wie Männliches und Weibliches, Schaffen und Ruhen, Ausdrücken und Aufnehmen in komplexen Kreisläufen miteinander verwoben sind, so sind auch alle anderen »Prinzipien« keine in sich abgeschlossenen, isoliert zu beschreibenden Verhaltenseigenschaften, sondern Kräfte, die in Wechselwirkung zueinander stehen. Als Phasen von Aufstieg und Niedergang bestimmen sie die sich selbst regulierenden Prozesse im Leben. Es sind Kräfte und Energien, die als innere Bilder im Unbewußten des Menschen verankert sind und als Gedanken und Gefühle die Inhalte seines Bewußtseins bestimmen: als Repräsentationen von Erfahrungen, die, zu solchen Einheiten verknüpft, Sinn machen und als Konstanten im ständigen Wechsel erkannt werden können. Es sind Marksteine im fließenden Kontinuum der Wahrnehmung, die sich ebenfalls selbst reguliert und durch Rückmeldungen vergewissert. Gewißheit allerdings gibt es »da draußen« nicht, die Gewißheit, um die es hier gehen wird, ist eine subjektiv erlebte. Sie dient als Struktur für die persönliche Bewußtheit und Identität, ist also nicht mehr als ein Hilfsmittel zur Orientierung. Die Marksteine sind Wegweiser, das Reisegebiet ist das Thema, das die Lebenssituation bestimmt. Die Erfahrung selbst ergibt sich im Augenblick, da die Situation eintritt. Auf dieser Reise gibt es keinen Kompaß, es sei denn den der Einsicht, die sich in jedem Augenblick neu ergibt. Der Kompaß bezieht sich nicht auf die Fixsterne, sondern reist mit – ein Stern, in jedem Augenblick neu geboren.

Die Persönlichkeit

Trotz der verwirrenden Vielschichtigkeit können wir Methoden entwickeln, uns zu orientieren, sagt die Ethiklehrerin. Eine Methode, die sie im Ethikunterricht entworfen hat, ist eine Art Spiel. Sie nennt es ein Mysterienspiel, in Anlehnung an jene mittelalterlichen Schauspiele, in denen die Anima, die Seele, im Kräftespiel zwischen Leben und Tod, Gut und Böse, äußeren und inneren Werten ihre Orientierung finden mußte, um Ruhe und ihren Frieden zu finden.

Bevor sie weiter auf das mittelalterliche Denken eingeht, läßt sie die Jugendlichen ihre eigenen Erfahrungen machen. Dazu werden erst einmal alle einzelnen Rollen vorgestellt. Im Zentrum steht die Anima, die Seele. Natürlich hat sie einen Körper. Diese Rolle könnte auch Jedermann oder Jederfrau genannt werden, aber Anima klingt feierlicher, außerdem gibt es einen Titel mit gleichem Namen aus der Sakral-Popmusik. Jede Schülerin, jeder Schüler hat eine eigene Anima, und die Anima nimmt verschiedene Formen an, um sich auf der Bühne des Lebens darzustellen. Im Unterricht darf eine Person ihre Anima, durch die verschiedenen Seelenanteile vertreten, darstellen. Denn: die Person, das Ich, das Selbst – all das ist in der Anima enthalten. Und nun gibt es die Kräfte, die sich um die Anima reißen (im Mittelalter waren es vor allem Tod und Teufel). Wir könnten sie auch Subsysteme (Teilpersönlichkeiten oder Persönlichkeitsanteile) und Tendenzen (persönliche Ausrichtungen) oder Prinzipien nennen. Diese Rollen fordern viel Kraft und sind sehr expressiv. Die Rolle der Anima ist eher still – wie soll man sonst die Beeindruckbarkeit der Seele darstellen?

Dann erklärt die Lehrerin weitere grundsätzliche Aspekte: die Rolle von Mann und Frau, von Weiblichem und Männlichem in einem solchen Spiel. Da es sich um ein Mädchengymnasium handelt, liegt es nahe, »männliche Rollen« nicht einfach unter den Tisch fallen zu lassen, sondern sie selbstverständlich auch mit Mädchen zu besetzen. Jede Persönlichkeit, ob die eines Mannes oder einer Frau, hat männliche und weibliche Anteile. Heute mehr denn je ist es möglich und gefragt, beides, Männliches und Weibliches, in sich zu entwickeln. Das Männliche fällt nicht mit dem Mannsein, das Weibliche nicht mit dem Frausein zusammen, obwohl sich natürlich im klassischen Rollenverständnis von Mann und Frau viele Erwartungen an den biologischen Funktionen orientieren.

Um die Zuordnungen, die meist emotional aufgeladen sind und für heftige Diskussionen sorgen, ein wenig zu entschärfen und aufzuzeigen, daß »Männliches« und »Weibliches« als zwei Seiten ein und derselben Medaille und somit als sich ergänzend und zueinander gehörend gesehen werden können, malt die Lehrerin eine zweispaltige Tabelle auf eine Tafel, in der die Eigenschaften der zwei Seiten aufgelistet werden. Darüber zeichnet sie das chinesische Zeichen für Tao mit seinen zwei ineinander übergehenden Flächen von Schwarz und Weiß sowie einen Kreis mit einem inneren Kern und einer äußeren Schale und ein Rechteck mit einer oberen und einer unteren Hälfte.

Innerer Kern: Innenwelt	**Äußere Schale: Außenwelt**
Verborgenes, Schattenwelt	*Sichtbare Oberfläche, auf die Licht fällt*
*Weibliches wirkt im Verborgenen, im Haus**	*Männliches wirkt in der Welt der Arbeit**
Private, persönliche Belange	*Öffentliche, gesellschaftliche Belange*
Unbewußtes	*Ichbewußtsein*
Unbewußte Instinkte, unwillkürliche Impulse	*Willensgesteuerte, bewußte Gestaltung*
Intuition	*Intellekt*
Unten	*Oben*
Phasen der Vorbereitung, der Empfänglichkeit	*Phasen der Kreativität*

Bei den Phasen zeichnet sie einen verbindenden Pfeil, denn die Richtung geht von innen nach außen, von der Vorbereitung in die Kreativität. In dem Rechteck zeichnet sie einen Pfeil ein, der unten beginnt und nach oben aufsteigt. Im Kreis mit seinem Innen und Außen gibt es zwei Pfeile, die zwei Richtungen anzeigen: Die Entwicklung beginnt im Verborgenen, im Innersten, im Kern. Der Anfang liegt außerhalb unseres Bewußtseins, er bleibt unbewußt. Erst wenn eine Entwicklung sich in Entscheidungen und Handlungen zeigt, wird sie für alle sichtbar und gesellschaftlich wirksam. Die Auswirkungen dieses Verhaltens wirken dann auf das Innere zurück, denn dort ist das Ich angesiedelt, das sich selbst reflektiert.

Für die aufwachsenden Mädchen ist es wichtig, ein stabiles Ich auszubilden, das »Männliches« und »Weibliches« unterscheiden kann, beides anerkennt und außerdem erkennt, wann das eine oder andere

* Diese Zuordnung entspricht einem viktorianischen Ideal der geschlechtsspezifischen Rollen, das so heute nicht mehr gültig ist.

besser zu den jeweiligen Lebensaufgaben und Problemen paßt. Das Zusammenspiel der Grundkräfte, der »männlichen« und »weiblichen« Energieformen, wirkt in allem Lebendigen und kann in der Natur beobachtet werden. Das Leben selbst bewegt sich zwischen den Formen und sucht nach dem, was fehlt, ist also immer in Veränderung. Jede Einseitigkeit ist ungesund, insofern sie zu einem Ungleichgewicht führt. Oft muß die Krankheit das ergänzen, was fehlt, um das Gleichgewicht wiederherzustellen. Wenn wir uns also mit dem beschäftigen, was es braucht, um ein Gleichgewicht innerhalb der lebendigen Veränderlichkeit des Lebens herzustellen, können wir für unsere Gesundheit und ihren Erhalt vorsorgen.

Die Lehrerin erzählt, wie sie in ihrem Ethikunterricht einzelne Grundkräfte oder Prinzipien des lebendigen Zusammenspiels veranschaulichte, indem sie die Mädchen bat, sich die einzelnen Rollen als Gestalten und Figuren vorzustellen und sie dann schauspielerisch darzustellen. Es sind insgesamt acht Kräfte, also acht Rollen, acht Figuren, acht Masken, die man in dem Mysterienspiel auftreten lassen könnte. Eine Schülerin, Renate, übernimmt die Rolle des Ich, der Anima, die sich von den acht Kräften berichten läßt, welche Aufgaben sie übernommen haben und wie sie am Zusammenwirken des Ganzen teilhaben.

Die einzelnen Rollen: Der »Himmel«. Renate hat sich gewünscht, den Himmel im Stehen mit erhobenem Zeigefinger darzustellen, wie einen Engel, der nach oben weist. Sie erlebt den Himmel als eine Kraft, die inspiriert und einen selbst sich leicht, fast schwebend fühlen läßt. Am liebsten würde sie dieser Rolle verordnen, auf Zehenspitzen zu stehen. Sie weiß: Der Himmel steht für das Prinzip des Geistigen. Das ist ein Teil der Persönlichkeit, der jenseits der Logik und des gesunden Menschenverstandes, jenseits aller Phantasien und Gedankengebilde, jenseits aller Vorstellungen und Konzepte, jenseits aller Einsichten und Erkenntnisse zu sich selbst kommen möchte, um in sich selbst zu ruhen. Körperlich erfährt sie den Geist als das belebende Prinzip schlechthin – ohne Geist kein Leben. Er ist der große Atem.

Wenn der Geist keinen Raum hat, wird sich das durch Enge und Angst auszeichnen und letztlich sich ungesund auswirken, weil Gesundheit im weitesten Sinne auf Inspiration beruht. Die Lehrerin formuliert es so: Inspiration bindet uns wieder an den Geist an, begeistert uns und heilt dort, wo die Verbindung unterbrochen wurde. Der »Himmel« ist der Teil in uns, der sich danach sehnt, auf den Grund der Dinge, in die Höhe über allem zu gelangen und in sich Raum zu schaffen. Geist ist der Teil in uns, der Raum gibt und erfahren läßt. Daran wird der Himmel auf Erden erkannt.

Die »Erde«. Das ist das Prinzip der Erdung. Das ist der Teil in mir, sagt Renate, der jenseits aller Konzepte und Vorstellungen, aller Pläne und Ziele, aller Wünsche und Illusionen, aber auch aller Gewohnheiten und Konventionen einfach nur reagieren möchte. Das Reagieren bezieht sich aber nicht auf Gedanken, sondern auf Inspirationen, nicht auf den Willen und seine Vorsätze und auf das Bewußtsein und seine Inhalte, sondern einfach auf das, was »natürlich« ist, was sich von selbst ergibt, was auch immer wir denken, wollen, vorhaben, wünschen. Das ist gar nicht so einfach, fügt die Lehrerin hinzu, denn die innere »Natürlichkeit« ist verstellt durch all das, was wir aus unseren Erfahrungen gelernt haben und worüber wir uns ein Bild gemacht haben. Die Bilder stehen im Weg – Vorstellungen sind insofern auch Verstellungen. Nur manchmal erleben wir, daß wir in Kontakt sind mit etwas, was durch uns geschieht, was wir aber weder beabsichtigt noch geplant, vielleicht nicht einmal für möglich gehalten haben, weil es zum ersten Mal ist, daß wir eine solche Erfahrung machen, oder weil wir diese ursprüngliche Erfahrung von »Natur« (z.B. in der Kindheit) vergessen haben. Ähnlich wie die Geisteserfahrung ist diese Naturerfahrung häufig in unserem Leben etwas, was zu kurz kommt, weil immer etwas anderes wichtiger erscheint. Die »Künstlichkeit« unseres zivilisierten Lebens, so angenehm es sonst auch sein mag, hält uns davon ab, uns in einem Zustand des spontanen, unvoreingenommenen Antwortens zu befinden. Wenn wir vom Reagieren sprechen, meinen wir meist nicht die lebendigen Impulse, die – wenn wir sie zulassen – durch uns hindurchströmen. Wir meinen damit unbewußte »Antworten«, die sich gemäß unseren eingefahrenen Denkgewohnheiten, unseren durch Konditionierung eingeprägten Verhaltensmustern, unseren Vorurteilen in unserem Unbewußten abspielen. Unbewußte Menschen reagieren, bewußte agieren. Sie denken nach, bevor sie etwas tun. Ein reaktionärer Mensch ist einer, der immer nur reagiert, also rückwärtsgewandt lebt, statt nach vorne zu denken und selbst aktiv zu werden. Diese Aktivität wird dann »Pro-Aktiv-Sein« genannt, im Gegensatz zum Reaktionären.

Hier aber ist eine ganz andere Art von Reagieren gemeint. So wie die Erdung eine Reaktion des Organismus auf die Schwerkraft ist, so wie die Ernüchterung den Menschen auf den Boden der Tatsachen zurückholt, so wie ein gesunder Realismus sich nicht vom schönen Schein blenden läßt, so bedeutet in diesem Zusammenhang Spontaneität die Fähigkeit des Menschen, nicht aus seinem Eigenwillen heraus zu handeln, sondern sich den wirkenden Kräften zu überlassen. Dies ist der vegetative Teil im Menschen, der für das Funktionieren aller autovegetativen Vorgänge verantwortlich ist. Er ist wie eine Pflanze, die, abhängig vom Boden, vom Licht und anderen Umwelteinflüssen, gedeiht oder verkümmert. Dieser Teil ist abhängig von den vielen Regelkreisen innerhalb seines Subsystems, die aufgrund der Rückmeldungen die Funktionen regeln, die Notwendigkeit einer Korrektur anmelden oder durch Wohlbefinden signalisieren, daß alles in Ordnung ist. Mit Bewußtsein verbunden, kann dieser Teil direkt auf die inspirierende Energie des Geistes reagieren. Wie eine Pflanze, die ihre Blüte der Sonne zuwendet und sich öffnet, so öffnet sich dieser Teil dem Geist – was auch immer das heißen mag. Es ist eine Energie, die sich durch Inspiration und wohlige Öffnung, durch Offenheit zeigt. Diese Reaktion bewirkt jene Qualität, durch die sich Gesundheit auszeichnet und die sich heilend, versöhnend, harmonisierend und inspirierend auswirkt. Das Bewußtsein bemerkt, wie diese Qualität eigentlich immer vorhanden und gegeben ist. Die Reaktion des Bewußtseins auf diese Einsicht kann zwar Frieden bewirken, muß aber nicht im friedlichen Gewand daherkommen. Erdung und Ernüchterung garantieren keinen sanften Aufprall – je mehr wir uns jedoch in die Spontaneität einüben, desto weniger verlieren wir den Boden unter den Füßen und entfernen uns von dem Ursprung der Qualität. »Erde« ist der Teil von uns, der sich Zeit nimmt für das, was wirklich ist. Mit diesen Worten beendet die Lehrerin ihren Vortrag. Die Schülerinnen sind begierig, eigene Erfahrungen mit echter Spontaneität zu machen.

Das »Feuer«. Renate wollte das Feuer mit lodernden Händen darstellen – eine ziemliche Anstrengung für den, der eine solche Rolle übernimmt. Das Feuer, sagt die Lehrerin, repräsentiert das Prinzip der Veränderung. Deshalb muß es in jedem Augenblick neu auflodern, oder es erlischt. Das ist der Teil in uns, der jenseits aller Sachzwänge und Notwendigkeiten, Konventionen und Tabus etwas verändern möchte und dafür auch Risiken auf sich nimmt. Das Feuer sehnt sich nach Freiheit und Unabhängigkeit. Dies ist der emanzipatorische Teil in uns. Kennt ihr dieses Feuer? fragt die Lehrerin in die Runde hinein.

Wenn einmal das Feuer des Willens entbrannt ist, kann es durch nichts mehr aufgehalten werden. Der Wille ist leidenschaftlich, er verschreibt sich dem Ziel, das er sich gesetzt hat, mit ganzem Herzen und rückhaltlos. Das Feuer reißt alles an sich, dessen es habhaft werden kann, es verschlingt alles und transformiert den Stoff in Licht und Wärme. Feuer reinigt und klärt. Zurück bleibt Asche und Schlacke. Feuer ist das Element der Transformation, und es ist der Teil in uns, der radikale Entscheidungen trifft, um Transformation zu bewirken. Es ist der Teil, der mit zunehmender Bewußtwerdung einen Willen ausgebildet hat und diesen auch als Werkzeug benutzt; der Macht ausübt, indem er sein Vermögen – sein Machenkönnen – zielbewußt einsetzt. Oft äußert sich dieser Teil durch Trotz und Eigenwillen und muß »geläutert«, d. h. dazu erzogen werden, nicht nur sich, sondern den Gesamtzusammenhang zu beachten. Dazu gehört zum Beispiel die Beseitigung einer unklugen, d. h. unökologischen und unausgewogenen Lebensführung. Wenn wir in Verbindung mit diesem Teil stehen, spüren wir eine starke Spannkraft und Energie sowohl geistiger als auch körperlicher Natur: Organische Prozesse wie der Stoffwechsel werden ebenso angeregt wie geistig-emotionale, die z. B. das Karrierestreben vorantreiben. Alles verläuft schneller. Es ist, als ob die Welt in Flammen stünde. Der Umgang mit diesem Element braucht besonders viel Achtsamkeit, denn Feuer ist nicht nur nützlich und zum Leben notwendig, sondern auch gefährlich. Dieser Teil in uns will Macht, und zwar total. Er ist unbändig und wenig geneigt, den anderen Teilen Beachtung zu schenken. Auf der anderen Seite verlöscht das Feuer, wenn es keine Nahrung findet, wodurch wiederum das Gesamtsystem leidet: Resignation, Abstumpfung und Trägheit sind die Folge. Auf dem Weg zur geistigen Erkenntnis ist die Entdeckung des inneren Feuers in der Verbindung mit dem Bewußtsein unerläßlich, denn nur das Feuer begeistert und motiviert derart, daß die Höhen des Geistes erreicht werden können. Es braucht die innere Entscheidung, »Feuer und Flamme«, ganz und gar dabeizusein und sich von nichts ablenken zu lassen. Wenn wir diesen Teil, den wir alle mehr oder weniger stark ausgeprägt in uns haben, öfters aufsuchen, wird es uns leichter fallen, uns im Leben durchzusetzen und darüber hinaus einen spirituellen Weg zu gehen, ohne uns von der Welt abwenden zu müssen.

Das »Wasser«. Chris ist dran und wünscht sich sanfte, wiegende Bewegungen für das Wasser, »als würde man gleich einschlafen wollen«. Die anderen lachen und meinen, Chris wäre sowieso immer halb eingeschlafen und einfach zu faul, sich mit Streit abzugeben. Chris zieht sich zurück, sagen die anderen. Das macht sie irgendwie schwer durchschaubar, irgendwie abgründig. »Stille Wasser sind tief.« Das Wasser symbolisiert das Prinzip des Ausgleichens. Wasser repräsentiert den Teil in uns, sagt die Lehrerin, der jenseits aller Grenzen und festgelegten Formen, jenseits aller Unterscheidungen und Getrenntheiten die ursprüngliche Einheit wiederherzustellen sucht. Dieser Teil sucht die Harmonie. Er möchte ein Gleichgewicht herstellen und aufrechterhalten. Wasser sucht den Ausgleich – es fließt dorthin, wohin das Gefälle es einlädt, im Verbund mit der Schwerkraft füllt es auf, wo Leerstellen entstanden sind, und fließt ab, wo sich zuviel angesammelt hat. Zufluß und Abfluß sind innerhalb eines Systems von entscheidender Bedeutung. Das klingt nicht sehr heldenhaft oder ehrenreich: Es klingt so normal und ist doch so unendlich wichtig. Chris übernimmt die Rolle des Wassers, nachdem sie erlebt hat, welchen großen Einfluß sie mit wenig Aufwand (langsamen und fließenden Armbewegungen, die alles glätten und überdecken) ausüben kann. Sie muß nur darauf achten, ihren Armbewegungen etwas Unwiderstehliches, Einsaugendes, Lockendes, Anziehendes zu verleihen. Zusätzlich verlangsamt sie deshalb ihren Atem und macht ab und zu ein schlürfendes Geräusch, das die anderen zum Lachen bringt.

Der »Donner«. Renate hat dem Donner ein lautes Stampfen zugedacht. Das Stampfen kann zum Trampeln ausarten, aber dann ist es bald wieder vorbei. Es erschreckt. Alle horchen auf. Der roh gezimmerte Bretterboden der Schulbühne eignet sich besonders gut für diesen Auftritt, alle Aufmerksamkeit gilt dem Donner. Da kommt etwas in Bewegung, da ist etwas los.

Gemütlich will es dieser Teil nicht haben. Er ist unternehmungslustig, läßt sich auf Abenteuer ein, bricht auf, um das Neue zu entdecken: Das Leben juckt ihm in den Gliedern, es kitzelt ihn, fordert ihn heraus; er verkörpert den Frühling, er liebt den Kick; »Donner« verspricht Erregung. Ein Unterricht ohne Donner ist wie eine Suppe ohne Salz – man merkt gar nicht, daß man sie in sich hineinlöffelt, weil nichts anderes da ist. Die Lehrerin erklärt, daß diese Erregung die Vorstufe zur Intensität des Feuers ist. Zunächst hat Erregung keine bestimmte Bedeutung, sie ist sozusagen nur ein Nervengeschehen. Sobald sich aber Erregung mit den Gefühlen verbindet, erwachsen daraus Gemütsbewegungen, Emotionen. Diese haben die Eigenart, sich aufzuschaukeln und gleichzeitig zu verfestigen. Gefühle sind Zusammenfassungen von Erlebnissen, die von den tatsächlichen Ereignissen abstrahiert werden, um als Gedanken gespeichert zu werden. Wenn uns aber gelingt, die reine Erregung ohne Inhalt und emotionale Einfärbung zuzulassen, indem wir sie einfach willkommen heißen, dann kann dieser Teil, der Donnerteil in uns, geradezu Wunder wirken, denn er bringt auch das, was sich müde, alt und abgestorben anfühlte noch auf Trab. Die Lebensgeister erwachen wieder und damit die Frühlingsgefühle, die Leidenschaften und Sehnsüchte. Das Feuer, das so gefährlich und unlebbar scheint, rückt in den Horizont der eigenen Lebensplanung. Und da das Feuer, gegen die Schwerkraft aufstrebend, seinem Wesen nach mit dem reinen Geist verwandt ist, kann der Donnerteil uns eine Tür zu geistigen Erkenntnissen und Erfahrungen öffnen. Im geistigen Bereich sprechen wir nicht von Motorik und auch nicht von Erregung, sondern von Dynamik.

Nicht umsonst haben viele Götter Donnerkeile als Attribut. Dieser Teil in uns sorgt für Umbruch, manchmal auch für Erschütterung. Wenn wir diesen Teil zu nutzen wissen, kann Erschütterung die beste Medizin sein. Wer allerdings diesen Teil allein auslebt, bleibt in Abenteurertum und blindem Aktionismus stecken. Dies wird auch mit den Schülern diskutiert. Was ist das wohl, blinder Aktionismus? Danach schreiben sie einen Aufsatz über ihre Gefühle. Hatte das Ganze einen Sinn?

Der »Berg«. Das ist eine Rolle für diejenigen, die sich nicht bewegen möchten. Lore gilt als bewegungsscheu – aber das macht sie noch nicht zum Berg. So ein Berg hat eine Ausstrahlung, eine Autorität. Wie kommt man zu einer solchen Autorität? Die Lehrerin erwähnt die Chaostheorie und den Begriff des »Attraktors«. Graphisch wird er oft als Mulde in einem Schwingungsnetz dargestellt. Ein Ball, fährt die Lehrerin fort, der auf der Spitze einer Erhöhung balanciert, wird sein prekäres Gleichgewicht nicht halten können.

Und wenn er fällt und zum Liegen kommt, wird er eben in dieser Mulde liegen. So ein Attraktor kann im übertragenen Sinne eine liebgewordene und in ihrer Bahn fest eingeschliffene Gewohnheit sein.

Wenn wir uns unserer selbst nicht mehr sicher sind und uns sprichwörtlich Schwindel ergreift, tendieren wir dazu, zum Naheliegenden und Gewohnten zu greifen (z.B. zur Zigarette in Momenten von Streß). Schwindel als Zustand eines vorübergehenden Ungleichgewichtes ist nicht zu vermeiden. Wir können jedoch dafür sorgen, daß unsere Attraktoren, unsere Ruhemulden, keine schlechten, sondern gute Angewohnheiten sind. Ein Attraktor wird definiert als »neuer qualitativer Zustand bzw. als neues Muster eines Systems«. Wie kann eine solcher Sprung in eine neue Qualität bewußt eingeleitet werden? Bleiben wir bei dem Bild der Mulde. Um einen neuen guten Attraktor (z.B. eine gute Angewohnheit) zu schaffen, müssen wir eine neue Mulde graben, die die alte Mulde ersetzen soll. Der Mensch braucht ein Nest, er braucht Stabilität, um sich entwickeln zu können. Wer seine angestammte Heimat verläßt, begibt sich auf die Suche nach einer neuen, wobei der »Berg«-Teil in uns von entscheidender Bedeutung ist – vor allem, wenn wir uns verändern möchten. Das Einüben neuer guter Gewohnheiten setzt nicht nur das Denken guter Vorsätze voraus, sondern buchstäblich das Graben neuer, attraktiver Gewohnheitsmulden, in die der Ball der Gewohnheit hineinrollt. Eine gute Angewohnheit wäre z.B., »in sich zu ruhen wie ein Berg«. Wann immer das Leben an das verstörte Ich anbrandet, spricht uns der innere Berg Mut zu und bietet seine Stabilität an.

Der »Wind«. Stellt euch vor, es gäbe eine Art Denken, das sich flüsternd und raschelnd bewegt wie in den Pappelblättern der Wind. Die Schülerinnen werden aufgefordert, die Augen zu schließen, um sich ganz auf das Denken, auf die Bewegung des Denkens zu konzentrieren. Das Denken berührt, verbindet, prüft und vergleicht, unterscheidet, wertet, faßt zusammen, ordnet in Fächer und Schubladen ein. Das ist das Prinzip der Unterscheidung und Ordnung: ohne Unterscheidung keine Ordnung – man wüßte einfach nicht, was wohin gehört, und alles wäre ein einziges großes Allerlei. Die Lehrerin erklärt, was die »linkshemisphärische Gehirntätigkeit« ausmacht und wie Abstraktion zustande kommt. Manche der Jugendlichen haben ihre Mühe damit, so daß die Erklärung andere Wege des Denkens aufzeigen muß. »Wind« repräsentiert den Teil in der Persönlichkeit, der es gerne ordentlich haben möchte. Ja, tatsächlich haben ihn alle Menschen, bei manchen allerdings kommt er eher zu kurz, weil er sich nicht durchsetzen kann. Ordnung entsteht nach und nach. Diese Art von Denken geschieht in der zeitlichen Struktur des Nacheinander; logische Schlußfolgerungen beginnen am Anfang und enden beim Schluß. Das Denken geht Schritt für Schritt vor. Es will genau sein. Es rechnet, korrigiert nach, es plant. Doch das Leben spielt anders und überflutet das Denken oft mit seinem kunterbunten Nebeneinander, in dem sich die Komplexität aller lebendigen und deshalb veränderlichen Vorgänge widerspiegelt. Hier kommt das Denken trotz seines Intellektes, seiner kritischen Haltung und seinem Abstrahieren nicht mehr nach. Doch auch das Denken lernt dazu, es wird immer schneller, je mehr es sich mit den anderen Teilen verbündet. So wie der Wind über alles hinwegstreift, es berührt, aber auch wieder verläßt und nicht zu fassen ist, so ist auch das Denken ein luftiger Träger von Botschaften, die aufgenommen, verteilt und wieder aufgelöst werden. Dieses Denken verfestigt sich erst gar nicht, sondern bleibt agil, immer unterwegs, immer neugierig, immer »leichtsinnig« und ohne bleibenden Inhalt, ohne feste Form. In Windeseile zieht es von einem Punkt zum anderen, doch manchmal, wie Wolken am Himmel, gibt es seinen eigenen Hintergrund frei: reiner Geist. Der Ausblick des denkenden Menschen auf das, was sowohl Standpunkt wie Perspektive wie denkendes Ich (das sich beim Denken beobachtet) erst überhaupt möglich macht, eröffnet den Blick auf das unmittelbar erlebte Dasein ohne Gedanken. Der Wind trägt sich selbst fort und überläßt den Raum der Leere. Dieser Teil in einem hilft dabei, nicht nur das Leben zu bewältigen, sondern auch die geistigen Dimensionen als eine höhere Ordnung mitten im Alltag zu erkennen. Die Rolle wird von einer Schülerin übernommen, die mit den feinen Bewegungen der Fingerspitzen »die Antennen ausfährt«, ins All ausgreift, aber auch am Körper entlangstreift und die Atmosphäre im Raum erfaßt.

Der »See«. Das ist die Phantasie, sagt die Lehrerin. Stellt euch vor, es gäbe etwas in euch, daß euch träumen läßt, auch wenn ihr wach seit, z.B. jetzt. Wieder schließen alle die Augen. Auch das ist Denken, ein träumendes Denken. Die Lehrerin nennt es das »Prinzip der Bildung« und erklärt, wie die »rechtshemisphärische Gehirntätigkeit« die Grundlage der linkshemisphärischen Tätigkeit darstellt.

Während rechts die Welt in einem Bild erfaßt wird, wird dieses Bild links gedeutet. Bildung und Deutung gehen Hand in Hand. Eine Yoga-Übung, die darin besteht, einmal das eine und dann das andere Nasenloch zuzuhalten, macht dies sehr anschaulich. So werden beide Gehirnhälften mit Sauerstoff versorgt und können besser funktionieren. Wenn man mit dem Daumen zuhält, sind Zeige- und Mittelfinger frei und legen sich auf die Stirn zwischen den Augen. So kommen rechts und links zusammen. Das ist der Teil in uns, der sich sehr schnell ein Bild von der Lage macht und diese intuitiv erfaßt. Viele Informationen, wechselseitige Zusammenhänge, widersprüchliche Standpunkte und undurchschaubare Verhältnisse können in einem Moment in einem einzigen Bild aufgenommen und vermittelt werden. Das Nebeneinander von gleichzeitig ablaufenden Ereignissen ist für diese Art von Gehirntätigkeit kein Problem. Die Gehirnforschung sagt, daß diese Fähigkeit als Vorstufe des Begreifens und des begrifflichen Denkens zuerst da war. Aus dem Instinkt entwickelt sich Intuition, die Fähigkeit der Zusammenschau. Auch die Phantasie gehört in diesen Bereich: Im See der Phantasie sammeln sich die von außen empfangenen Eindrücke und werden innerhalb dieses »Pools« zu neuen Konstellationen verarbeitet. Dazu bedarf es der Erinnerung ebenso wie der Vorstellungskraft und einer geistigen Flexibilität. Der »See«-Teil in uns hat ein Gespür für Stimmigkeit; er merkt als erster und am schnellsten, ob die inneren Bilder mit den von außen empfangenen übereinstimmen. Er schafft die Weltbilder und schmückt sie aus; aber er ist es auch, der Wunschbilder formt, Alternativwelten erfindet, Visionen entwickelt und den Baustein zu möglichen Utopien legt. Die Phantasie ist nicht nur zuständig für unrealistische Phantasmagorien – die Phantasie hilft auch, die Magie einer beschränkten Realität zu überwinden und sich davon zu befreien, indem sie sich andere Möglichkeiten ausdenkt. Auf die Gedanken muß man erst kommen – und dazu trägt dieser Teil, der »Träumer«-Teil bei. Die Schülerin Margarethe schlägt schaukelnde Bewegungen vor, »als würde man in einem Boot auf einem See leicht schaukeln«. »Das Kind schaukeln« ist eine weitere Assoziation dazu, wie das Träumen dazu beiträgt, die Welt sich selbst in Ordnung bringen zu lassen.

Wie die inneren Teile zusammenspielen. Die Lehrerin fordert nun dazu auf, die einzelnen Persönlichkeitsteile bzw. ihre Rollen in einem Kreis aufzustellen. In der Mitte steht die Schülerin Renate, die

die Rolle des Ich übernommen hat, und hört sich an, was die einzelnen Teile ihr zu sagen haben. Jeder Teil stellt sich vor und erklärt dann dem Ich, wozu er da ist, worin er besonders gut ist und was er für das Ganze tut. Renate ist überrascht, daß so verschiedene Teile so gut miteinander auskommen. Nun, sagt die Lehrerin abschließend, im Alltag ist es ja nicht immer so. Aber durch das Spiel lernt das Ich zuzuhören.

Hier können wir an die 64 Gesundheitsmeditationen anknüpfen. Sie beruhen auf 64 Situationen, die jeweils das Verhältnis eines Teils der Persönlichkeit zu einem anderen thematisieren. Natürlich gibt es viel mehr und auch andere Seelenanteile, und sicher gibt es auch ganz andere Verhältnisse, aber in diesem System der 64 Schlüssel ist es so wie im I Ging: Es werden 64 Situationen beleuchtet und das Verhältnis zwischen zwei Teilen beschrieben. Jeder Schlüssel funktioniert in zwei Richtungen: 1. Die Situation könnte ein Problem sein oder werden. 2. Die Situation eröffnet die Möglichkeit, etwas Wichtiges zu lernen. Die Situation wird zu einer Art Lebensaufgabe, die nach einer Lösung verlangt. Wird die Lösung gefunden und praktisch angewendet (also nicht nur ausgedacht), dann kann die Lebensaufgabe (ähnlich wie bei den mathematischen Textaufgaben) als gelöst betrachtet werden. Das stärkt das Selbstbewußtsein und beeinflußt die innere Haltung. Bei jeder Lösung steigt das Vertrauen in die eigene Fähigkeit, mit Lebensproblemen souverän umgehen zu können. Außerdem lernt man so ganz nebenbei dazu, und das Lösen von Problemen wird immer einfacher. Das ist doch etwas, was man wirklich in der Schule schon lernen sollte!

Wie kann ich Gesundheit erlernen?

Tugend ist, was man mit Leidenschaft tut; Laster ist, was man aus Leidenschaft tut.

Aurelius Augustinus. *Lebensweisheiten berühmter Philosophen*, S.261.

Es gibt bereits alle guten Grundsätze. Wir brauchen sie nur anzuwenden.

Blaise Pascal. *Lebensweisheiten berühmter Philosophen*, S.283.

Maximen beim Handeln sind notwendig, um der Schwäche des Augenblicks Widerstand leisten zu können.

Arthur Schopenhauer. *Lebensweisheiten berühmter Philosophen*, S.236.

Eine Philosophie, die etwas bewirken will, muß über Mittel und Möglichkeiten verfügen, um ihre Theorien in die Praxis umzusetzen. Eine Theorie ist nicht mehr und nicht weniger als eine Anschauung. Sie hilft, sich ein Bild von der Lage zu machen, um die Handlungen vorbereiten und planen zu können. Theorien sind nicht nur das Ergebnis intensiven Nachdenkens, sondern auch und vor allem Instrumente des Vordenkens. Ohne Theorie kein Plan, ohne Konzept keine Strategie. »Kopfloses Handeln« führt in den wenigsten Fällen zu einem befriedigenden Ergebnis. Auch Spontaneität will bedacht werden, wenngleich nicht durch das gewohnte logische Folgern, sondern in einer Art disziplinierter Anwendung der Intuition.

Methoden sind Wege, die sich bewährt haben und deshalb allgemein empfohlen werden. Methodisch vorzugehen heißt, bewährte Wege auf ihre Brauchbarkeit hin zu überprüfen und, falls sie die Prüfung bestanden haben, innerlich zu verzeichnen, so daß sie bei ähnlichen Zwecken und Gelegenheiten wieder abgerufen werden können. Ohne diese innere Aufzeichnung der Wege kann kein Lernen zustande kommen. Methodisch vorzugehen heißt, das, was aus der Erfahrung gelernt wurde, anzuwenden. Unmethodisch vorzugehen heißt, sich jedes Mal neu einer Erfahrung auszusetzen und den Weg jeweils neu zu finden und Lösungen neu zu erfinden. Diese Lebensart und Herangehensweise hat auch ihre Vorteile, nämlich daß sich die Erfahrungen mit einer Frische vermitteln, die unmittelbar belebt und verjüngt. In einem solch neugierigen und unvoreingenommenen Geist bewährt sich eine gewisse kindliche Naivität. Die methodische Art hingegen führt unweigerlich zu Konzepten und Programmen, die auf der persönlichen Urteilskraft eines Menschen beruhen und sich durch ständigen Vergleich mit Alternativen und anderen Optionen erhärten. Aber diese Alternativen und Optionen bleiben immer nur gedacht und werden nicht leibhaftig nachvollzogen, gefühlt und erlebt. Wahlfreiheit ist nicht mehr als ein weiteres Konzept, das zwar beruhigt, aber nicht wirklich »greift«, wenn es um eine leibhaftige Bereicherung des Erlebens und eine Erweiterung des Horizonts geht.

Methoden sind Sprungbretter. Einmal gebraucht, haben sie ihren Zweck erfüllt. Wer ständig auf dem Sprung ist, entwickelt Methodenvielfalt.

Heilung durch Trance

Ich nenne es Trance, sagt die Ärztin Nana. Wenn ich einen Menschen in meiner Praxis zum ersten Mal sehe, lasse ich mich vollkommen auf diese Person ein. Es ist wie ein Eintauchen. Ich absorbiere, und ich lasse mich absorbieren. Die Zeit steht einen Augenblick still. Ich mache das nicht bewußt. Manchmal passiert mir das auch in der U-Bahn. Ich schaue einen Menschen an und werde eins mit ihm. Es dauert nicht lang, dann bin ich wieder »draußen«, und an dem Wechsel, der sich wie ein Sprung anfühlt, merke ich, daß ich »drinnen« war. Auch mit der Natur geht es mir so: Ich schaue einen Baum an, und ich bin der Baum. Seit meiner Kindheit geht es mir so, und in der Natur hatte ich meine ersten Erlebnisse dieser Art. In meinem Beruf hat es sich wider Erwarten als hilfreich erwiesen, sich einer Ausstrahlung, einer Atmosphäre, einem Klima, einem Einfluß in solcher unvoreingenommenen Weise aussetzen zu können. Ich baue keine Blockaden auf, ich lasse »es« an mich herantreten. Aber dann trete ich auch wieder aus, ich bleibe nicht in dem Bann. Es ist eine kurze Reise, die mich mit wichtigen Informationen versorgt. Es ist, als hätte ich im voraus schon eine Hin- und Rückfahrtkarte gelöst: Ich weiß, daß ich zurückkehren werde. Ich habe versucht, meinen Studenten an der Universität diese Kunst des Reisens als Technik zu vermitteln, natürlich habe ich es anders genannt. Auch Hypnose ist für Ärzte mittlerweile ein anerkanntes Mittel der Entspannung. Nur besteht das klassische Modell in der »Verzauberung« des Patienten durch den Arzt, während ich mit dem Sich-Verzaubern-Lassen des Arztes durch den Patienten beginne. Verzauberung ist eigentlich immer wechselseitig – die Wirkung des Zaubers beruht auf einer Beziehung, einer (meist unbewußten) Absprache, einem Art Einverständnis zwischen den beiden Seiten. Der »Zauberer« schickt eine Zauberbotschaft los, aber wenn sie nicht ankommt und ihren Zauber nicht ausübt, dann geschieht keine Verzauberung, und der Zauberer ist kein Zauberer. Es muß eine Resonanz zwischen den beiden Seiten bestehen, ein gemeinsames Feld, in dem die Zauberkräfte wirken. Trance erlebe ich als ein Betreten oder Erspüren eines solchen Kraftfeldes: Das kann ein Wohnraum sein, ein Ort in der Natur oder der Körper eines Menschen, ein Rücken, über den ich streife. Ich zitiere William James, um meinen eigenen Beobachtungen Beispiele aus der Literatur und Philosophie beizufügen:

> *Es gibt ein Kontinuum des kosmischen Bewußtseins, gegen das unsere Individualität lediglich zufällige Zäune errichtet hat und in das unsere vielen Ichs eintauchen wie in ein Mutter-Meer oder Sammelbecken.*
>
> Zitiert bei Kalweit. *Traumzeit,* S.239.

Die Kulturanthropologen haben das Phänomen der Trance untersucht und sind zu dem Schluß gekommen, daß auch wir in dem aufgeklärten Westen fähig sind, bewußt in Trance zu gehen. Leider ist Trance immer noch verpönt, im Gegensatz zur Meditation. Im Lexikon wird es als Dämmerschlaf, als gedämpftes Bewußtsein definiert, als ginge damit ein Verlust oder eine Einengung des Wachbewußtseins einher. Tranceexperten jedoch neigen eher dazu, von einer Veränderung des Bewußtseins zu sprechen und Trance-Zustände als nicht-alltägliche und außerordentliche Bewußtseinszustände zu bezeichnen (ASC steht für »altered states of consciousness«). Es gibt außerdem eine Anschauung, die besagt, daß wir im Alltag keineswegs bei »vollem Bewußtsein« und »hellwach« sind, sondern die meiste Zeit in »Trance« verbringen, wobei wir von einer Art Trance in die andere wechseln, meist ohne zu merken, wo wir gerade mit unserem Bewußtsein eigentlich sind. Kaufrausch wechselt ab mit der Monotonie des Autobahnfahrens, unsere Gedanken schweifen ab und kehren in die Vergangenheit zu bestimmten Erinnerungen und Bildern zurück oder machen einen Satz vorwärts, hinein in eine Zukunft, die wir uns ausmalen.

Im Theater wissen wir zumindest, wann das Stück, das uns in Bann schlug, aus ist, und wir klatschen, um diesen Bann zu brechen. Aber im Alltagsleben gibt es viele Situationen, wo wir »neben uns stehen«, »nicht ganz da sind«, »kein Bein auf den Boden bekommen«, »ein Brett vor dem Kopf haben« oder »uns in einem Nebel befinden«. Wenn man sich die Mühe machte, über alle diese Situationen Buch zu führen, so käme man auf eine Menge ganz verschiedener Bewußtseinszustände, die weit davon entfernt sind, Wachbewußtsein genannt werden zu können. Träumend gehen wir durch das Leben und merken es nicht, weil ein Traum sich an den anderen reiht. Nicht umsonst sprechen die Yogis und Buddhisten von einem Erwachen, das nichts mit unserer Vorstellung von Wachbewußtsein zu tun hat.

In anderen Kulturen, in denen Trance- und Bewußtseinsphänomene im Alltag oder in der Religion integriert sind, also als selbstverständlich und als jedem Menschen zu eigen angenommen werden, werden genaue Unterscheidungen getroffen: Die Zustände werden benannt, ihre Auswirkungen beschrieben, ihr Nutzen eingeschätzt. Manche Trancen wirken heilend, andere machen kampflustig, wiederum andere vermitteln ein Wissen, das im normalen Wachzustand nicht erreicht werden kann. Es gibt Trancen, die aufbauen und helfen. Andere Trancen, in die man leicht hineinrutschen kann, wirken abbauend, sie schwächen, verwirren, isolieren den Menschen, anstatt ihn an einem größeren Ganzen teilhaben zu lassen. Das größere Ganze kann die Gemeinschaft sein, in der ein Mensch lebt, oder ein erweitertes Bewußtsein, das sich über die eigene Person hinaus mit den kosmischen Kräften verbindet.

> *Dieser Ort in dir, aus dem dein Ich aufquillt, ist ein gar kostbar Ding, das in tiefes Wasser gefallen. Willst du es finden, so tauche flugs hinein, ins Innere deines auf sich selbst gerichteten Geistes, wie der Taucher, der sich in die Tiefe des Meeres stürzt mit geschlossenem Mund und verhaltenem Atem.*
>
> Hinduistischer Text des Ulladu Narpadu in Tamil Sprache, 28. Strophe. Zitat aus »*Indische Weisheit – Christliche Mystik*« von Dom Le Saux, zitiert bei Schellenberger. *Gib deiner Seele Flügel. Mystische Augenblicke für jeden Tag*, S. 178.

Trance ist »Arbeit« und hat ein bestimmtes Ziel. Kontrollierte Trance-Reisen, wie sie im therapeutischen Kontext auch heute noch (oder wieder) verwendet werden, stehen im Zeichen einer Aufgabe, die das Unbewußte zu bewältigen hat. Das Bewußtsein tritt zurück und überläßt das Feld dem Unbewußten, dessen kreative und selbstheilende Kräfte angesprochen werden.

Im Schamanentum kommt dem Schamanen die Aufgabe zu, stellvertretend für das Kollektiv zu »reisen«. Die Leute des Stammes umgeben den Schamanen, um ihn zu schützen und warm zu halten, damit er von seiner Reise heil zurückkommen kann. Die tatsächliche Auskühlung bei der Trance, die durch das zum Teil extreme Absinken des Blutdrucks und den Rückzug des Blutstroms aus den Extremitäten bedingt ist, wird durch das »Bett« für den Schamanen, aus weichen Unterlagen und wärmenden Decken, abgemildert. Auch soll der Schamane daran erinnert werden, wo er hingehört. Nicht nur der Auftrag, den er von seinem Kollektiv erhalten hat, sondern auch der Menschenkreis, der ihn umgibt, gibt ihm eine Orientierung, einen »Kompaß« auf die Reise mit. Oft wird dazu getrommelt. Der Klang der Trommel bildet zusätzlich ein »Flußbett«, in dem die Reise stattfindet. Die Trommler sitzen um den Schamanen herum wie in einem Boot. Sie trommeln und bringen den Reisenden in Fahrt, er reist in die anderen Wirklichkeiten, wo die Geister wohnen, und erfüllt seinen Auftrag. Genauso oft finden wir auch in den ethnographischen Berichten und Darstellungen die Anordnungen, daß sich der Kranke im Mittelpunkt des Kreises befindet und der Schamane, der Trommler oder alle zusammen den Kranken auf eine Heilreise schicken. Der Kreis bildet diejenige Form, die sich am besten dazu eignet, da er die Energie hält und auf eine Mitte konzentriert. Natürlich gibt es auch

Heilsitzungen, die zu zweit, zwischen dem Kranken und dem Heiler, ablaufen. Wenngleich die Anordnung des Kreises im meditativen Tanzen oder das Sitzen im Kreis in einer Gruppenmeditation die Form übernommen haben, so ist die Stimmung ganz anders – weil die Funktion anders ist. Bei der Meditation kann man sich entspannen, sich sein lassen, nichts tun. Und manchmal muß man das erst einmal wieder lernen – sich erlauben, nichts zu tun. In der Meditation geht es um das Dasein, hier und jetzt. In der Trance wird gereist. Eine Dynamik entwickelt sich, die sich auch lenken läßt. Sie ist wie ein Boot, das einen an einen gewünschten geistigen Ort trägt, wenn man dieses zu lenken weiß. Dazu gehört Kenntnis sowohl der Gewässer, der Strömungen, der Gezeiten, aber auch der eigenen Belastbarkeit. Und vor allem bedarf es einer inneren Landkarte, auf der diese geistigen Orte verzeichnet sind. In den indianischen Medizinrädern, in den tibetisch-buddhistischen Visualisationen der Gottheiten, in den afrikanischen Trancetanzkulten finden wir solche geistigen Vorlagen, die uns führen können. In den westlichen Kulturen ist ein solches mystisches Wissen verlorengegangen, weil es nicht mehr gebraucht und zu Heilzwecken eingesetzt wurde.

Aber auch unsere westlichen Kulturen gründen auf archaischen Bewußtseinsformen unmittelbarer Wahrnehmung und überliefern in Mythen Anhaltspunkte für ein Schamanentum, wie es zunächst in der exotischen Fremde beobachtet und wissenschaftlich erforscht wurde. Die tungusische Sprache kennt das Wort *saman*, wie Reiseberichte aus Sibirien seit dem 17. Jahrhundert berichten. Die Wortwurzel *sa* bedeutet Wissen, der *Sa*-Man ist der wissende Mensch. Der Bewußtseinstheoretiker und Gehirnforscher Julian Jaynes geht davon aus, daß der Frühmensch in archaischen, vorgeschichtlichen Zeiten ständig in einem archaischen Bewußtsein lebte, das noch keine Trennung zwischen Wachen und Traum kannte.

> *In jeder neu auftretenden, ihm bisher unbekannten Situation, für deren Bewältigung er bislang noch kein fertiges Handlungsprogramm besaß, hörte er Stimmen (der Götter oder Geister), die ihm Handlungsanweisungen gaben und ihn leiteten. Nach diesen Anweisungen richtete er sich dann und handelte »vernünftig« im menschlichen Sinne. Die Stimmen werden in der rechten Hirnhemisphäre lokalisiert, wo auch*

> *das musikalische Weltverständnis sitzt; das vernünftige Handeln wird den Fertigkeiten zugeordnet, die die linke Hemisphäre ausgebildet hat. Dazu gehören Sprachen- und Schriftsysteme der Übertragung. Erst durch sie kann Wissen über die Generationen weiter vermittelt und gespeichert werden.*
>
> Zitiert bei Adrian. *Die Schule des I Ging,* S. 151.

Das kulturelle Gedächtnis der Menschheit ist bestimmt durch Sprache, denn Sprache hält Erkenntnis und Ereignis fest und ermöglicht zeitliche Anordnung – die Grundlage allen geschichtlichen Verständnisses. Das archaische Bewußtsein hingegen ist ungeschichtlich. Alles Geschehen geschieht jetzt, ist Energie, ist wirkende Kraft, ist Impuls und Reaktion, ist Wissen, das im Körper gespeichert über den Körper zugänglich ist. In der Musik, im Rhythmus, im Hören der Gesänge vermittelt sich eine Erinnerung, die durch Verinnerlichung eine ursprüngliche Ganzheit wiederherstellt. Der Mensch findet zu seiner ursprünglichen Verbundenheit zurück. Trance kann als Mittel genutzt werden, Anschluß an ein Körperwissen zu erhalten, verlorenes Wissen wieder zu entdecken; Trance ist der Zugang, der Schlüssel. Trancetechniken sind »Schlüsseltechniken«.

Trance als Methode: Der Kontakt zum Unbewußten verleiht Kraft und Weisheit

Das Wort Trance stammt aus dem Französischen, wo es im späten 18. Jahrhundert in Verbindung mit dem Mesmerismus zum erstenmal auftaucht. Es leitet sich ab von dem Präfix »trans«, das einen Zustand des Hinüber anzeigt. In den Wörterbüchern wird Trance als ein Ausnahmezustand des gedämpften Bewußtseins, als eine Art Dämmer-Tagtraum oder Dämmer-Schlafzustand bezeichnet. Es steht dabei nicht fest, ob damit ein stabiler Zustand des »Drübenseins« oder ein Prozeß der Bewußtseinsveränderung im Sinne eines Hinübergehens gemeint ist. Mit dem Wort verbinden sich Horror-Vorstellungen von Fremdbestimmung und geistiger Verwirrung. Meist verknüpfen sich damit Befürchtungen, manchmal aber auch Erwartungen, denn gerade in den letzten Jahrzehnten schreibt man der Hypnose als einer von kompetenten Experten induzierten Trance erstaunliche Heilwirkungen zu: Selbsthypnose wird als Mittel der

Stärkung von Abwehr- und Selbstheilungskräften eingesetzt. In der therapeutischen Hypnose gewährleistet die Trance einen Kontakt zur Weisheit des Unbewußten, den das rationale Ichbewußtsein nicht herzustellen vermag. Trance, so verstanden, ist eine Fähigkeit des Menschen bzw. seines Geistes, die eigenen engen Ich-Grenzen zu überwinden, das Bewußtsein zu erweitern und Erfahrungen zu machen, die über die Normalität des Gewöhnlichen und Alltäglichen hinausführen. Trance ist eine körperliche Fähigkeit – das Hirn »arbeitet« und steht unter Strom, wie Messungen der Gehirnströme zeigen, als ob es die anspruchsvollsten Denkaufgaben zu lösen hätte. Trance, so wird in den Kreisen der Experten gesagt, ist ein Denken auf unbewußter Ebene und nicht minder aufwendig oder anstrengend. Im Zustand der Trance können Probleme, die die Lebensführung, die Beziehungsgestaltung und die eigene Gesundheit betreffen, konkret angegangen werden. Sogar wissenschaftliche Probleme werden oft nicht rational gelöst, sondern in einem Zustand des veränderten Bewußtseins. Einstein sagte:

> *Ich gelangte nicht durch mein rationales Bewußtsein zur Erkenntnis der fundamentalen Gesetze des Universums.*
>
> Zitiert bei Kalweit. *Traumzeit*, S. 197.

Viele Therapien beziehen deshalb die Trance als Heilmittel ein, anstatt sich ausschließlich auf die kognitive Verarbeitung von Analysen und Einsichten zu verlassen. Dabei ist es nicht ganz richtig, von *der* Trance zu sprechen – es gibt, wie bereits angedeutet, viele verschiedene Arten.

Ein besonderes Ziel aber ist es, die Trancefähigkeit des Menschen zu nutzen und entsprechend den Aufgaben, die sich im Alltag stellen, einzusetzen. In archaischen Kulturen kommt den Schamanen die Aufgabe zu, sich stellvertretend für andere Mitglieder der Gesellschaft, auf die Reise zu machen, zu den Welten der Geister vorzudringen, mit über- oder unterweltlichen Wesen Kontakt aufzunehmen zu verhandeln, Bündnisse und Abmachungen auszumachen, und verlorene Seelen wieder zurückzubringen. Die Reisen, um die es hier geht, setzen keine körperliche Fortbewegung voraus. Es sind Reisen im Geiste; durch den Geist und mit dem Geist. Trancen sind Bewußtseinsreisen. Auch wir, wenngleich nicht zu Schamanen bestimmt oder ausgebildet, können solche Reisen unternehmen. Eine Reise beginnt schon bei der ersten Zustandsveränderung. Eine Trance beginnt mit der Veränderung des Bewußtseins. Sich in Trance begeben ist wie das Eintauchen in einen Strom, in ein tiefes Wasser, in einen Zustand des Fließens, wo nichts feststeht und alles sich bewegt. Aber ähnlich wie bei dem konkreten Element des Wassers ist der Mensch nicht dafür geschaffen, in diesem Element selbst zu leben. Er kann eintauchen, untertauchen, aber er muß immer wieder zurück an die Oberfläche. Die Kunst, kontrolliert einzutauchen ebenso wie aufzutauchen, ist die Voraussetzung dafür, die Trance für sich zu nutzen, statt von ihr gesteuert, beherrscht, ja sogar »besessen« zu werden. Dazu gehört auch die Steuermannskunst der Lenkung, um die Richtung der Reise zu bestimmen und sich im unwegsamen Gelände zurechtzufinden. Dies gilt nicht nur für die irdischen Kontinente des Unbekannten, sondern auch für das Terrain des menschlichen Geistes. Mit der Kunst der gezielt eingesetzten Flugkraft des innerlichen Reisens verbindet sich die Notwendigkeit innerer Landkarten. Diese erzählen in Form von Bildern, Metaphern, Symbolen als bedeutungsgeladenen Zeichen von den fernen Zielen und dienen als Hinweise darauf, in welcher Form die Annäherung verlaufen kann. Um diese Vermessung innerer Verhältnisse zu ermöglichen, müssen eine genaue Kenntnis des Bewußtseins, des Geistes, und eine Unterscheidung der einzelnen Bewußtseinszustände, der Geisteszustände, vorliegen. Erst durch den Wechsel erkennen wir die Vielfalt der möglichen Arten, »da zu sein«. Nicht nur, daß ich da bin, sondern, wie ich da bin, spielt dabei die entscheidende Rolle. Es ist die wachsende Kenntnis der vielen möglichen Aggregatzustände des Geistes, der gleich einem Naturstoff in vielfältigen Formen vorkommt und dementsprechend verwendet werden kann, die die Trance zu einem nützlichen Instrument des Ichbewußtseins macht. In unwillkürlich einsetzenden, spontanen Trancen verliert das Ich die Kontrolle über das Geschehen. In bewußt induzierten und gelenkten Trancen hingegen zieht sich das Ich als Kontrolleur dezent in den Hintergrund zurück und überläßt das Feld den Kräften des Selbst, bis es, nach Beendigung der Trance, wieder in den Vordergrund gebeten wird. Dann übernimmt es seine angestammte Führungsrolle und kann die Schätze, die von der Trancereise zurückgebracht wurden, umsichtig im Alltag integrieren.

Trance ist Bewußtseinsarbeit, vorausgesetzt, wir verstehen darunter gelenkte Trancen und nicht die Verherrlichung von triebgesteuerten, zwanghaften Besessenheiten, die als Ausdruck von Spontaneität (»Ich kann nicht anders«, »Es passiert mir einfach...«) gefeiert werden. Bewußt in die »Bewußtlosigkeit« hineinzugehen und gestärkt wieder von dort zurück zum Alltagsbewußtsein zu kommen heißt, für die Wechselhaftigkeit und Veränderlichkeit der Geisteszustände Verantwortung zu übernehmen. Wir können wechseln, und zwar ganz bewußt und gezielt. Wir sind unseren Zuständen nicht ausgesetzt, sondern können sie als Fahrzeug nutzen. Darin besteht die Kunst, mit Trance kompetent umzugehen.

Um diese Kompetenz zu erlangen, müssen bestimmte Schritte vor der Trance gewährleistet sein. Trance ist Zauberpraxis. Welche Mittel würden Sie gerne verwendet wissen, wenn es darum geht, diesen (selbstgemachten) Zauber anzuwenden? Auf was sprechen Sie gut an? Was verzaubert Sie im Alltag? Was fesselt Ihre Aufmerksamkeit am meisten? Was macht den größten Eindruck auf Sie? Sind Sie mehr ein Typ, der auf bestimmte Farben und Formen anspricht, bei dem also das Visuelle im Vordergrund steht? Oder sind Sie ein Typ, der mehr auf die Stimme und den Ton hört? Oder ist Ihnen der Inhalt des Gehörten, die Bedeutung der Worte, wichtig? Lassen Sie sich von inspirierenden Gedankengängen anregen und folgen den Worten in Bewußtseinsbereiche, die Ihnen bislang verschlossen waren? Reagieren Sie besonders auf sanfte Berührung? Ist Ihnen das Körpergefühl, das sich mit Körperkontakt verbindet, wichtig, wenn Sie sich verführen lassen? Wie genau muß dieser Kontakt beschaffen sein? Und welches Gefühl löst er bei Ihnen aus?

Bleiben Sie auf der Sonnenseite – die Schatten werden sich von selbst auflösen, wenn Sie das Licht in sich stärken. Kälte weicht der Wärme, die zunimmt; Ignoranz und Arroganz weichen der Erkenntnis, wenn sich diese ausbreiten darf. Härte schmilzt dahin, die Grenzen lösen sich auf, die Enge weicht der Weite des Bewußtseins, das sich erlaubt, das Ungewohnte, das Zauberhafte, das Wunderbare im Leben anzuerkennen und ihm Raum zu geben. Geben Sie Ihren Zielen, Wünschen, Visionen Raum! Geben Sie ihnen einen Ort, wo sie gespeichert sind – einen Ort, zu dem Sie leicht jederzeit Zugang haben, so daß Sie die Informationen in Ihren Zielen, Wünschen, Visionen abrufen, sich ihrer erinnern können. Diese »Verortung« ist ein wichtiger Schritt im Vorgehen der Trance-Planung. Raum und Zeit sind die Kategorien, innerhalb derer sich unser Leben und unsere Bewußtwerdung vollzieht. Geben Sie dem, was Ihnen wichtig ist, Raum. Oft klagen wir, wir hätten keine Zeit. Aber dem ging schon eine unbewußte innere Entscheidung voraus, dem, was wichtig ist, keinen Raum zu geben.

Als Einführung in die Bewußtseinsarbeit mit gelenkten Trancen stellen Sie sich folgende Fragen, und schreiben Sie sich die Antworten stichwortartig auf einzelne Zettel.

- Angenommen, eine Trance könnte Ihnen etwas Besonderes, eine Fähigkeit, eine Vision, eine Kenntnis, eine Kraft oder einfach einen bestimmten angenehmen Zustand vermitteln, was wäre es? Schreiben Sie Ihre Wünsche, Erwartungen, Ziele auf.
- Angenommen, es gäbe bestimmte Wörter und Sätze, die wie Zauberworte und magische Formeln Ihr Leben positiv verändern, ja, vielleicht sogar von Grund auf in gewünschter Weise beeinflussen und transformieren könnten, welche wären es? Schreiben Sie die Worte und Formelsätze auf einzelne Zettel auf.
- Angenommen, es gäbe ein Thema, das Sie zur Zeit besonders beschäftigt, ein Problem, das Sie angehen, einen Konflikt, den Sie bewältigen möchten, eine Aufgabe, die Sie mit Hilfe von Trance besser zu lösen können glauben, was wäre das? Vielleicht fallen Ihnen mehrere Themen ein. Schreiben Sie alle auf, jedoch auf einzelne Zettel.
- Angenommen, Sie bzw. Ihr Ich verfolgten mit der Trance eine ganz bestimmte Absicht, welche wäre es? Diese Absicht (Intention) kann auch eine Haltung, eine Gestimmtheit sein – wie würden Sie diese beschreiben? Notieren Sie die Worte auf einzelne Zettel. Die Intention (wörtlich: Bezogenheit) bewirkt eine Ausrichtung, eine Führung – wohin soll diese Intention Sie führen? Angenommen, es gibt ein Ziel hinter dem Ziel – woran würden Sie erkennen, daß Sie sich ihm nähern (oder von ihm entfernen)? Notieren Sie Hinweise und Anhaltspunkte und versehen Sie sie mit einem Pfeil.

Nun verteilen Sie die Zettel im Raum und ordnen sie spontan an: Ist das Ziel z.B. hinter, neben oder vor Ihnen? Ist es in der Nähe der Fähigkeiten oder weit davon entfernt?

Gibt es Verbindungen (Pfeil-Zettel) zwischen (vordergründigem)

Thema und (hintergründiger) Intention? Angenommen, durch die Verteilung der Zettel entstünde nun eine Art innerer Landkarte, die Ihre inneren Verhältnisse abbildete – können Sie sich in dieser Abbildung wiedererkennen?

Wo ist Ihr Ich angesiedelt, eher am Rand oder genau in der Mitte?

Wo fühlen Sie sich besser, am besten, ganz schlecht, überhaupt nicht?

Wo sind Sie »Sie selbst«, wo »stehen Sie neben sich«?

Wo fehlen Verbindungen?

Wo kennen Sie sich gut aus, wo schlecht oder gar nicht?

Gibt es blinde Flecken, taube Stellen, verschwommene Grenzen und Ränder?

Die Arbeit mit inneren Landkarten ermöglicht eine Planung der Trancereisen. Die Landkarte ist nicht das Gebiet, sie setzt einen Als-ob-Rahmen. Ich muß nicht an das Vorhandensein der Landschaft, an ihre Wirklichkeit, »glauben«, um mich darin bewegen zu können. Ich tue lediglich so, als ob ich der Landkarte genügend Informationen entnehmen könnte, um mich darin zurechtzufinden, und schon bin ich mittendrin – nicht in der Landkarte, sondern in der Reise, die durch das Land führt. Die Landkarte bildet z.B. ein bestimmtes Gebiet ab, das für ein bestimmtes Feld, für einen Bereich, einen Lebens-, Arbeits-, Zeit- oder Beziehungsbereich, steht. Ich tue so, als ob die verschiedenen Inhalte, die das Erfahren in diesem Bereich bestimmen, und als ob die verschiedenen Kräfte, Einflüsse und Wechselwirkungen sich abbilden ließen, und mache mich auf zu einem Experiment, das eine Art Expedition und Exploration ist. Alle Erlebnisse, die ich auf dieser »Reise« mache, sind subjektiv. Sie werden auf der Landkarte meines subjektiven Erlebens verzeichnet. Sie sind keine objektiven Daten. Landkarten erhalten dann eine intersubjektive Gültigkeit, wenn mehrere Menschen diese Landkarte benützen, um ihre subjektiven Erfahrungen zu organisieren und zu strukturieren. Diese Gültigkeit ist immer nur vorläufig und nie festgelegt. Es gibt innere Landkarten, die nützlich sind, und solche, die nicht mehr angemessen, hinderlich und sogar schädigend sind. Jede (theoretische wie therapeutische) Veränderungsarbeit setzt an der Veränderung innerer Landkarten an und wirkt sich auf diese aus. Eine veränderte Landkarte bewirkt ein verändertes Erleben der Experimente, Expeditionen und Explorationen. Die Einstellung dazu verändert sich ebenso wie der Zugang zu möglichen Lösungen, der Zugriff auf nötige Informationen und Ressourcen. Es verändert sich das Muster von Haltung und Verhalten, von Aktion und Reaktion.

Für eine erfolgreiche Bewußtseinsarbeit als Ergebnis einer Kooperation von Unbewußtem (Organismus, Körper, Natur) und Bewußtsein (Gehirn, »Kopf«, Geist) sollten folgende Punkte unbedingt beachtet werden:

1. *Das Unbewußte (der Organismus) erfährt seine angemessene Würdigung und Wertschätzung durch das kontrollierende Ich, das sich seiner Abhängigkeit vom Unbewußten und vom Organismus bewußt ist. Es entsteht eine Haltung der Achtung, des Respekts, der Achtsamkeit, der Demut.*
2. *Das Unbewußte ist zu einer Kooperation bereit und stellt seine Kräfte, seine Weisheit zur Verfügung. Es ist bereit, dem Ich und dem Gesamten zu »dienen«, genauso wie das Ich dem Gesamten zu dienen bereit ist. Im Verbund handeln die einzelnen Teile zum Wohle des Ganzen und sind auf ein Ergebnis ausgerichtet, für das es sich lohnt, die Trancereise zu unternehmen.*
3. *Das Unbewußte erhält vom Ich einen bestimmten Auftrag, wobei es diesen an das Unbewußte delegiert und sich selbst in den Hintergrund zurückzieht.*
4. *Das Unbewußte erhält die Erlaubnis, nach bestem Ermessen seine Eigendynamik für die Besserung des Gesamtzustandes einzusetzen. Das Unbewußte wird zu einer eigenständigen Autorität erhoben, es wird autorisiert – diese Selbstermächtigung ist eigentlich der wichtigste Punkt bei der Trancearbeit.*

Aufbau und Durchführung einer gelenkten Trance

Stellen Sie sich vor, fordert die Kulturanthropologin ihre Studenten auf, sie hätten sich dafür entschieden, bewußt mondsüchtig zu werden. Sie setzen sich also dem Einfluß des Mondes aus, lassen sich von diesem Einfluß leiten, gehen auf eine innere Reise, beginnen zu träumen. Auf eine Tafel malt sie, für alle sichtbar, eine liegende Mondsichel: Sie steht für den lunaren Weg der Trance. Es ist, also würde man Boot fahren oder schwimmen gehen, eintauchen, abtauchen, auftauchen. Die Sichel könnte auch als eine Art Bassin gesehen werden.
In der Trance geht es darum, sich dem Fremden auszusetzen, um es kennenzulernen. Trancereisende sind Kundschafter, Entdecker, Reisende mit einem inneren Auftrag. Die Trancereisen führen nach Innen, es sind Bewußtseinsreisen: es gibt ein Ziel, es gibt ein Motiv, einen Grund für die Reise, und es gibt einen Rückweg, der den Reisenden nach vollbrachter Tat sicher zum Ausgangspunkt gelangen läßt.

Erschaffen Sie in sich das innere Bild der Mondsichel: eine Schale, Boot und See zugleich, Fahrzeug, Behälter, Element der Natur, vorgegebener Rahmen, Kräftefeld.

In der Mitte der Schale beginnt eine Linie, die wie ein Pfeil von dort ausgeht, in Erscheinung tritt. Es handelt sich um eine Verbindungslinie: etwas wird mit etwas anderem verbunden, aber Anfang und Ende der Verbindung liegen im dunkeln. Es gibt nur Ahnungen. Ahnungen, Stimmungen, erste Ausrichtungen, Bewegungen in eine Richtung, von der man sich erhofft, sie sei die richtige, weil sie dort hinführt, wo die Bewegung einen Sinn zu machen verspricht. Jedes Bewußtsein hat einen Mittelpunkt, insofern es der Anfangspunkt ist.

Irgendwo muß das Bewußtsein einen Punkt setzen, um sich zu orientieren. Ohne Mittelpunkt kein Fokus, ohne Fokus kein Bewußtsein und ohne Bewußtsein kein Wissen. Wenn es also diesen Punkt nicht gäbe, wüßten wir nicht, um was es geht und was geschehen ist. Jeder Reisende hinterläßt Spuren. Es gibt eine Vergangenheit, aus der er kam. Und eine Zukunft, in die er gehen wollte. Stellen Sie sich vor: Sie stehen am Rande der Schale, bereit einzutauchen. Das ist der Ausgangspunkt. Der Pfeil bestimmt die Richtung, in die Sie sehen möchten, in die Sie mit Ihrem Bewußtsein reisen möchten.

Konzentrieren Sie sich auf das Bild des Sees. In ihn taucht der Schamane ab, um die Herrin der Seetiere aufzusuchen. Mit ihr hat er etwas auszuhandeln. Er bittet sie darum, auch in diesem Jahr den Jägern und Fischern wieder genügend Tiere zu schicken, so daß sein Volk mit ausreichend Nahrung versorgt ist. Der Schamane setzt sich dem Element des Wassers aus, wenn er in die Untere Welt abtaucht. In der Unteren Welt wohnen die Geister, die Naturelemente, Zwerge, Kobolde, Trolle. Er setzt sich der Gnade der Herrin aus, wenn er sie aufsucht. Er setzt sich dem Element der Lüfte aus, wenn er in die Obere Welt fliegt, um mit Adleraugen umherzublicken und eine übergeordnete Perspektive zu erlangen. Er setzt sich den vielen Verhältnissen, Stimmungen, Beziehungslagen und Kräftefeldern in den zwischenmenschlichen Angelegenheiten aus, wenn er in der Mittleren Welt die Interessen aller Beteiligten zu erfassen und Streitigkeiten zu schlichten versucht. Der Schamane macht sich auf den Weg, um verlorengegangene Seelen aufzufinden und heimzubringen. Manchmal wurden sie von den Geistern geraubt, manchmal haben sie sich verirrt. Er setzt sich also dem Dämmerlicht einer ungeordneten Geisterwelt aus, er nimmt die geistige Verwirrung auf sich, er setzt sich aus, um mehr über die Lage zu erfahren.

Er leistet Pionierarbeit, er muß mutig sein. Ein Journalist, ein Detektiv sind wie ein Schamane, wenn sie sich der Wirklichkeit, die sie erforschen wollen, aussetzen. Eine Heilerin ist wie eine Schamanin, wenn sie sich den Krankheitsgeistern aussetzt, um mit ihnen zu verhandeln. Das oberste Gebot ist Wertschätzung, auch für das Fremde, Unheimliche, für den Feind. Nur wer den Feind kennt, wird ihn besiegen und ihn an seinen Platz verweisen.

Das ist die Aufgabe eines Schamanen: Kontakt zu schaffen und jedem seinen Platz in der Welt zuzuweisen. Der Schamane handelt im Auftrag einer höheren Ordnung, die ihn leitet. Das Gefühl für Ordnung ist es auch, das ihn zurückgeleitet an seinen eigenen Ort, wo er zu Hause ist. Dort kann er sich regenerieren. Angenommen, Sie wären ein Schamane oder eine Schamanin – welche Aufgabe könnten Sie in Trance erledigen? Welchen Problemen, Einflüssen, Kräften und

Mächten würden Sie sich aussetzen, um mehr darüber zu erfahren und Heilung in einem größeren, übergreifenden Sinn zu bewirken? Das Arbeiten mit der Blanko-Trance: Wenn Sie ohne Ziel und Ausrichtung sich einfach auf die Trancereise machen wollen, können Sie dies mit der »Blanko-Trance«. Sie brauchen nur genügend Vertrauensvorschuß und eine grundlegende Haltung der Offenheit. Als Richtungsweiser nehmen Sie Zahlen und das Zählen. Sie können Paradigmen angeben wie kurze Befehle oder Sätze und zusammen mit den gezählten Zahlenreihen sich selbst auf Band sprechen, eventuell noch eine Ihnen angenehme Musik oder passende Naturgeräusche dazumischen, und schon versetzen Sie sich selbst in einen Zustand der Tiefenentspannung und Selbstversenkung, der Sie nicht nur körperlich erfrischt, sondern auch seelisch harmonisiert und geistig stimuliert.

Beachten Sie dabei folgende einfache Regeln: Trance ist wie eine Fortbewegung in unbekanntem Gebiet. Vergegenwärtigen Sie sich, daß es um das Eintauchen, Durchtauchen, aber auch um das Auftauchen geht. Stellen Sie sich also vor, daß es einen Einstieg, aber auch einen Ausstieg gibt. Lassen Sie sich beim Einstieg wie bei einem Bassin mehrere Stufen in die Tiefe führen, und lassen Sie sich beim Ausstieg mehrere Stufen wieder hinauf- und hinausführen. Fügen Sie dem Bild von Ein- und Ausstieg die Vorstellung von Ein- und Ausstiegshilfen, von Halterungen, Griffen, rutschfesten Matten hinzu. Dies gelingt Ihnen besser, wenn Sie sich vergegenwärtigen, wozu Sie in die Tiefe abtauchen und was Sie aus der Tiefe als Erinnerung mitbringen wollen. Es taucht sich leichter, wenn man weiß, was man in der Tiefe sucht. Und man behält auch besser den Überblick, wenn man weiß, wozu man überhaupt zurückkehren möchte. Nur wer keine Motivation hat, wieder in den Alltag zurückkehren zu wollen, ist gefährdet – Drogen, die aus Verzweiflung und aus dem Motiv der Flucht vor sich selbst genommen werden, können jene Trips auslösen, die als Ticket ohne Rückfahrt bezeichnet werden. Dasselbe, natürlich in abgeschwächter Form, gilt für die Trance. Das Zählen gibt dem Prozeß der Trance eine Struktur, eine Form, und das wiederum gibt Halt und Orientierung. Das Zählen ist eine uralte Form, sich selbst durch unbekanntes Gelände entlang einer Spur vorzutasten. Stellen Sie sich vor, Sie würden im Dunklen gehen und hätten nur ein Seil, an dem Sie tastend entlanggehen. Das Seil besitzt in regelmäßigen Abständen Knoten. Sie sind räumlich und zeitlich orientiert – auch wenn Sie nicht wissen, in welcher Zeit und in welchem Raum Sie sich befinden. Der Sinn dafür bleibt erhalten, und das fremde Gelände wird so erschlossen – ohne sich auf eine vorherige Kenntnis beziehen zu müssen.

Wir haben vier Kategorien der Wirklichkeitsbeschreibung, die innerhalb einer Trance wechseln. Wenn wir diesen Paradigmenwechsel in die Tranceanleitungen einflechten, können wir nur anhand der Beschreibung einer veränderten bzw. anders erlebten Wirklichkeit in diese einsteigen oder wieder zu der Alltagswirklichkeit zurückkehren.

Die Kategorien bzw. Paradigmen sind:

Außenwelt (Objektivität) – Innenwelt (Subjektivität)

Feste Gegenstände, harte Tatsachen – alles ist im Fluß

Eindeutige Formen – tanzende Muster, reine Energie

Chronologische Zeit als Einbahnstraße – Zeiträume und Raumzeiten, Zeit wird Raum

Auf der Rückkehr zur normalen Alltagswirklichkeit vollziehen Sie den Wechsel in umgekehrter Richtung: Raum wird wieder Zeit

Energie wird wieder Form

Bewegung findet wieder zur Stabilität, Sie kommen wieder auf die Füße und erden sich

Und Sie kehren aus dem Innen wieder ins Außen zurück. Bei jedem Wechsel stellen Sie sich vor, daß Sie eine Stufe herunter- bzw. wieder heraufsteigen. Bei jeder Stufe zählen Sie von 1 bis 8 und verweilen dann auf der Stufe 8, um in Trance Ihre Erfahrungen zu machen. Wenn Sie zurückkehren, zählen Sie bei jeder Stufe von 8 bis 1, bis Sie wieder bei 1 sind. Dann öffnen Sie die Augen, die Sie am Anfang der Trance geschlossen haben. Bei dem Wort Acht klingt die Achtung und die Achtsamkeit mit. Das Bild der Acht deutet die Unendlichkeit in dem Unendlichkeitszeichen an. Die Acht fährt Achterbahn und kommt doch immer wieder auf den Punkt der Kreuzung, der gleichzeitig die Mitte darstellt. Die Acht ist eine schaukelnde Bewegung, die weit ausholt und immer wieder zu sich selbst zurückkehrt. Sie umfährt die gegensätzlichen Pole, umarmt sie und holt sie ein. Sie bietet Schutz, ohne zu verengen. Die Acht ist wie die Trance: eine Reise in die Weiten der Unendlichkeit, ohne den Ausgangspunkt aus den Augen zu verlieren. Die Form erlaubt die Ausweitung, das Muster bedingt den Tanz, der Tanz löst sich für einen Moment in reine Energie auf und führt zurück in die Zeit, in den Rhythmus, und dieser Rhythmus führt zurück zur Form. So kann die Form nie verlorengehen und doch das Fließen in allem, was als Muster erscheint, als Erfahrung nachvollzogen werden.

Eine Variante der Blanko-Trance ist folgende Anordnung in einer Gruppe:

Die Gruppe sitzt oder steht, oder sie tanzt auf der Stelle in einem Halbkreis, in dessen Mitte einzelne Trancereisende sitzen, liegen oder stehen bzw. sich bewegen, tanzen.

Während die Gruppe von 1 bis 64 (8x8) laut zählt und dann stumm 32 Schläge (4x4x2) lang das Verweilen »am Boden des Meeres«, in der Tiefe der Trance, abzählt, um von 64 dann wieder zurück zu 1 zu zählen, können sich die einzelnen ganz dem Erleben hingeben, sich bewegen und bewegen lassen oder einfach nur daliegen und in sich hineingehen. Bei 1 werden sie dann erfrischt und gestärkt wieder in die Alltagswirklichkeit zurückkommen, um vielleicht von ihren Abenteuern zu berichten. In der Gruppe kann man berichten, wie es einem gegangen ist, was man beobachtet hat, was einem aufgefallen ist. Wichtig bei dem Austausch hinterher ist, daß die Beobachtung nur eine Beschreibung ohne Deutung, Bewertung oder gar Diagnostizierung ist. Nur so kann die Beschreibung als Hinweis aufgefaßt werden und eine echte Information werden.

Das Leitmotiv und die Essenz dieses Experiments ist: den Reichtum der inneren Welten, die sich uns durch Trance eröffnen, genießen, und auch die Rückkehr in den Alltag, der uns die Möglichkeit gibt, all das, was wir in Trance gelernt haben, im realen Leben anzuwenden und zu nutzen. Die Freude am eigenen Leben ist die beste Garantie dafür, sich nicht in den fremden Welten zu verlieren.

Meditationen für die Gesundheit

»Ich nenne es Meditation«, sagt die Ethiklehrerin. Mit den Schülerinnen beginnt sie den Unterricht mit einer kurzen Meditation. Manchmal heißt das nur: den Atem beobachten, die Gedanken kommen und gehen lassen, sich schwer werden lassen, entspannen.

Manchmal gibt sie aber auch ein bestimmtes Thema vor, über das im Unterricht diskutiert wird. Dazu läßt sie über ausgesuchte Zitate, kurze Texte, kleine Gedichte oder japanische Dreizeiler schreiben.

Zum Thema Gesundheit hat sie drei Zitate ausgesucht:

> *Viktor von Weizsäcker hat über diese Frage (des Holons) nachgedacht, wenn er die Unwahrheit der Krankheit ins Auge faßte. Er meinte damit: Was verbirgt sich dem Menschen, was wird verdeckt, wenn sein eigenes leibliches Befinden in einen Art Aufstand ausweicht? Haben wir nicht etwas zu lernen, wenn wir krank sind, bis wir wieder in jenes von unwahrscheinlicher und unbegreiflicher Güte zeugende Wohlsein des Lebens zurückkehren?*
>
> Gadamer. *Über die Verborgenheit der Gesundheit*, S. 117.

> *Wir verstehen unter Meditation etwas sehr Grundlegendes und Einfaches, das an keine bestimmte Kultur oder Religion gebunden ist: auf dem Boden zu sitzen, eine gute Haltung einzunehmen und ein Gefühl für unseren Platz in der Welt zu entwickeln. Das ist ein Mittel, uns frei von Erwartungen und vorgefaßten Meinungen auf die Wirklichkeit einzustimmen.*
>
> Chögyam Trungpa. *Das Herz des Buddha. Buddhistische Lebenspraxis im modernen Alltagsleben*, S. 40.

> *Wer in sich selbst ruht, der beunruhigt auch den andern nicht.*
>
> Epikur

Sie erklärt den Begriff Meditation: Entgegen der allgemeinen Vorstellung, die Meditation sei erst mit der Entdeckung des Ostens und seiner Spiritualität als spirituelle Einübung und Praxis in unsere Welt gekommen, gibt es diesen Begriff in der abendländischen Kultur- und Geistesgeschichte schon sehr lange. Auch Descartes hat seine Überlegungen, deren Ergebnis in dem bekannten »Cogito, ergo sum« gipfelte, Meditationen genannt. Schlägt man das Wort Meditation im Lexikon nach, werden verschiedene Deutungen angegeben. Es leitet sich ab von dem lateinischen Verb »meditari«, das soviel heißt wie: überlegen, aber auch: sich üben. Es werden auch »geistiges Ermessen« und »geistiges Ermitteln« angegeben, so daß sich darin das Maß und die Mitte verstecken. Im alltäglichen Wortgebrauch ist Meditation eine wortlose Art, zu sich selbst, zur Ruhe und in die eigene Mitte zu kommen. Die fremden Maßstäbe, mit denen wir in der Welt gemessen werden, werden weder verdrängt noch außer Kraft gesetzt, sondern zum eigenen Maß, zu den eigenen Maßstäben in Beziehung gesetzt. Die Meditation verhilft, diese Maßstäbe zu ermitteln, indem sie das Wesentliche, Eigentliche, Wertvolle eines Menschen erkennt und erlebbar macht.

Meditation als Methode: Geistiges Ermitteln ist Medizin für die Seele

Meditation ist geistige Ermittlung. Es gibt Methoden auf körperlicher, geistiger und seelischer Ebene, die zunächst auf der Ausgangsebene wirken, um dann ganzheitlich den Gesamtzustand zu verändern. Ziel aller Meditationen ist, zum Wesentlichen zu kommen, sich zu sammeln, den Blickwinkel zu erweitern, das Leben aus einem inneren Abstand zu betrachten und ein inneres Gleichgewicht zu erlangen. Es gibt Meditationen, die in Stille geschehen, während andere Meditationsmethoden die Sprache bewußt einsetzen.

So führen z.B. folgende Fragen in einen meditativen Zustand hinein:

Wenn ich mich von meiner Wahrnehmung leiten lasse, was nehme ich wahr?

Wenn ich mich von meinen Gefühlen leiten lasse, was fühle ich?

Wenn ich mich von meinen Gedanken leiten lasse, womit beschäftigt sich mein Denken?

Meditation ist ein Umkreisen und Einkreisen dessen, was wichtig ist, essentiell, und wofür ich mir sonst kaum Zeit nehme, um darüber nachzudenken. Jetzt stelle ich einen Zeitraum zur Verfügung und lasse mein Innerstes zu Wort kommen. Ich frage mich:

- Was fällt mir auf, was fällt mir gerade ein? (Was nehme ich wahr, und wie nehme ich es wahr?)
- Was liegt mir am Herzen? (Was fühle ich?)
- Worauf kommt es mir an? (Worauf soll sich mein Denken richten?)
- Was steht jetzt an? (Wie soll ich handeln?)

Meditation schließt in seinem kreisenden Denken auch das ein, was gewöhnlich nicht bedacht wird. Ich frage mich:

- Was übergeht meine Wahrnehmung?
- Welche Gefühle lasse ich nicht hochkommen?
- Welche Gedanken wage ich nicht zu denken?
- Was vermeide ich zu tun?

Und jetzt konzentriere ich mich »auf meinen Platz in der Welt«. Was auch immer ich unter diesen Worten verstehen mag, was auch immer sie in mir bewegen – ich lasse mich innerlich positionieren und seßhaft werden, ich verankere mich in der Welt, ich nehme eine Sitzhaltung ein, die mir erlaubt, mich aufzurichten. Dabei stelle ich mir vor, wie am unteren Ende, am Steißbein, ein Senkblei mich magnetisch nach unten zieht und ich ins Lot gelange. Am Scheitel zieht mich ein unsichtbarer Faden in die Höhe, so daß der Kopf leicht auf dem Rumpf ruht. Je mehr ich meditiere, desto leichter und heller wird es im Kopf, desto schwerer und ruhiger wird der Körper. Nichts kann mich aus der Fassung bringen.

Meditation ist beides – Denken im Sinne eines bewußten Wahrnehmens und der Kontemplation über bestimmte Themen sowie Spüren, Fühlen im Sinne einer Kontaktaufnahme mit der Energie einer bestimmten inspirierenden Qualität. Im Zusammenhang mit der Gesundheitsmeditation wird es darum gehen, Gesundheit als einen inneren Wert und als Lebensqualität zu erspüren, so daß damit jederzeit meditativ Kontakt aufgenommen werden kann. In jeder Situation, in jedem Zusammenhang, in jeder Auseinandersetzung, bei allen Problemen kann auf diesen Wert Bezug genommen werden. Es ist möglich, in allen Menschen diesen Wert zu sehen und diese Qualität anzusprechen – vielleicht nicht mit Worten, aber durch die innere Einstellung und Haltung, die durch die Worte hindurch wirkt und etwas im anderen bewegt.

Meditation ist wörtlich ein Kreisen um die Mitte – und dies kann ebenso gut im Stehen und Gehen wie auch im Sitzen geschehen. In meditativen Tänzen handelt es sich um eine äußere Mitte, die von dem Kreis der Tänzerinnen und Tänzer umrundet wird. Die Mitte ist der Fokus, auf den sich die Aufmerksamkeit bezieht. Alle Haltungen, Gebärden und Gesten, alle zugeordneten Bedeutungen des Tanzes und alle Erfahrungen, die im Tanz gemacht werden, sei es Trauer, sei es Freude, beziehen sich auf die Mitte. Das vermittelt Sammlung und Ausrichtung. Die unbändigen Gefühle sind nicht mehr »im Raume verstreut« und zerreißen die Persönlichkeit, sondern sind kanalisiert und eingebunden in eine höhere Ordnung, die durch den Kreis mit seiner Mitte symbolisiert wird. Die Energien, die die aus der Vergangenheit stammenden Gefühle ernähren und so an sie gebunden bleiben, werden durch die Form des meditativen Tanzes neu gebunden und können wieder frei werden für die Herausforderungen der Zukunft. Meditation transformiert. Und um dies zu gewährleisten, muß es eine Kontinuität in der Form, eine gleichbleibende Struktur geben, die den Wandel von Energieform zu Energieform begleitet und Disziplin ermöglicht. Meditation ist im Grunde etwas Einfaches. Die Hürde besteht lediglich darin, es kontinuierlich zu tun. Folgende Übungen erleichtern den Einstieg. Der Aufbau der Übungen hat eine schrittweise Annäherung zum Ziel. Voraussetzung ist, daß Meditation nicht als Stillsitzen in unbequemer Haltung verstanden wird. Der Einstieg über meditative Bewegung kann helfen, das Sitzen als eine Spielart zu erfahren und sich allmählich in die eigene vertikale Achse, in die aufrechte Haltung (das ist mit der »guten Haltung« bei Chögyam Trungpa gemeint), einzupendeln.

Körperliche Bewegung als Einstieg in die Meditation. Die folgende Methode hat die Lehrerin für die Schüler im Ethikunterricht entwickelt. Die Schülerinnen kommen meist aufgeregt in den Unterricht, sie sind unruhig, uninteressiert, unkonzentriert. Man muß sie irgendwo packen, wo sie sich angesprochen fühlen. Sie beginnt mit einer 15minütigen Bewegungsmeditation, deren Ablauf den Schülerinnen schon bekannt ist.

Meditation ist etwas, das wir mit uns selbst machen können. Wir können die Gesundheitsmeditationen in den Ablauf unseres Alltags integrieren, ohne viel Zeit und Mühe aufwenden zu müssen. Wir müssen keinem Club angehören, um etwas für unsere Gesundheit zu tun; wir müssen auch keiner religiösen Vereinigung beitreten oder uns von einer Weltanschauung, die wir bisher pflegten, verabschieden. Wichtig ist, es zu machen, und nicht nur darüber zu lesen. Einige der Schülerinnen haben sich Audiokassetten mit passenden Musikstücken bespielt und hören die Musik über Walkman.

Erster Schritt: schnelles Gehen. Zur Einstimmung beginnen Sie z.B. mit einem schnellen Gehen (Power-Walking) in frischer Luft. Nehmen Sie sich eine bestimmte Wegstrecke vor und konzentrieren Sie sich während des Gehens ganz auf die Schubkraft, die Sie mit jedem Schritt von den Fersen aufsteigend über die Gesäßmuskeln nach vorne bringt. Legen Sie sich leicht nach vorne und richten Sie Ihr Brustbein auf, so daß Sie das Gefühl haben, in aufrechter Haltung vorwärts zu kommen. Lassen Sie die Arme, leicht gebeugt im Ellbogen, gegengleich zu den Schritten schwingen und benutzen Sie den Schwung, der entsteht, um die ganze Bewegung anzukurbeln. Achten Sie auf Ihre Schultern. Heben Sie sie kurz an, halten Sie den Atem an, und lassen Sie die Schultern dann entspannt fallen, atmen Sie tief aus: Es gibt nichts, was Sie erreichen müssen. Sie genießen die Bewegung um ihrer selbst willen, Sie genießen die Eigendynamik, die diese Bewegung entwickelt, als ein reibungsloses Geschehen, das seine eigene Schönheit, seine Anmut und Eleganz hat, und greifen nicht ein. Im Brustbereich spüren Sie die Hochstimmung, die Freude, die sich daraus ergibt. Sie lassen sich von ihren Fuß-, Bein- Rücken- und Bauchmuskeln tragen, als säßen Sie entspannt, aber aufrecht in einer Sänfte; der Blick ist leicht gesenkt. Sie sehen ein Stück des Weges vor sich, aber der gesenkte Blick ermöglicht Ihnen gleichzeitig, sich auf ihre inneren Vorgänge zu konzentrieren. Beobachten Sie, wie der Atemstrom in Sie hineinfließt und wie der Atem Sie wieder verläßt. Stimmen Sie den Rhythmus Ihrer Schritte auf den Rhythmus des Atems ab. Atmen Sie die frische Luft wie ein kostbares Geschenk ein und begleiten Sie diese Frische, wie Sie sich in Ihrem Körper verteilt. Stellen Sie sich vor, wie alle Zellen in Ihrem Körper teilhaben an dieser Erfrischung und wie sich als Folge davon die allgemeine

Stimmung hebt mit jedem Schritt, mit jedem Atemzug. Wenn Gedanken Sie von dem Atemvorgang ablenken, nehmen Sie einfach wahr, daß Sie denken, während Sie gehen, daß Gedanken Sie beschäftigen, während der Atemvorgang und das Gehen von selbst weiterlaufen. Erlauben Sie sich, Gedanken zu Ende zu denken und dann zurückzukehren zur Gegenwart, die ganz von Atmen und Gehen ausgefüllt ist. Vielleicht erleben Sie durch diese Gehmeditation, wie oft Sie »in Gedanken« sind und nicht in der Gegenwart. Betrachten Sie dies aber nicht als »Fehler«, sondern einfach als Rückmeldung über eine Tatsache. Sie können diesen innerlichen Ausruf »Bemerken!« auch durch ein Bild, ein Zeichen ersetzen, also das Bemerken der ablenkenden Gedanken mit einem Ausrufezeichen versehen. Sie können darüber hinaus das Ausrufezeichen mit einem akustischen Signal, mit einem kurzen angenehmen Ton verbinden, so daß bei jeder Ablenkung, deren Sie sich bewußt werden, auf Ihrem inneren Monitor eine Art Biofeedback in visueller und akustischer Form erscheint. Wenden Sie sich immer wieder Ihrer gegenwärtigen Beschäftigung, dem Gehen und Atmen, zu. Alle wichtigen Gedanken, die Ihnen während des Gehens kommen, notieren Sie sorgfältig in einem Tagebuch, das Sie mitführen. Bleiben Sie stehen, um sie aufzuschreiben. Und laufen Sie weiter, setzen Sie die Meditation fort. Überflüssige Gedanken mögen sich in Luft auflösen. Schicken Sie sie mit dem Ausatmen zusammen hinaus in die Weite, wo sie sich verlieren. Beobachten Sie, wie Ihr Geist bis auf kleine Zwischenpausen immer etwas braucht, womit er sich beschäftigen kann. Geben Sie ihm etwas, was ihn in die Gegenwart bringt, z.B. Gehen und Atmen. Beobachten Sie, wie eigentlich ständig durch Denken die Wirklichkeit geschaffen wird. Wenn einmal das Denken aussetzt, wenn einmal Stille zwischen dem ständigen inneren Monolog, dem Erzählen, dem Kommentieren und Weiterspinnen von Gedankenketten entsteht, ist es fast wie ein Wunder. Konzentrieren Sie sich auf dieses Wunder, auf die Ausnahme, auf die Stille. Tun Sie nichts Besonderes, sondern lassen Sie sie nur zu. Sie ist immer da, und jetzt wird es Ihnen bewußt – kurz bevor das Bewußtsein wieder sich selbst zu kommentieren hat. Das Mitführen eines Tagebuchs gibt Ihnen das Gefühl, daß wirklich wichtige Gedanken dort ihren Platz finden, so daß sie durch das Aufschreiben »ad acta« gelegt werden können. So können Sie sich noch besser auf Ihr eigentliches Vorhaben, die Meditation, konzentrieren. Nach und nach werden es immer weniger Gedanken werden, die es wert sind, aufgeschrieben zu werden. Beenden Sie diese Übung nach 10 bis 15 Minuten durch das Ausklopfen der Beine mit lockeren Fäusten. Atmen Sie tief ein, und klopfen Sie beim Ausatmen die äußere Seite Ihrer Beine von oben nach unten und die innere Seite von unten nach oben aus, sprechen Sie dabei laut: »Aus aus aus aus aus aus aus aus aus«, bis Sie keine Luft mehr haben. Wiederholen Sie diesen Vorgang dreimal. Lassen Sie mit dem Ausatmen alles, was überflüssig, belastend, störend oder veraltet ist, aus sich herausfließen. Setzen Sie Ihren Gang (oder Lauf) fort, falls Ihre Wegstrecke nun noch nicht zu Ende ist. Beobachten Sie den Unterschied zwischen dem meditativen und dem alltäglichen Gehen (oder Laufen), und entwickeln Sie ein Gespür für die Qualität der Gegenwärtigkeit.

Zweiter Schritt: langsames Gehen. Bestimmen Sie in einem Raum, in dem Sie nicht gestört werden, eine Wegstrecke, z.B. im Rechteck um den Teppich herum, und beseitigen sie alle Hindernisse. Diese Übung wird 5–8 Minuten dauern. Sie können sich eine Uhr bereit stellen, um die zeitliche Struktur zu gewährleisten. Stellen Sie sich auf eine Ecke der Wegstrecke und beginnen Sie: mit offenen Augen und leicht gesenktem Blick werden Sie sehr langsam gehen, wobei das Einatmen kürzer und das Ausatmen immer länger und nachdrücklicher wird. Sie stellen sich vor, mit jedem Ausatmen alles, was Sie nicht mehr brauchen, was verbraucht ist und was ausgeschieden werden kann, an die Erde abzugeben. Mit jedem Schritt, der einatmend mit dem Heben eines Fußes beginnt und ausatmend mit dem Aufsetzen der Ferse in halber Höhe des anderen Fußes das Gewicht verlagert und ausatmend den Rest der Fußsohle weich dem Boden anvertraut, während der andere Fuß sich bereitmacht abzuheben, werden Sie Ihren Schwerpunkt mehr und mehr nach unten, zur Erde hin, verlagern. Mit jedem Aufsetzen der Ferse auf dem Boden stellen Sie sich vor, eine Pfahlwurzel tief in den Boden zu treiben, sich tief im Boden zu verwurzeln. Auch wenn Sie den Fuß heben und einatmen, begleitet Sie das Gefühl des Verwurzeltseins. Ihr Schwerpunkt bleibt unten, statt immer wieder hochzuhüpfen. Wenn Sie sich gut verwurzelt haben, schließen Sie dieses Gefühl in Ihre rechte lockere Faust, wobei der Daumen draußen bleibt. Der Daumen legt sich über die Faust wie der Deckel, der einen Topf abschließt. Legen Sie die Faust unten mittig auf den Bauch, dort, wo das Schambein beginnt. Die linke Hand bildet eine Schale, auf der die rechte Faust ruhen kann. Heben Sie nun leicht das Brustbein an, so daß der Oberkörper sich aufrichtet, ohne jedoch die Schultern anzuspannen. Lassen Sie die Ellbogen sich probeweise ein wenig nach außen heben und beobachten Sie, ob sich Ihre Stimmung dadurch verändert. Wenn es Ihnen hilft, sich »erhabener« zu fühlen, ohne sich in den Schultern und im Nacken zu verspannen, ist dies ein gutes Mittel, die aufrechte Haltung zu unterstützen. Nun heben Sie beide Hände, die Schale und die Faust, die darin ruht, ein wenig höher, auf die Höhe des Sonnengeflechts. Beobachten Sie, ob dies guttut und Ihre Stimmung hebt. Wenn Sie sich jedoch verspannen, bleiben Sie mit den Händen unten. Richten Sie Ihre Aufmerksamkeit auf Ihre Wirbelsäule, auf die Vertikale in Ihrem Körper. Lassen Sie den Atem entlang dieser Vertikale streichen: ein, hinauf – aus, hinunter. Beruhigen Sie Ihren Geist, indem Sie alles, was Sie gerade beschäftigt, auf später verschieben und jetzt ganz in die Gegenwart und die gegenwärtige Tätigkeit des Atmens und Gehens kommen. Lassen Sie Ruhe einkehren. Gleichzeitig beobachten Sie die Qualität Ihrer Gedankenbewegungen, um dann wieder zur Ruhe zurückzukehren. Die Wahrung des entspannten Gleichgewichts in der langsamen Bewegung tut das Ihrige noch hinzu, Sie in der Gegenwart zu halten. Wenn Sie abschweifen, kann es gut sein, daß Sie das Gleichgewicht verlieren und der Rhythmus unregelmäßig, holprig wird. Beenden Sie die Übung, indem Sie sich wieder ausklopfen. Verneigen Sie sich, indem Sie die Hände an den Seiten heruntergleiten und den Kopf sich neigen lassen. Richten Sie sich bewußt wieder auf und genießen Sie die aufrechte Haltung, die sich mit der Verwurzelung verbindet. Spüren Sie im Brustbein die erhebende Wirkung dieser Übung nach.

Dritter Schritt: meditativer Tanz und wiegendes Schreiten. Diese Übung können Sie allein oder in der Gruppe machen. Bereiten Sie sich vor, indem Sie eventuell eine Kerze und eine Schale Wasser bereit stellen, eine passende Musik aussuchen und einen Kreis im Raum auslegen. In der Mitte des Kreises stehen die angezündete Kerze, deren ruhige Flamme Sie betrachten, und die mit Wasser gefüllte Schale, in deren Wasseroberfläche sich das Licht schimmernd spiegelt. Sie stehen auf der Kreislinie (Sie müssen nicht wirklich den ganzen Kreis auslegen, sondern können sich bei Platzmangel auch nur vorstellen, im Kreis zu stehen) mit dem Gesicht zur Mitte. Sie beginnen mit einer seitlichen Gewichtsverlagerung, wobei der Oberkörper aufrecht, das Brustbein erhoben bleibt. Beginnen Sie klein, und vergrößern Sie die Verlagerung, bis das ganze Gewicht auf einem Fuß ist, während der andere nur mehr mit den Zehenspitzen den Boden berührt. Strecken Sie die Zehenspitzen des unbelasteten Fußes, und lassen Sie die Streckung den ganzen Körper durchlaufen. Spannen Sie Bauchdecke und Rückenmuskulatur leicht an, um sich durchgängig zu strecken. Auch das Knie des belasteten Beines ist nun durchgestreckt; aber sobald die Verlagerung zur anderen Seite beginnt, werden die Knie wieder weich. Wechseln Sie zwischen Strecken und Weichwerden, zwischen der einen und der anderen Seite. Machen Sie nun einige Schritte, die ganz im Zeichen eines ruhigen, getragenen (oder auch beschwingten) Schreitens stehen. Auch wenn Ihnen diese Bewegungsart völlig ungewohnt ist, werden Sie bemerken, daß Ihr Körper sehr bald schon daran Gefallen findet und die Auswirkungen – Stille, Entspannung, inneren Abstand zu den alltäglichen Dingen – genießen kann. Gehen Sie auf der Kreislinie drei Schritte, der vierte wird angestellt. Da das Gesicht zur Mitte gewandt bleibt, wird ein Fuß über den anderen gestellt. Außerdem ergibt sich eine starke Drehung in der vertikalen Achse, die Sie vor allem in der Körpermitte, der Taille und der Hüfte spüren. Es ist, als würde die Körpermitte sanft ausgewrungen, um Schlacken mit dem Ausatmen aus dem Körper zu entfernen. Lassen Sie Ihren Blick auf der Flamme ruhen und erweitern Sie Ihr Blickfeld, so daß die Spiegelung auf dem Wasser darin enthalten ist. Stellen Sie sich vor, daß Links und Rechts zwei zunächst widersprüchliche Seiten in Ihnen verkörpern, die nun zu einer Einigung finden. Oder stellen Sie sich vor, daß das Gehen auf die eine und auf die andere Seite das Einnehmen zweier Standpunkte ist, wobei der Blick auf die Mitte gewandt bleibt und so ein Dreieck entsteht, dessen Spitze der Kreismittelpunkt ist. Stellen Sie sich vor, daß auch im Leben viele Widersprüche gelöst werden können, wenn der Fokus der Aufmerksamkeit auf den gemeinsamen Nenner in der Mitte des Kreises gerichtet bleibt. Je weiter Sie sich von der Mitte entfernen, desto mehr klaffen die Gegensätze auf. Je mehr Sie sich der Mitte nähern, desto mehr erfahren Sie die Vereinigung des Gegensätzlichen, die übergeordnete Einheit am eigenen Leibe.

Wenn Sie die Schreitbewegung verinnerlicht haben, können Sie nun beginnen, die Arme dazu zu bewegen. Es kann ein Heben und Senken zur Seite oder auch vor dem Körper sein. Wichtig ist, immer wieder darauf zu achten, ob die Schultern hochgezogen und verspannt sind, ob der Nacken steif wird oder ob die Schultern vom Schultergürtel getragen werden und der Kopf souverän auf dem Hals ruht. Zuletzt beachten Sie die Haltung Ihrer Hände und vor allem Ihrer Finger. Die Finger sollten elegant ausfließen dürfen, die Hände offen in die Welt hineingreifen, statt sich zurückzuhalten und zu verstecken. Beobachten Sie Ihren Atemstrom, das ständige Ein und Aus. Verbinden Sie das Einatmen mit dem Heben der Ellbogen und Arme, dem Öffnen der Hände, dem Erwachen der Finger. Lassen Sie mit dem Ausatmen alles wieder zurückkehren in die Ruhe, und finden Sie sich in Ihr Gleichgewicht ein. Spüren Sie den Schwerpunkt. Wechseln Sie zwischen Empfänglichkeit und Öffnung, die wieder übergeht in die Rückkehr zu sich selbst, zur eigenen Körpermitte. Wenn Sie diese Übung häufiger machen, werden Sie darin eine Qualität finden, die Sie aus dem klassischen Ballett kennen. Lassen Sie sich nicht durch zum Teil überhöhte Ansprüche an sich selbst unter Druck setzen, und konzentrieren Sie sich auf die Qualität, die Ihnen die Übung vermittelt.

Vierter Schritt: stilles Sitzen. Sie brauchen sich nicht auf den Boden oder auf die in der Meditationspraxis üblichen Sitzkissen zu setzen, um gut meditieren zu können. Beginnen Sie mit einem ganz gewöhnlichen Stuhl, am besten einem, den Sie auch während der Verrichtung alltäglicher Tätigkeiten benutzen (Bürostuhl, Küchenhocker). Sie können sogar tiefe Sessel und ausgesessene Sofas verwenden, wenn Sie auf die Kante vorrutschen und bei zu geringer Höhe die Beine überkreuzen. Was Sie auf alle Fälle beim »guten Sitzen« beachten sollten, sind folgende Punkte:

- Die Oberschenkel sollten tiefer sein als der Bauch. Es nützt also nichts, sich im Lotussitz zu quälen, wenn die Oberschenkel sich verspannen, den Bauch einzwicken und die Atmung behindern. Lieber setzen Sie sich auf einen Stuhl, dessen Höhe ungefähr der Länge Ihrer Unterschenkel entspricht. Wenn der Stuhl höher ist, legen Sie ein Kissen unter die Füße, die waagerecht auf dem Boden aufliegen sollten. Wenn der Stuhl tiefer ist, überkreuzen Sie die Beine.

So ist der Bauch frei und kann sich seiner Natur gemäß ein wenig nach außen wölben. Die Körpermitte liegt offen da und kann ausstrahlen.

- Stellen Sie sich vor, daß eine vertikale Achse durch Ihren Körper hindurchführt. Im Sitzen ist diese zunächst durch die entspannt aufgerichtete Wirbelsäule gegeben. Im tiefsten Punkt des Rumpfes, dort, wo Sie den Kontakt mit der Sitzfläche spüren, stellen Sie sich das Senkblei eines Lots vor und richten sich daran aus. Vom Becken aus führt die Vertikale weiter nach unten, indem der Energiefluß entlang der Oberschenkel wie ein Wasserfall von einem Sammelbecken in das weiter unten gelegene fällt, d.h. über die Winkel der Knie und über die Unterschenkel in die Füße einströmt. Vergegenwärtigen Sie sich die Schwerkraft, die im freien Fall den kürzesten Weg der Vertikalen wählt. Probieren Sie selbst aus, welchen Unterschied es macht, ob Sie in sich zusammengesunken oder »aufgeschlossen« dasitzen.
- Die breite Basis der Sitzfläche soll Halt geben. Wenn Sie probeweise sich mal zur einen und dann zur anderen Seite lehnen, mehr nach vorne geneigt sitzen (»wie auf dem Sprung«) oder sich mehr zurücklehnen (»tief in einem Ohrensessel vergraben«), bekommen Sie ein Gefühl für die Mitte zwischen den Extremen. Sie können sich auch für das meditative Sitzen vorbereiten, indem Sie sich durchstrecken, »alle viere von sich strecken«, so daß die Vorderseite des Körpers sich dehnt, und dann im Wechsel sich vornüber beugen, tief in den Rücken atmen und dann aus der Dehnung wieder ins Sitzen kommen. Suchen Sie die Ihnen angemessene Sitzhaltung, indem Sie sich in den Sitz »hineinwühlen«, sich dort wie in einem Nest beheimaten. Stellen Sie sich vor, Ihr Beckenboden ist wie eine offene Schale, in der das gesamte Gewicht Ihres Rumpfes wie ein Ball an der tiefsten Stelle zum Ruhen kommt. Halten Sie nicht an dem einmal gefundenen Gleichgewicht fest, sondern lassen Sie immer wieder den Ball Ihres Gewichts, das Senkblei des Lots, die tiefste Stelle finden.
- Beobachten Sie Ihren Atem, stellen Sie sich vor, wie er entlang der Vertikalen ein- und aus-, auf- und abfließt. Vielleicht hilft es Ihnen, den Atemfluß als die durchbrochene weiße Mittellinie einer Straße zu visualisieren, entlang derer Sie in Ihrem Auto fahren. Diese Linie begleitet Sie, wie der Atem Sie begleitet. Wenn Sie in

Gedanken abschweifen, kommen Sie einfach wieder zu dieser Linie zurück. Seien Sie dabei freundlich zu sich selbst. Oft sind wir in Gedanken weit weg – in der Zukunft, in der Vergangenheit, in Traum- und Wunschwelten. Stellen Sie sich vor, daß Ihre Gedanken auf der Horizontale herumspazieren und holen Sie sie wieder in die Vertikale hinein. Vielleicht »saugen« Sie sie mit dem Einatmen an und atmen Sie einfach aus, so daß das Ausatmen die Vertikale in Ihnen verstärkt. Wenn es Ihnen möglich ist, ansatzweise und sekundenlang die Sendepause zwischen den Gedanken, die Leere, auszuhalten, ohne sie aufzufüllen, d.h. ohne sie gleich mit einer Bedeutung, einer sinngebenden Form, einer ordnenden Struktur zu belegen, wenn Sie auch Ihre Gedanken ohne Bewertung immer wieder in die Vertikale zurückholen, dann verwandeln Sie sich letztlich in geistige Energie. Zeit wird nicht nur Raum, sondern Raum weitet sich zur zeitlosen, raumlosen Leere, wird zum Flirren eines komplexen Bewegungsmusters, das alle Bewegung und alle Form in sich trägt, wird zum kosmischen Tanz der Energie, die aller Materialisation zugrunde liegt.

Aufbau und Durchführung einer geleiteten Meditation

Meditation ist für die Ethiklehrerin der solare Weg der Selbstheilung.

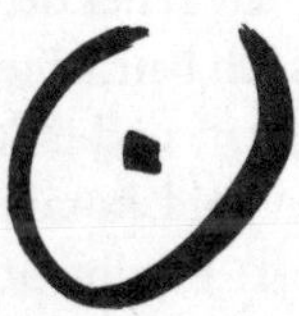

Sie malt das astrologische Symbol für die Sonne, einen Kreis mit einem Mittelpunkt, an die Tafel. Der Mittelpunkt ist der Anhaltspunkt für das, was in der Unterrichtsstunde stattfindet: Umkreisen, Einkreisen, Umrunden, Abrunden. Innere Sammlung, Konzentration. Das Ich steht im Mittelpunkt. Es hat die Kraft und den Willen, die Gedanken zu ordnen, klar zu werden im Kopf. Zuerst klar und dann frei. Ein freier Kopf ist die Voraussetzung für konzentriertes und lustvolles Lernen. Indem sich das Ich auf den inneren Wert von Gesundheit und Lebensqualität bezieht und eine größere Perspektive vor Augen hat als der Eigenwille, der es manchmal wie besessen auf die sofortige Erfüllung von Wünschen abgesehen hat, wird das Ich nun gestärkt, und es bekommt Selbstvertrauen. Meditation hilft selbst bei Liebeskummer.

Entgegen der geläufigen Vorstellung, daß Meditation sich mit der Auslöschung des eigenen Ichs verbindet, legt die Lehrerin Wert darauf, das Ich erst einmal zu stärken und funktionsfähig zu machen. Ohne Ich gibt es keine Mitte, keinen Versammlungspunkt, keinen Fokus. Ein Bewußtsein ohne Ich wäre wie eine Kamera ohne Linse. Natürlich kann es im Laufe der fortschreitenden Bewußtseinserweiterung dazu kommen, daß der Blick so weit wird, daß er nichts mehr fokussieren kann oder möchte. Der Blick vermischt sich mit dem Anblick, der Sehende erkennt, daß er eins ist mit allem, was er sieht. Der Tänzer wird zum Tanz. Solche Bewußtseinsmomente dauern meist nur sehr kurz, oft geschehen sie spontan und sind nicht Ergebnis von Meditationen. Aber wenn sich ein solcher Zustand einstellt, ist es gut zu wissen, daß dies durchaus »normal« ist, d.h. im Bereich der menschlichen Erfahrungsmöglichkeiten liegt. Bei der Rückkehr zum Ich wird dann dieses oft erst richtig eingeschätzt. Das Ich ist ein Mittel, ein Instrument, ein Fokus. Das Ich kann sich mit etwas auseinandersetzen, sich mit etwas intensiv und gründlich befassen, alle Energien auf ein Ziel richten, den Willen ausrichten.

In einem kreisförmigen Feld ist jeder Punkt an der Peripherie ist gleich weit von der Mitte entfernt. Das Ich in der Mitte erweitert sein Blickfeld, indem es alle Punkte betrachtet, sich in alle möglichen Standpunkte versetzt, aus allen möglichen Perspektiven das Thema betrachtet. Wie bei der Trance geht es auch hier um ein Thema. Aber das Ich reflektiert über das Thema, anstatt sich darin zu verlieren. Das Ich betrachtet sich selbst, wie es sich mit einem Thema auseinandersetzt, und läßt diese Betrachtungen in seine Gedanken einfließen. Sehr bald kommt das Ich an die Grenzen des Themas und seiner selbst: Es gibt einfach noch viel mehr auf dieser Welt als dieses eine Thema (z.B. eine bevorstehende Prüfung), und doch ist das Thema der Gegenstand der Betrachtung. Alle anderen Betrachtungen spiegeln sich darin und beeinflussen die allgemeine Stimmung. Wenn es gelingt, eine neue innere Einstellung zum Thema zu erlangen, verändert sich alles, auch das, was zunächst nicht mit dem Thema zusammenzuhängen schien. In der Meditation geht es darum, die innere Haltung zu beeinflussen, sich aufzurichten, ruhig zu werden, Frieden zu finden.

Wie soll das gehen? Mit den Schülerinnen wird der »weiche Blick« geübt. Die Scharfeinstellung des fokussierenden Blicks wird abgemildert, manchmal hilft es, sich einen Silberblick zu erlauben. Der Blick muß nicht unterscheiden, bewerten, auswählen. Alles wird zugelassen: Es ist eine sehr tolerante Art, mit sich selbst und der Welt umzugehen. Das Ich taucht ein, wird weit, sammelt alles Gesehene ein. Dann zieht es sich auf sich selbst zurück und versammelt sich auf seinem Platz in der Mitte, es konzentriert sich und wird dadurch stark.

Geistiges Ermessen bedeutet genau dies: von dem eigenen Standpunkt ausgehen, ihn verlassen, andere Standpunkte einbeziehen, die ganze Weite des möglichen Spektrums durchmessen, den geistigen Höhenflug üben, auch Tiefgänge grübelnd ergründen, aber immer zurückkehren zu dem, was sich zunehmend als verläßliche Mitte erweist und einen Ruhepol bildet. Geistig Maßnehmen bedeutet auch, das Ausgegrenzte mit in die Betrachtungen hineinzunehmen. Es bedeutet unter Umständen, sich umzudrehen und das Hintergründige, das Rückwärtige zu betrachten oder auch Seitenblicke zu werfen und bis an den Rand des Blickfeldes anzustoßen, dort, wo die Grenzen verschwimmen und keine klare Definition mehr möglich ist. Gerade mit dem weichen Blick lassen sich am Rande des Blickfeldes die wesentlichen Dinge als scheinbar zufällige Bewegungen ausmachen. Sie entziehen sich dem genauen Hinschauen, aber sie melden sich zurück, wenn der Blick absichtslos über sie hinwegstreift.

Im Ethikunterricht kommen oft andere Weltanschauungen zur Sprache. Es wird hinterfragt, inwieweit die Religion und die damit verbundene religiöse Praxis eine Lebenshilfe sein können. Östliche und westliche Meditationstechniken werden verglichen, Gegensätze und Gemeinsamkeiten herausgearbeitet.

Die Texte können einen Eindruck vermitteln, wie die Erfahrung von Gnade und eines grundlegenden Heilseins z.B. in der indischen Philosophie beschrieben wurde. Sie können einen Rückschluß darauf geben, welche Erfahrungen der Energie, welche geistigen Begegnungen (mit sich selbst, mit anderen Menschen, mit dem Göttlichen) gemacht wurden.

Wer jenes Höchste und Tiefste schaut,
dem spaltet sich des Herzens Knoten,
dem lösen alle Zweifel sich,
Und seine Werke werden nichts.

Mundaka-Upanishad, übersetzt von Deussen

> *Wie fließende Ströme im Meer verschwinden, ihren Namen und ihre Form verlieren, so schreitet ein weiser Mensch, von Namen und Gestalt befreit, in die göttliche Weisheit ein, die über allem steht.*
>
> Mundaka-Upanishad, übersetzt von Deussen

Alles Sein ist nur ein momentanes, das aufblitzt und in dem Augenblick, wo es wahrgenommen wird, schon wieder vergangen ist. Nur der Augenblick, das Jetzt, ist wirklich. Das Universum ist ein unablässiger Strom von einzelnen Seinsmomenten. Seele und Bewußtsein entstehen in jedem Augenblick neu. Nur die Schnelligkeit, mit der sich die geistigen Prozesse vollziehen, die unübersichtliche, komplexe Verwobenheit lassen den täuschenden Eindruck entstehen, als gäbe es ein dauerhaftes, sich selbst gleichbleibendes Ich. Auch der Zeitablauf ist kein zusammenhängendes Fließen (Kontinuität), sondern die Aufeinanderfolge von Einzelmomenten (Diskontinuität). Es gibt keine Dauer und keine Geschichte – keine Krankengeschichte und keine Gesundheitsgeschichte.

Absichtslosigkeit ist ein ungewöhnlicher, ein veränderter, ein anderer Zustand als der, den wir uns »ausdenken«, wenn wir Absichtslosigkeit sagen. Absichtslosigkeit ist nicht das Fehlen von Absichten oder das Verleugnen von Absichten, Absichtslosigkeit ist auch nicht das Gegenteil von den Absichten. Es ist keine Negation. Das Unbewußte versteht keine Negationen, denn Negationen sind Abstraktionen. Das Unbewußte sieht Bilder. Um Absichtslosigkeit als Zustand herzustellen, muß das Unbewußte sich erst Absichten vorstellen, dann diese negieren, also sich ein Bild davon machen, um es dann durchzustreichen. Deshalb ist es besser, von Anfang an Metaphern, anschauliche und bildhafte Beispiele, zu gebrauchen. Absichtslosigkeit soll nicht als Konzept eingesetzt, sondern als Zustand erfahren werden. Die Energie, die in den Absichten gebunden ist, wird in dem Zustand der Absichtslosigkeit nicht verloren, sondern frei. Absichtslosigkeit als Zustand ist ein Zustand von höchster Energie, die frei ist. Das Gefühl, das sich einstellt, ist Offenheit. Die Energie ist nicht gebunden, der Geist bleibt nicht gefangen und verschlossen. Das ist Absichtslosigkeit – sie fühlt sich leicht und beweglich an.

Meditation hat mit Gegenwärtigkeit, mit Gewahrsein, mit Dasein im Hier und Jetzt zu tun. Aber das allein reicht nicht, es ist nur die

Ausgangsposition. Solange die Vorstellungen den Blick verstellen, ist keine erweiterte Perspektive möglich. Es reicht nicht, sich dessen gewahr zu werden, was ist. Die Energie selbst muß sich verändern, und dies geschieht durch das In-Fluß-Kommen, das Loslassen der Identifikationen, des Festhaltens an Persönlichkeit und persönlichem Gewinn. Und das ist viel mehr, als nur in die Position eines inneren Abstandes zu gehen, obwohl der innere Abstand von den Turbulenzen schon sehr viel Entspannung bewirkt. Der Unterschied besteht darin, daß die (mechanische, gewollte, gedachte) Abtrennung von der Identifikation, dem Gefühl »das bin ich«, nicht denselben Effekt erzielt wie das Eingehen in die Fülle der Leere, die als tanzende Energie erfahren werden kann. Die Erfahrung von tanzender Energie ist einfach mehr. Es ist nicht nur Enthaltsamkeit und Verzicht, sondern es ist das Empfangen eines Geschenkes, einer Botschaft, einer Energie, die sich auswirkt. Die Wirkung dieser Energie ist die Erfahrung von Qualität. Und diese Qualität ist nicht an die Person, nicht an die Entwicklung der Persönlichkeit gebunden, sie ist transpersonal, und somit ein Geheimnis. Es ist die Einweihung in dieses Geheimnis, das heilt, das ganz macht, das offenbart, was immer schon da war: Gesundheit als grundlegende Eigenschaft eines lebenden Systems, des eigenen Systems.

»Die Meditation«, so eine Schülerin, »fordert mich dazu auf, mich auf meine innewohnende Gesundheit zu besinnen.« Das heißt, sich ihrer bewußt zu erinnern, denn ihr Organismus wußte es von Anfang an. Das Ich steht im Wege. Das Ich hält sich oft an den Eigenheiten, die es durch einen kranken Zustand zugeschrieben bekommt, fest. Wer bin ich, wenn ich gesund bin? fragt das Ich. Und entscheidet sich für die Krankheit, um sich von der Selbstverständlichkeit abzusondern. Stimmt das wirklich? Ich frage nach. Ich betrachte diese Möglichkeit wie eine Spielkarte, die ich ziehe. Ich kann auch andere Spielkarten des Krankseins ziehen, z. B. das Gekränktsein oder andere Zustände, in denen ich das Gefühl habe, etwas stimmt nicht, etwas ist nicht so, wie es sein sollte. Ich betrachte diese Zustände wie innere Bilder, als Varianten, die von der Grundform abweichen und sich abheben. Ich betrachte sie als Spielvarianten einer grundlegenden Qualität innewohnender Gesundheit, die ich in allem erkenne. Ich konzentriere mich nun auf die Grundqualität, und dann, wenn ich mich danach fühle, lege ich all die anderen Spielkarten weg und behalte nur die eine Karte der innewohnenden Gesundheit in der Hand. Um besser loszulassen, atme ich dabei aus. Ich atme die Qualität von Gesundheit ein, atme das Kränkeln, Kranksein und die Kränkungen aus.

Die Methode besteht im: innehalten, wahrnehmen, was ist, und es aushalten. Nichts muß gemacht werden, verändert werden, dazu getan oder verdrängt werden. Das Aushalten erzieht zur Geduld: mit sich selbst, mit den anderen, mit dem Leben, sogar mit dem Göttlichen. Es kann nicht herbeigezwungen, es kann nicht erarbeitet werden. Es geschieht – wie jede Heilung. Kontakt mit dem Geist der innewohnenden Gesundheit ist Heilung.

Die Fächer-Meditation. Stellen Sie sich einen Fächer vor – einen Fächer kann man öffnen und schließen. Beginnen Sie damit, sich einen offenen Fächer vorzustellen. Diese vielen Falten, deren Stoff manchmal bemalt ist und die oft mit Spitzen verziert sind, repräsentieren die Vielfalt, die Ihnen im Leben begegnet. Wenn Sie nun diesen Fächer mit seinen Falten zusammenzufalten beginnen, bemerken Sie, daß er schließlich auf eine einzige Falte reduziert ist. Sie wissen, daß hinter der einen Falte sich all die anderen Falten verbergen. Dort, wo Sie den zusammengefalteten Fächer in der Hand halten, läuft alles auf einen gemeinsamen Nenner zusammen. Am Rand oben deutet sich die mögliche Vielfalt an, indem die Falten nicht ganz genau aufeinandergelegt sind und hinter der ersten Falte hervorschauen. Wenn Sie den Fächer öffnen, haben Sie ein Halbrund in den Händen, wenn Sie ihn schließen, nicht mehr als einen schmalen Rücken. Wechseln Sie innerlich zwischen dem Bild des ausgefalteten und des zusammengefalteten Fächers. Gehen Sie nun in Ihrer Kontemplation davon aus, daß der Fächer ein Sinnbild für die Vielfalt in der Welt ist, die einerseits all ihre Facetten zeigt, andererseits sich auch, auf einen gemeinsamen Nenner gebracht, zusammenfalten läßt. Beobachten Sie, wie es sich anfühlt, die Welt mit ihren vielen Eindrücken und Reizen zu vereinfachen, »einfältig« werden zu lassen. Beobachten Sie, ob und wie Ihr eigener Zustand sich dabei verändert – je nachdem, ob die Vielfalt oder die Gemeinsamkeit in der »Einfalt« im Fokus Ihrer Aufmerksamkeit steht. Beenden Sie die Übung im Zustand der »Einfaltung«, also mit der Aufmerksamkeit auf Gemeinsamkeiten durch Verallgemeinerung. Achten Sie darauf, daß bei der Verallgemeinerung die Qualität der Vielfalt, diese ganz besondere Energie und Stimmung, nicht verlorengeht, sondern nur komprimiert wird.

Der spielerische Umgang mit der Gesundheit

Ich nenne es ein Spiel, ein Spiel mit System. Franz ist Lehrer für Sport und Religion, eine ausgezeichnete Kombination, meint er, denn da kann man was machen und dann darüber nachdenken, was es für einen Sinn hat, und umgekehrt erst nachdenken und dann Methoden finden, die dabei helfen, den Gedanken in die Tat umzusetzen. Franz beruft sich auf Kafka, der nicht nur ein tiefgründiger Denker war, sondern auch jeden Morgen diszipliniert vor dem offenen Fenster turnte. Von ihm stammen die Zeilen:

> *Es ist erstaunlich, wie viel Aphorismen und Aussprüche es auch und insbesondere von philosophischen Schriftstellern gibt, was wieder einmal zeigt, daß auch der tiefste Prozeß der Selbstreflexion, das intensivste Nachdenken über Gott und die Welt immer wieder auf das Eine rauskommt, nämlich das Befinden im eigenen Körper, und die damit verbundene Erfahrung von existentiellem Lebensgefühl … Als Übung kann der Versuch unternommen werden, die Aphorismen, die ihren Witz auf der allegorischen Ebene entwickeln, in kleine Sketches und Scharaden umzusetzen. Und die können sich auch nur im Geiste, in der Phantasie des Lesers sich vollziehen, während er liest und sich gleichzeitig den Rest hinzu visualisiert … Die Tatsache, daß es nichts anderes gibt als die geistige Welt, nimmt uns die Hoffnung und gibt uns die Gewißheit.*
>
> Kafka. *Deutsche Aphorismen*, S. 244–246.

Das ist so zu verstehen: Hoffnung ist ein Warten auf etwas, das kommt oder auch nicht. Das Warten ist ein fortwährendes Denken an etwas, Gewißheit hingegen ist jetzt, in der Gegenwart, schon als Gefühl. Es gibt nichts anderes als die geistige Welt, das heißt: Alles ist geistig, insofern es alles ist, dessen wir uns bewußt sind. Fazit: Wir selbst bestimmen, was für eine Wahrheit wir uns nehmen wollen. Wahrnehmung ist nicht nur ein passives Aufnehmen, sondern setzt eine geistige Aktivität der Selektion voraus. Alles wäre viel zu viel.

Wir nehmen immer nur Ausschnitte und Teilstücke aus der ganzen Flut von möglichen Wahrnehmungen auf. Uns dessen bewußt zu sein »nimmt uns die Hoffnung«, unendlich aufnehmen zu können und unendliche Wahlmöglichkeiten zur Verfügung zu haben, denn wir sind schon vorbestimmt durch unsere innere Einstellung, unsere Haltung zur Welt, aber auch durch unsere Gehirnfunktionen, die nur begrenzt Reize zu Informationen verarbeiten können. Im Spiel erweitert sich unsere Wahlmöglichkeit, denn wir haben mehr Spielraum, wenn wir spielen, als wenn wir uns nur auf das Notwendige und Unabdingbare konzentrieren. Der Ernst des Lebens reduziert das Denken auf Bedenken, und das führt letztlich zum Schmalspurdenken. Man sieht nur das, was sich drängend in das gewohnte Blickfeld schiebt: das Notwendige und nicht das Mögliche. Das Spielerische im Leben hingegen leitet dazu über, die Möglichkeiten in Betracht ziehen und mehr ausprobieren zu wollen. Dieser Rahmen ist der Spielraum. Das Hinzuvisualisieren, von dem Kafka spricht, der spielerische Umgang mit Möglichkeiten, kann ganz konkret »ausgehandelt« werden. Man kann etwas ganz konkret und körperlich in den Raum stellen, mehr noch, die Stellung verändern und verschiedene Sequenzen durchspielen und dann an der gefühlsmäßigen Wirkung des gespielten Geschehens ermessen, ob »es« in Frage kommt, ob es paßt, für einen stimmt, oder nicht. Man kann weiterspielen, bis eine Variante des Spiels gefunden worden ist, die sich vollkommen stimmig und zutreffend anfühlt, die, sozusagen auf den eigenen Leib geschneidert, perfekt »sitzt«. So gelangt man zu einem Gefühl der Gewißheit.

Entgegen der Vorstellung, Gesundheit sei etwas zu Ernstes, um damit zu spielen, wird hier durch das Spiel herausgefunden, was sich gesund anfühlt, und gleich die Motivation mitgeliefert, sich an die eigenen Spielregeln zu halten.

Das Spielen als Methode: Die vielen Dimensionen der Gesundheit kennenlernen

Spielen ist etwas, was aus Lust geschieht und nicht zur Pflicht gemacht werden kann, sonst funktioniert es nicht. Allerdings gibt es ein Denken in Form eines Durchdenkens, das als innerliches Durchspielen sehr ernste Angelegenheiten zum Thema haben kann. Wenn also ein Jugendlicher aus der Schule kommt und auf die Frage, was er denn heute in der Schule gemacht habe, antwortet, er habe gespielt, heißt das nicht, er habe nichts gelernt, im Gegenteil. Der Lehrer Franz gibt seinen Schülern einige Zitate an die Hand, um derartige Vorwürfe flott abwehren zu können. So bekommen sie das Gefühl, daß sie etwas Wichtiges tun, wenn sie in seinem Unterricht »spielen«:

> *Beim Spiel kann man einen Menschen in einer Stunde besser kennenlernen als im Gespräch in einem Jahr.*
>
> Platon

> *Der Mensch spielt da, wo er in voller Bedeutung des Wortes Mensch ist, und er ist nur da ganz Mensch, wo er spielt.*
>
> Friedrich Schiller

> *Reife: das heißt, den Ernst wieder gefunden zu haben, den man als Kind hatte, beim Spiel.*
>
> Friedrich Nietzsche

Wer viel und bewußt spielt, kommt zur Einsicht, daß Wirklichkeit (Realität) als Ergebnis von Wirkungen und Verwirklichungen (Realisationen) das Ergebnis eines Zusammenspiels ist. Fazit: Es ist besser, sich über die Spielregeln zu informieren, als den Ernst des Lebens als Ausrede vorzuschieben und damit die Verantwortung für das eigene Lebensspiel von sich zu weisen. Im Spiel können verschiedene Haltungen eingenommen, verschiedene Positionen besetzt, verschiedene Perspektiven gewählt werden: Es gibt mehr als eine einzige Art des Sehens, mehr als eine einzige Perspektive und einen einzigen Horizont, es werden im Leben mehr als ein Thema gestellt, und viele Wünsche, Pläne, Absichten und Ziele beherrschen mehr oder weniger bewußt unser Tun. Es gibt auch mehr als eine einzige Bedingung, mehr als eine einzige Klausel, es reicht nicht, nur das Kleingedruckte bei Verträgen zu lesen, um über die Spielregeln informiert zu sein. Das Leben ist ein wirres Gemisch, ein Stoff, der aus vielen verschiedenen Fäden gewebt wird. Erst das Abstimmen und Zusammenspielen machen den Einklang aus. Sinn und Ordnung ergeben sich aus dem Spiel mit der Vielfalt und nicht durch Ausgrenzung des scheinbar Unordentlichen, Unsinnigen oder Sinnlosen. Erst durch das Einbinden all dessen, was zum Leben nun einmal gehört, entsteht Lebendigkeit. Alles kann zum Thema werden. Im Spiel führt uns der Weg durch viele Welten. Wir sind Reisende, Händler, Gäste, Kundschafter, Forscher, Bittsteller, Abgesandte, und abgesehen von all diesen Reisemotiven und Aufträgen reisen wir immer »in eigener Sache«. Das Ich kann verschiedene Identitäten annehmen und besitzen, es kann sich dabei beobachten, wie es annimmt und besitzt und dann wieder wechselt, und es kommt durch diese fortwährende Beobachtung seiner selbst im Wandel zur Einsicht, daß seine wahre Identität sich hinter all diesen Masken und Erscheinungsformen verbirgt. Das Ich entwickelt ein robustes, anpassungsfähiges, tolerantes und gleichzeitig seinen inneren Werten verpflichtetes Selbstbewußtsein.

Skulpturenspiel. Thema ist: Ich bau mir mein eigenes Leben. Aber wie? Ich mache eine Skulptur, ich bringe mich in eine Körperhaltung, mit der ich heute das Leben angehe. Zunächst baue ich mir etwas Positives auf, etwas, wozu ich ohne Zögern Ja sagen kann. Aber das geht nicht lange gut, denn bald mischt sich das Nein in das Ja. Auch das Nein möchte gehört werden, möchte seinen Ausdruck finden. Gut, ich lasse mich darauf ein und beschäftige mich mit dem Nein. Damit das Nein Ruhe gibt, baue ich eine »Nein-Skulptur«. Diese Nein-Gestalten möchten auch wahrgenommen, gewürdigt und verstanden werden, denn oft haben Sie eine Botschaft zu überbringen. Auf diese Weise kann man lernen, konstruktiv mit Negativität umzugehen.

Ablauf des Spiels: Eine Vierer-Gruppe findet sich zusammen und verteilt die Rollen: A ist Ausdruckskünstler, B ist Baumeister, C und D sind weitere Beteiligte in diesem kleinen »Betriebssystem« und innerhalb dieses Spielprozesses. B baut eine Skulptur, indem er A in eine bestimmte Lage oder Position bringt, so daß diese Haltung (von A) eine Stimmung (von B) ausdrückt, wobei es um eine Stimmung oder einen Zustand geht, den B (der Eigentümer der Stimmung und des Zustands) selbst als »negativ« im Sinne von unerlöst empfindet (ohne dieses Etwas zu veröffentlichen). A (der Ausdruckskünstler, der einen fremden Ausdruck wiedergibt, also seinen Körper für diesen Ausdruck zur Verfügung stellt) berichtet, wie es sich für ihn anfühlt, stellvertretend für B in dieser Lage zu sein. C hat nun die Aufgabe, die Skulptur zu »erlösen«, d. h. umzumodeln, in eine andere Haltung oder Position zu bringen, so daß sich, von C aus gesehen, das Ganze besser anfühlt. B gibt wieder darüber Rückmeldung, und ebenfalls A, wobei A immer seine Aussagen beginnt mit »Ich als

Stellvertreter von B ...«. D berichtet nun, was sich (für ihn) beim Bauen der Skulptur beobachten ließ, welchen Eindruck er von der Wirkung des Berichts von A auf B hatte und wie diese Wirkung sich als Einfluß auf den Gesamtprozeß auswirkte. Ebenso schildert D, welchen Eindruck er von dem Ganzen hatte – war es z.B. mehr eine musikalische Komposition oder eine dreidimensionale Installation, hatte es mehr die Form eines Theaterstückes, eines Epos, einer Komödie, einer Tragödie, oder hatte es etwas von einem formalen Spiel, ähnlich einem Schachspiel, oder ähnelte es eher einem Wettkampf zwischen Rivalen, war es »ernst gemeint«, oder blieb es auf der Ebene der spielerischen Beliebigkeit und Unverbindlichkeit? Wann genau wurde es ernst? Wann bzw. wo war der Höhepunkt des Geschehens, wenn es so etwas gab? Wo wendete sich das Blatt, wo gab es einen Hebelpunkt der Veränderung?

Und so berichten auch alle anderen, was sie in dieser wortlosen Geschichte gesehen haben. Alle erzählen ihre Geschichte, keine ist richtig oder falsch, und alle hängen miteinander zusammen, haben Einfluß aufeinander, grenzen sich ab, überlagern sich, ergänzen sich – eine endlose Geschichte, ein Endlos-Spiel.

Aufbau und Durchführung des Spiels »Verdeckte Ermittlung«

Der Lehrer Franz erklärt das Spiel »Verdeckte Ermittlung«: Ich nenne es so, weil nicht jeder, der sein Thema durchspielt, möchte, daß alle anderen wissen, um was es geht. Mein Motto ist: Wer die Wahrheit ans Licht bringen will, muß eine Weile im dunkeln tappen. Diese Art von Spiel ist spannend und läßt spielerisch Lösungen finden, ohne daß das Problem genau definiert ist und »veröffentlicht« wird. Oft wissen die Beteiligten selber nicht, was eigentlich das Problem ist und ob es ein Problem ist. Sie spüren nur, »irgend etwas stimmt nicht«, und machen aus diesem vagen Gefühl des Unbehagens ein Thema. Sie lernen, sich mit dem Unbehagen spielerisch auseinanderzusetzen, statt ernst damit umzugehen – was das Unbehagen vielleicht noch verstärken und zusätzliche Probleme wie Schuld- und Schamgefühle aufwerfen könnte. Zudem finden diese Spiele nicht im Rahmen einer ärztlichen Behandlung oder einer Psychotherapie statt, sondern sind probate pädagogische Mittel, die den Unterricht sowohl auflockern als auch ein Bewußtsein für die eigene Verantwortung dem Leben und der Gesundheit gegenüber aufbauen sollen. Ich als Pädagoge überlasse den Experten gerne das Feld und kümmere mich darum, Gesundheitsbewußtsein in den Lehrstoff und Unterricht einzubeziehen, sagt Franz.

Was ist mein Arbeitsgebiet, mein Feld, das ich erforschen will, mein Spielraum? In welchen Dimensionen bewege ich mich im Spiel? In allen Dimensionen, sage ich und zeichne ein Kreuz auf die Tafel.

Vertikale und Horizontale kreuzen sich. Das Kreuz zeigt den Schnittpunkt übereinander gelagerter Welten an. Wir leben in vielen

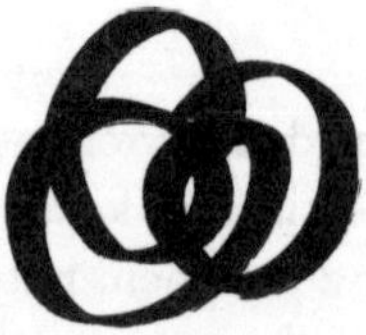

Wirklichkeiten, in vielen Welten, erkläre ich den Schülern. Je nach Standpunkt und Perspektive verändert sich meine Wahrnehmung. Wenn ich z.B. zu Hause in der Familie oder bei Freunden bin, fühle ich mich ein bißchen anders als in der Schule, die mein Arbeitsplatz ist. Man spricht von der Arbeitswelt, ganz allgemein, von der Welt der Politik, der öffentlichen Einrichtungen, oder von der Welt des Fußballs. Man sagt von Menschen, die wenig gemeinsam haben: »Zwischen ihnen liegen Welten«. Wenn jemand sich nicht für Fußball interessiert, bleibt die Fußballwelt für ihn verschlossen, außer er kennt jemanden, der ihn in diese Welt einführt. Jeder lebt in seiner Welt bzw. in seinen Welten. Jede Welt ist ein Spiel für sich, in jeder Welt gelten andere Spielregeln, manchmal sind sie sich jedoch sehr ähnlich oder überschneiden sich. Wenn man in Beziehung ist mit anderen Menschen, dann teilt man deren Welten und kann dadurch auch immer wieder neue Welten kennenlernen. Je mehr Beziehungen ein Mensch hat, desto mehr Welten teilt er und kennt er. Ein beziehungsloser Mensch hat eigentlich nur seine eigene, private Welt, und diese Welt hat er auch nur dann, wenn er zumindest eine Beziehung zu sich selbst aufgebaut hat. Beziehungen aufzubauen, lernen Menschen jedoch über andere Menschen oder mit Tieren, Pflanzen oder sogar mit Dingen, die man sammeln kann, wie Steine, Muscheln, Puppen, Spielzeugfiguren, Briefmarken und was es sonst noch alles gibt.

Die Vertikale des Kreuzes zeigt die innerweltlichen Welten an. Da ist die Welt im Kopf (Franz malt auf der oberen Hälfte der Vertikale einen Kreis, der einen Kopf andeutet). Im Kopf sind viele Gedanken, Pläne, vielleicht auch Ängste und Sorgen (er malt eine Sprechblase, die aus dem Kopf kommt). Jede dieser Sprechblasen ist eine Welt für sich. Es gibt also eine Kopfwelt, die ist ganz von Sorgen bestimmt, eine andere Welt ist bestimmt durch Träume, manchmal auch »Wolkenkuckucksheim« genannt. Man könnte den verschiedenen Blasen Farben geben, um sie gleich zu erkennen. Über dem Kopf ist der Himmel, und mit dem Gedanken an den Himmel verbinden sich Gedanken über Gott, vielleicht auch Engel – oder Ufos. Wer weiß, was es da alles in dieser unbekannten Himmelswelt gibt – diese Welten bleiben uns verborgen. Dagegen ist uns unser eigener Körper vertraut. Wir können hineinspüren, spüren, wie es uns geht (Franz malt einen Körper zum Kopf). Ungefähr in der Mitte liegt das Herz oder auch der Bauch. Wenn wir da hinein spüren, wissen wir gleich, ob alles in Ordnung ist oder nicht. Im Kopf machen wir uns viele Gedanken darüber, aber ob Kopf oder Bauch, sie sind in direkter Verbindung mit unserem Befinden, unserem Wohlgefühl oder unserem Unbehagen. Die Füße stehen auf dem Boden, und den Boden verbinden wir mit Gedanken an Standort, Standfestigkeit, Bodenständigkeit. Wo stehen wir gerade? Wie stehen wir zu etwas? Gibt es etwas, dem wir uns stellen sollten? Stellt sich uns etwas in den Weg? Bodenständig zu sein heißt, sich an dem Ort, wo man gerade ist, so wohl zu fühlen, daß man dort Wurzeln schlagen oder vor Anker gehen möchte. Ohne Verwurzelung und Verankerung werden Menschen auf die Dauer krank. Irgendwo muß man zu Hause sein und seinen Platz haben auf der Welt. Und damit kämen wir zu der Horizontale, denn dort finden wir die vielen Welten, die Menschen miteinander verbinden. Es sind soziale Systeme, Gruppen und Gemeinschaften, die entweder gewachsen oder durch äußere Bedingungen zustande gekommen sind. (Franz malt entlang der Horizontale viele Ovale, die sich überschneiden. Die Ovale stehen für »soziale Systeme«.) Die Schüler erhalten die Aufgabe, sich zu überlegen, in welchen Welten (d.h. Einheiten und Vereinigungen, Beziehungen, Zusammenhängen, Verhältnissen) sie leben. Für jede Welt zeichnen sie ein Ei auf der horizontalen Achse ein. Dann überlegen sie sich, welche Innenwelten sie kennen. Sind es mehr Traumwelten, religiöse Welten, Phantasiewelten im Science-Fiction-Stil, sind es zukünftige Planwelten oder vergangene, nostalgische Welten? Und auch auf der vertikalen Achse werden für alle bekannten Welten ovale Eierformen eingetragen. So entsteht das Bild einer mehrblättrigen Blüte, deren Mitte der Knotenpunkt des Kreuzes ist. Viele Welten, viele Spiele, viele Lagen und Schichten, Überlagerungen – so entsteht ein Feld, ein Spielraum, und wenn man dieses Feld, diesen Spielraum, betritt, weiß man nicht genau, was gespielt wird.

Das Spiel »Verdeckte Ermittlung« kann allein oder besser noch in einer Gruppe gespielt werden.

Es gibt folgende Rollen:

1. *das Ich (der Hauptspieler, der sein Thema einbringt);*
2. *der Vertreter des Ich (der im Spiel die Rolle des Ich übernimmt);*
3. *das Thema (das Ich sagt nicht, um was geht: das Thema ist eine Figur, die einen Platz im Spielfeld erhält);*
4. *das eigentliche Thema (das Ich weiß selbst nicht, was das ist, denn dieses Thema ist dem Bewußtsein verborgen, es wirkt sich nur im Unbewußten aus – jetzt erhält es einen Platz im Spielraum und die Möglichkeit, öffentlich aufzutreten, ohne zu veröffentlichen, um was es eigentlich geht);*
5. *der Rest der Welt (meist ist das Ich so sehr auf sein Thema fokussiert, daß es alles andere vergißt; hier erhält der vergessene Rest der Welt nun auch einen Ort);*
6. *die Position »Darüber hinaus« (die Philosophen nennen das Transzendenz, aber das ist kein sehr anschaulicher Begriff, weil er aus dem Lateinischen kommt; er bedeutet: »Überschreiten«, und darauf wollen wir doch nicht verzichten, denn der Blick kann so wunderbar weit über alles hinweggleiten und irgendwo weit weg etwas sehr vage zu erkennen meinen).*

Der Ablauf:

Das Ich bestimmt seinen Vertreter und stellt ihn in den Raum, an einen Platz und in einer Haltung, wo und wie das Ich im Leben steht. (Für die Alleinspieler: Hier wird eine Karte ausgelegt, darauf steht: Ich.) Das Ich bestimmt nun einen Spieler, der die Rolle des Themas spielt, bringt den Schauspieler in Position und Haltung, dasselbe geschieht mit dem eigentlichen Thema. Es folgen die Rollen »Rest der Welt« und »Darüber hinaus«. Danach zieht sich das Ich zurück und beobachtet, was geschieht, denn nun äußern sich die Schauspieler kurz über ihr Befinden, das oft nicht zum Besten bestellt ist. Die Schauspieler übernehmen jetzt die Regie und finden, jeder für sich, einen Platz, wo es sich besser anfühlt, positioniert zu sein. Das geht nicht auf einen Satz, denn kaum verändert der eine etwas, verändert sich alles, und alle anderen reagieren und verändern wieder etwas, was weitere Reaktionen hervorruft. Manchmal sind sogar drastische Maßnahmen erforderlich, um das allgemeine Wohlbefinden herzustellen, z.B. muß einer rausgehen oder an den Rand gehen. Nicht selten ist es das Thema selbst, das überflüssig wird, so daß das »eigentliche Thema« nun vorherrscht. Oder das »Darüber hinaus« erhält eine so große Wichtigkeit, daß alles andere unwichtig erscheint. Wie gehen dann die anderen Schauspieler damit um? Sie ringen um eine Lösung, stellen sich hierhin und dorthin, und dann geschieht das Wunder: Plötzlich stimmt's. An diesem Punkt geht ein Aufatmen, ein großes Ah, durch die Runde, man spürt: jetzt ist die Lösung eingetreten, und alle fühlen sich gelöst, erlöst. (Für Alleinspieler ist dieser Teil ein wenig schwierig, denn sie müssen von einem Ort zum anderen hüpfen und verschiedene Positionen einnehmen, die sie verändern, bis sich ein harmonisches Bild, ein Lösungsbild, ergibt.) Mit dieser Lösung wird nun das Ich konfrontiert, das in den Spielraum hineingeholt wird und den Ich-Vertreter ablöst. Alle Schauspieler geben dem Ich ein Geschenk, indem sie ihm aus ihrer jeweiligen Position heraus etwas wünschen. (Sie sagen feierlich: Ich wünsche dir … und haben keine Ahnung, um was es eigentlich geht, aber gehen davon aus, daß das, was sie als guten Wunsch äußern, jedem in jeder Lage guttun würde.) Was sagt das Ich zur Lösung? Wie fühlt es sich damit? Was wird anders werden? Was sind die Konsequenzen? Wohin wird die Lösung führen? Und ab hier wird's ernst – aber spielerisch.

Prozesse der Gesundung

Ich nenne es einen Prozeß, sagt Gabriele, denn Gesundheit ist kein statischer Zustand. Gesundheit ist nicht etwas, das wie Geld irgendwohin getan werden kann, wo es sich selbst vermehrt, wie auf einem Konto oder einem Depot. Gesundheit ist lebendig, und alles Lebendige ist in ständiger Veränderung begriffen. Gesundheit, wie wir wissen, kann nicht gekauft werden, obwohl Geld sicher dabei hilft, manche nötigen Mittel zu beschaffen. Gesundheit ist ein Prozeß der ständigen Annäherung an die Qualität des uns allen innewohnenden Heils. Aber es gibt keine Garantie; keine Versicherung läßt sich dafür abschließen. Nichts gewährleistet, daß Heilung geschieht, es sei denn, die innere Haltung und Ausrichtung der Suche nach diesem Heil, dieser innewohnenden Gesundheit, mit der wir alle ausgestattet sind, auch wenn es nach außen nicht so erscheinen mag. Nur die Einstellung, daß alles, was wir im Leben unternehmen, und auch das, was uns widerfährt, Teil der Suche und Ausdruck von Selbstheilungsversuchen ist, kann uns auf die Spur des Gesundungsprozesses bringen. Alles ist Analogie, alles ist eine Spur. Als Prozeßberaterin geht es mir darum, die Spuren zu lesen, die Zeichen, die mir gegeben werden, zu verstehen. Dabei ist mir Goethe eine Hilfe:

> *Jedes Existierende ist ein Analogon alles Existierenden; daher erscheint uns das Dasein immer zur gleichen Zeit gesondert und verknüpft. Folgt man der Analogie zu sehr, so fällt alles Identische zusammen; meidet man sie, so zerstreut sich alles ins Unendliche. In beiden Fällen stagniert die Betrachtung, einmal als überlebendig, das andere Mal als getötet.*
>
> Goethe. *Maximen und Reflexionen. Deutsche Aphorismen*, S. 25.

Goethe weist darauf hin, daß die Betrachtung selbst ein lebendiger Prozeß sein und bleiben muß. Eigentlich ist dies schon ein mystischer Vorgang, denn die Betrachtung des Lebens und des Lebendigen konfrontiert damit, daß nichts gewiß, beständig und ewig sein kann. Das Mysterium des Lebendigen liegt darin, daß es autonome Prozesse gibt, die vom Menschen weder selbst gemacht und kontrolliert noch ganz verstanden werden können. Gesundung ist ein solcher Prozeß.

Es bleibt ein Geheimnis, ein Wunder, etwas Wunderbares – trotz aller Technik, aller Fortschritte in der Medizin und Wissenschaft. Im Osten wurde der mystische Weg schon seit jeher entwickelt und praktiziert. Östliche Methoden erfreuen sich im Westen zunehmender Beliebtheit. Dieser Weg führt nach innen, zur Essenz, denn nur der Kontakt zum Wesentlichen heilt. Um das Dunkel der Unwissenheit, die Verhaftung in der Täuschung, schrittweise zu durchdringen und zu überwinden, wurde in der indischen Philosophie eine Logik der Verneinung (von Nagarjuna, aus Südindien stammend, um 125 n. Chr.) entwickelt. Sie beruht auf der Lehre von den zwei Wahrheiten, denn es wird zwischen einer niederen und einer höheren Wahrheit unterschieden. Eine Aussage/Behauptung kann im Sinne des gewöhnlichen Verstandes als wahr erscheinen, erweist sich aber, von einem höheren Standpunkt, einer übergeordneten Perspektive aus gesehen, als unwahr. Diese Art von Wahrheitssuche vollzieht sich also nicht horizontal auf einer Ebene, sondern als vertikal ausgerichtetes Aufsteigen auf immer höher angesiedelte Ebenen der Betrachtung. Daraus ergeben sich eine immer umfassendere Betrachtung und eine immer komplexere Wahrheit.

Die vierfache Beweisführung des Nagarjuna sieht 4 Positionen vor, die als Antwort auf ein bestimmtes Problem eingenommen werden können:

- die Position des Ja
- die Position des Nein
- die Position von Ja und Nein (Je nachdem)
- weder Ja noch Nein (Jenseits von Ja und Nein)

Dritte und vierte Position werden oft als »Meta-Positionen« bezeichnet. Während die dritte Position noch im Kontext der Beurteilung (z. B. im ärztlich beurteilenden, therapeutischen Kontext) bleibt, führt die vierte Position aus dem Kontext heraus und führt in eine philosophische, meditative, spirituelle Betrachtung hinein. In dieser Betrachtung ist die Selbstbetrachtung eingeschlossen. Die Selbstbetrachtung relativiert alle Objektivität, indem sie anerkennt, daß es keine Objektivität gibt, weil alle Objekte und alles Objektive subjektiv wahrgenommen werden. Überdies ist die vierte Position nicht nur jenseits von Ja und Nein, von Subjektiv und Objektiv, sondern auch jenseits aller anderen dualistischen Aufspaltungen in Entweder – Oder. In der achtfachen Verneinung des Werdens wendet Nagarjuna diese Art der Weder-noch-Verneinung (*neti-neti*) auf die Erscheinungen des Lebens an: Es gibt weder Geburt noch Tod, es gibt weder Fortdauer noch Verlöschen, weder Einheit noch Vielheit, weder Kommen noch Gehen. Die höchste Wahrheit ist jenseits jeglicher Unterscheidung zu finden. Der Weg, der zu dieser Einsicht führt, wird der *Mittlere Pfad* genannt, denn wer ihn beschreitet, hält sich den Polen des Rechts und Links, von den Gegensatzpaaren des menschlichen Denkens (Dichotomien), fern. Dieser Ort des Dazwischen wurde von Merleau-Ponty das »Entre-deux« (wörtlich: zwischen den zweien) genannt. Es ist der Zwischenbereich, der sich als Feld in allen Beziehungen aufspannt; es ist mehr als ein Standpunkt, es ist ein Raum, eine Energie, eine Erfahrung. Aber nur wer in einer Haltung der Offenheit diesen Raum betritt, kann die Qualität dieser Energie erfahren.

Realität selbst ist ein Prozeß, insofern sie innerhalb einer zeitlichen Anordnung des Nacheinander abläuft. Und innerhalb dieser Realität eröffnen sich manchmal Ausblicke auf Wahlmöglichkeiten, so daß wir meinen, an einer Weichenstelle zu stehen. Je nachdem, wie wir uns entscheiden, wird der Prozeß in die eine oder andere Richtung weitergehen. Weitergehen wird er aber auf jeden Fall, denn die Realität ist so beschaffen, daß sie nie anhält. Wer nicht entscheidet, bei dem ist es schon entschieden. Entschiedene Menschen vermitteln den Eindruck, Prozesse als festgelegte Dinge schon abgelegt zu haben. Zögern und Zweifeln sind bei uns wenig geachtete Tugenden, auch das In-sich-Gehen, der Rückzug aus dem äußerlichen, oft fremdbestimmten Leben, wird zuwenig als wesentlicher Bestandteil von Gesundungsprozessen beachtet. Bei der Prozeßbegleitung geht es um Lebensprozesse, mit denen wir ständig zu tun haben. Ständig werden uns Entscheidungen abverlangt, auch dort, wo wir uns nicht entscheiden – entweder, weil wir den Prozeß nicht bewußt verfolgt oder als solchen wahr genommen haben, oder, weil uns nicht bewußt ist, daß wir uns entscheiden, d.h. wählen können. Wir sind weder objektiv – absolut gesund, noch objektiv – absolut krank. Gesundung spielt sich im Zwischenbereich ab und ist ein fortwährender Prozeß der Annäherung an einen subjektiv erlebten Wert. Jemand kann völlig gesund sein und das Gefühl haben, »an der Welt zu kranken«, und jemand kann todgeweiht sein (was wir letztlich alle sind) und in dieser Erfahrung subjektiv sein Höchstmaß an

Gesundheit erleben. Ausschlaggebend dafür ist das eigene Erleben, der Sinn, der sich für den Betroffenen (oder die Betroffenen, falls ein ganzes System dieses Erleben teilt und unterstützt) aus dem Erleben ergibt.

Die fortwährende Reise zum eigenen Wohl

Es ist durchaus möglich, einen heilenden Prozeß zu durchlaufen, ohne zu wissen, was der Heilung bedarf oder bedurfte. Man kann einen solchen Prozeß bewußt durchlaufen, er ist immer eine Bereicherung. Heilungsprozesse müssen kein Thema, keinen Inhalt, kein Problem haben, um zu wirken, sie führen dennoch zu tiefen Einsichten. Diese Prozesse sind lösungsorientiert und helfen, einen Zustand der Gelöstheit herzustellen, d.h. Lösungen für Probleme zu finden, noch bevor sie zu Problemen werden. Ziel ist das eigene Wohl. Um sich auf allen Ebenen wohl zu fühlen, braucht es eine ökologische Abstimmung mit dem Umfeld, der Umwelt, der Umgebung. Dem Bewußtsein mögen diese Glücksbedingungen und größeren Zusammenhänge vielleicht eine Zeitlang verborgen bleiben, aber das Unbewußte weiß schon längst, daß es nicht isoliert existieren kann. Wir befinden uns immer in einem Kräftefeld, sind immer in einer übergreifenden Ordnung eingebunden – ob wir das wollen oder nicht und ob wir das wissen oder nicht. Das Unbewußte jedoch nimmt die Witterung auf und führt uns auf die Spur, wenn wir uns führen lassen. Die fortwährende Reise zum eigenen Wohl wird bestimmt durch die Lebenslust, die Lebensenergie, die uns darauf stößt, was stimmt und funktioniert und was nicht.

Das Wort »Wohl« ist verwandt mit »Wollen«. Aber wie Schopenhauer schon sagt, *kann der Mensch zwar tun, was er will, aber nicht wollen, was er will* (zitiert aus *Lebensweisheiten berühmter Philosophen*, S.252).

Das Wollen ist ein Prozeß. Nach und nach führt er zum Wohl – zu dem, was als wünschenswert erkannt worden ist. Das Wollen führt aber nur dann zum Wohl, wenn die Verbindung auf dem Weg dorthin nicht abbricht. Deshalb braucht dieser Prozeß sowohl Anleitung wie Begleitung und Führung. In den religiösen und spirituellen Traditionen der verschiedenen Kulturen wurden Methoden entwickelt, die Verbindung zum eigenen Wohl herzustellen, sie bewußtzumachen und zu stärken, und sollte sie abgebrochen sein, fanden sie einen Weg, wieder an die Quelle zurückzukehren.

Unterbrechungen scheinen so häufig vorzukommen, als gehörten sie zum Verlauf des Lebensweges dazu. Abbrüche sind menschlich. Was wir als Einbruch und Zusammenbruch erleben, könnte auch als Übergang und Durchgang gesehen werden. Es muß uns nur jemand rechtzeitig darauf aufmerksam machen. Darum geht es in der Prozeßbegleitung, sagt Gabriele, die große Unternehmen, aber auch Einzelpersonen berät. Es geht nicht nur darum, die Reihenfolge der notwendigen Schritte in einem bestimmten Nacheinander zu ordnen und einen reibungslosen Ablauf zu koordinieren bzw. vorzuprogrammieren: Prozesse verlaufen nie so eindeutig und eindimensional, wie sie auf dem Reißbrett geplant und eingezeichnet wurden. Sie sind nicht linear. Es gibt viele Linien, die nebeneinander verlaufen oder sich kreuzen. Es gibt meist eine Linie, die vorgegeben wird, und viele andere Strömungen, die in ganz andere Richtungen tendieren, die Nischen bilden möchten oder sich in geheimen Winkeln verstecken. Nichtsdestoweniger haben sie Energie. Sie reißen mit, sie lenken ab. Deshalb gilt es, auch jene Prozesse mit zu bedenken, die unbeachtet sind und insgeheim ihre Wirkung haben. Sie zeigen sich in Ablenkungen, Zerstreuungen, Blockaden, im Stillstand, in der Stagnation. Wer linientreu ist, kann das nicht verstehen: so schlecht wird die Treue belohnt! Aber es sind eben all die anderen Linien, die sich verraten fühlen. Nun fordern sie unsere Aufmerksamkeit ein. Deshalb ist es besser, ihnen von Anfang an einen Platz zu geben.

Lebensprozesse (und welche Prozesse sind keine Lebensprozesse? Denn auch in der Wirtschaft und in der Politik sind es schließlich Menschen, die die Prozeßverläufe bestimmen!). Sie unterscheiden zwischen Ja und Nein, Entweder-Oder, Sowohl-als-Auch, zwischen Unabhängigkeit und Abhängigkeit, Trennung und Verbundenheit, zwischen Ich, Du, Es und Wir, zwischen Ihr, Sie und den Anderen, zwischen dem Vordergrund und Hintergrund, zwischen stark und schwach besetzten Positionen, zwischen der Peripherie und dem Kern – und wie oft wechselt das Gewicht, die Wertigkeit innerhalb kürzester Zeit!

> Stellen Sie sich vor, Sie könnten die Vielschichtigkeit eines solchen Lebensprozesses erfassen und aufzeichnen, mehr noch, nachvollziehen. Zeichnen Sie dazu die verschiedenen Positionen auf, geben

Sie ihnen einen Ort, legen Sie beschriftete Zettel aus, so daß Sie von Ort zu Ort gehen und ganz konkret dem Prozeß auf die Spur kommen können.

1. Position ist ein Ja, etwas, für das Sie sich entschieden haben, oder etwas, das Sie für wahr und wichtig halten, von dem Sie überzeugt sind.
2. Position ist ein Nein, das durch das Ja zustande kommt, da es alles das repräsentiert, was durch das Ja ausgegrenzt wurde. Dieses Nein könnte ein Zweifel, eine Unsicherheit, aber auch eine Art »Schatten«, eine unbewußte Reaktion, eine Emotion oder ein Impuls sein, dessen Dynamik sich unbewußt auswirkt.
3. Position ist ein Dazwischen, zwischen Ja und Nein. Es ist gleichzeitig eine neue Perspektive, die sowohl das Ja als auch das Nein umschließt. Durch die dritte Position können Sie das Geschehen zwischen Ja und Nein von außen beobachten, wenngleich Sie sich noch innerhalb des Wirkungsfeldes befinden.
4. Position ist ein Außerhalb, das Ihnen ermöglicht, aus dem Wirkungsfeld, aus dem Kontext oder Energiefeld, auszusteigen und aus dieser Position zu einer Sichtweise zu gelangen, die sowohl die Bipolarität von Ja und Nein als auch die »Befangenheit«, in dem Wirkungsfeld von außen erkennbar macht und zu einer Einschätzung führt, daß »keines von beidem« zutrifft, so daß also das Prinzip des »Weder-Noch« aus dieser Perspektive erfahrbar wird.
5. Position ist ein Ort, an dem Sie aus einer übergeordneten Perspektive (Vogelperspektive) all das beobachten und von dem aus Sie zu einem übergeordneten, umfassenden Schluß kommen. Von hier aus sehen Sie, daß es noch etwas anderes gibt als das, was sich Ihnen nun als begrenzter, sozusagen kontextgebundener Spezialfall darbietet. Die alten Grenzen lösen sich auf, Ihr Blick erweitert sich, am Horizont erscheinen neue Möglichkeiten. Sie kommen auf einen Gedanken, der vorher, als Sie noch im Kontext steckten, für Sie nicht denkbar gewesen war: Vielleicht ist es etwas ganz Anderes! In dieser Position üben Sie sich in dem meditativen Nichtwissen, das alle Definitionen und Begrenzungen auflöst.

Wichtig: Erlauben Sie sich, irgendwie und irgendwann, irgendwo in der Zeit zu beginnen, statt darauf zu warten, irgendwann die Zeit dazu zu haben. Haben Sie keine übertriebenen Erwartungen an den

Veränderungsprozeß, da sonst kein Zeitpunkt als der wirklich geeignete erscheint. Fangen Sie einfach an. Jetzt. Veränderung beginnt immer in der Gegenwart. Holen Sie sich aus Ihren Gedanken, die mit Vergangenheit und Zukunft beschäftigt sind, in die Gegenwart zurück und nutzen Sie Ihre Kräfte dazu, im Jetzt anzusetzen. Setzen Sie ein, indem Sie die erste Position markieren. Stellen Sie alle Alternativen, die Ihnen gleichzeitig in den Kopf kommen, zurück, um in der Gegenwart aufzugehen. Geben Sie den Alternativen jedoch einen Ort in der Zeit: In der zweiten Position kommt alles andere zur Geltung, was im Jetzt nicht Raum gefunden hat. Es hat seinen Ort, seinen Raum. Es wird eine Zeit dafür geben. Zwischen Jetzt (1) und ein andermal (2) hin- und hergehen bedeutet herauszufinden, wieviel Sie von dem anderen jetzt schon hineinnehmen können, so daß Sie nicht warten müssen. Position 3 ist also nicht ein bestimmter Zeitpunkt, den Sie abwarten müssen, um alles unter den Hut zu bekommen, sondern eine bestimmte Zeitqualität, ein Zeiterleben, das das strenge Nacheinander erweitert und ein Nebeneinander ermöglicht. Die Zeit ist nicht mehr eine gerade Linie, in der Sekunde für Sekunde verrinnt, sondern weitet sich zu einem breiten Band, das Kurven und Windungen kennt und unerwartete Wendungen, Wandlungen zuläßt. Zeit wird zu Raum – das gehört zu jenen subjektiven Erfahrungen, die niemals objektiv ganz zu erfassen, zu vermessen und zu beweisen sind. Lassen Sie die Zeit innerlich immer mehr sich ausbreiten, kommen Sie ab von der Schmalspur Ihres Terminkalenders, gehen Sie neue Wege, finden Sie neue Formen des Zeiterlebens, die Ihnen ermöglichen, aufzuatmen und durchzuatmen, statt den Atem anzuhalten. Lassen Sie die Gedanken und Gefühle, die Ihnen kommen, zu Melodien und Liedern werden, oder zu Tänzen. Stellen Sie sich vor, Ihr Leben wäre ein Lied oder ein Tanz. Und wie möchten Sie es heute singen, oder wie möchten Sie heute Ihr Leben tanzen? Genießen Sie den Rhythmus Ihrer Lebendigkeit!

Das Leben als Tanz nach dem A-B-C-D-Prozeß-Schema. Markieren Sie zwei Positionen (A und B) und gehen Sie hin und her.

> **A** markiert die Position der innerlichen **Anbindung**, in der Sie »drinnen« sind. Wäre Ihr Leben ein Motor und hätte einen Schalter, so wäre dieser auf EIN geschaltet. Sie gehen im Leben auf, sind ganz damit »assoziiert«, alles macht Sie heiß, nimmt Sie mit, regt an, reibt auf …

B markiert die Position des Beobachters, in der Sie »draußen« sind, freiwillig oder unfreiwillig. Der Schalter ist auf AUS gestellt. Sie sehen alles aus der Ferne, fühlen sich seltsam unbeteiligt und unberührt, erleben sich selbst als kühl. B steht für **»Beobachter«**. In diesen Aus-Zeiten denken Sie über sich und Ihr Leben nach, reflektieren Sie das Erlebte, relativieren die Bedeutungen, planen neue Vorhaben.

C markiert die Position, aus der ein **Choreograph** den Tanz des Lebens meisterhaft inszeniert. Der Choreograph hat ein gutes Gefühl dafür, wann es Zeit ist, »drinnen zu sein« oder »einzusteigen«, oder wann der Augenblick gekommen ist, »raus zu gehen, auszusteigen«, sich eine Aus-Zeit zu gönnen, draußen zu bleiben.

D markiert die Position der **Doppelspiegelung**, aus der ein Choreograph seine Choreographie reflektiert, sich selbst beim Machen beobachtet und sich beim Beobachten des Beobachtens (als Macher) beobachtet. Um diese Sichtweise einzunehmen, ist man weder drinnen noch draußen, sondern mittendrin und zwischendrin.

Notieren Sie die Einsichten, die Sie aus diesem Prozeß gewinnen. Machen Sie ein Gedicht daraus. Lassen Sie die Fülle Ihrer Gedanken zu, assoziieren Sie wild und ordnen Sie später. Der Ordnungswille kommt früh genug.

Der Mythos-Logos-Chaos-Kosmos-Prozeß

1. Position = Mythos. Dies ist die Position einer bestimmten Ordnung, mit der Sie bislang ganz gut gelebt haben, nun aber merken, daß sie zu eng ist und Sie deshalb beschränkt und behindert. Sie sind auf der Suche nach einer neuen, größeren Ordnung. Die alte Ordnung wird zum Mythos. Sie aber machen sich auf die Suche nach mehr Wissen und Aufklärung. Ihre kritische Haltung treibt Sie in die
2. Position = Logos. Hier untersuchen Sie, was alles in der ersten Ordnung nicht enthalten war und Ihnen fehlt. Durch Ihre kritische Haltung werden Sie auf Defizite und Mängel aufmerksam, gleichzeitig fühlen Sie sich dazu aufgefordert weiterzugehen, denn auch diese Haltung der Ablehnung und Verneinung führt weiter, denn auf die Dauer läßt sich damit schlecht leben. Alle Urteile (die sich aus dem Teilen der Ureinheit ergeben), und seien sie noch so logisch, erweisen sich nicht als geeigneter Zugang zur inneren

Gewißheit. Sie füllen nicht wirklich aus, sie lassen Sie unbefriedigt und unerfüllt. Sie riskieren es, Verwirrung zuzulassen, und kommen in die

3. Position = Chaos. Hier ist viel mehr möglich als in 1 oder 2, aber die Möglichkeiten sind nicht geordnet und vorsortiert, Überforderung durch Beliebigkeit droht, eine eindeutige, aber einseitige Notwendigkeit bietet sich als Lösung, erscheint als die einzige Rettung. Gleichzeitig wissen Sie, daß der Rückfall in die Einseitigkeit ein Rückschritt im Prozeß wäre. Sie akzeptieren also die Vielschichtigkeit und Vieldeutigkeit im Leben, halten das Chaos aus und gehen tapfer vorwärts. So kommen Sie in die
4. Position = Kosmos. Angekommen im Kosmos. Hier ordnet sich alles von selbst. Zuerst können Sie es nicht fassen, dann gewöhnen Sie sich daran. Und schon sind Sie im Kreislauf gefangen und geraten zurück auf Position 1, wo die neue Ordnung bald wieder zur alten Ordnung und damit zu ihrem eigenen Mythos geworden ist und alles von vorne beginnt, nur auf einer höheren Ebene.

Sie können nun weiter Ihre Runden drehen, von einem Berg der Ordnung zum nächsten Gipfel des Chaos laufen, dabei die Tiefen und Täler der Verwirrung durchschreiten, sich damit trösten, daß dies eben dazugehört, oder aussteigen aus dem Ganzen und sich in die Position des vollkommenen Ausstiegs und der Mega-Meta-Perspektive hinauskatapultieren, von wo aus Sie sich ein Bild der Muster machen können, die Sie bislang gefangenhielten. Wahrscheinlich werden Sie es jedoch dort nicht lange aushalten, denn abgesehen von der Erkenntnis gibt es sonst da oben wenig zu erleben. Wenn Sie mitmischen wollen, müssen Sie zurück ins Gewühl, und mitten hinein.

Der heilende Prozeß der Initiation

Ich nenne es eine Initiation, sagt Mark, der als Psychologe mit drogengefährdeten Jugendlichen arbeitet. Jugendliche brauchen einen Übergang, der sie vom Kindsein in die Erwachsenenwelt einführt. Die Einführung ist nicht mit einem einzigen Ereignis getan, sie sollte ein Prozeß sein und stufenweise vorangehen. Taufe, Kommunion und Konfirmation waren früher solche Übergänge, die innerhalb der christlichen Tradition vollzogen wurden. Heute sind sie auf die Abgabe von Geschenkartikeln reduziert. Die Werbung hat die Bebilderung und atmosphärische Umsetzung der wichtigen Momente und Übergänge im Leben übernommen und feiert sie durch Konsumorientierung. Aber die Verabreichung von Geschenken allein nährt nicht das Herz, läßt die Seele nicht ihren Entwicklungsweg, ihre Visionen finden.

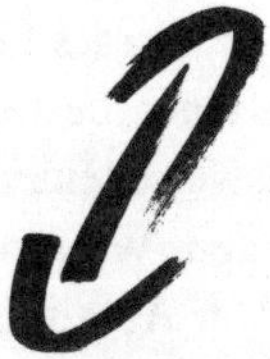

Mark zeichnet zwei sich ergänzende Schalen und darin eine Linie, die von einer Schale in die andere überführt. Die Schalen nenne ich »Hufeisen«, sagt Mark, denn das Hufeisen symbolisiert das Füllhorn Fortunas, es soll Glück bringen und – einer Anekdote zufolge – auch dann wirken, wenn man nicht daran glaubt. Die Schale erscheint uns als schützende, bergende Behälterform, die die Fülle des Glücks erfaßt. Die glücksbringende Öffnung des Hufeisens erinnert jedoch auch an die Öffnung des Gebärmuttermundes, die den Menschen in die Welt entläßt. Das Hufeisen muß deshalb mit der Öffnung nach unten aufgehängt werden, um das Glück in die Welt zu bringen. Ansonsten bliebe das Glück in der glückversprechenden Form gefangen und könnte sich nicht verwirklichen. Ich erkläre all dies den Jugendlichen, als würde ich von Märchen und Mythen erzählen, aus denen sie längst herausgewachsen sind – aber Symbole wirken ja trotzdem, und auch die Worte, die die Symbole beschreiben, auch sie sind mit Energie aufgeladen.

Ich lasse zwei Gruppen sich jeweils in Hufeisenform aufstellen, sich gegenüberliegende Halbkreise bildend. In der Mitte führt ein Weg von einer Seite zur anderen, das ist der Weg der Initiation. Er ist durch eine gerade Linie symbolisiert, entlang deren die Zeit nach und nach fortschreitet. Eins kommt nach dem anderen. Das ist die chronologische Zeit, in der wir meistens leben. Das dazugehörige Zeitgefühl ist gekennzeichnet durch den Druck, alles »auf die Reihe zu bekommen«, und nur zu oft steht man vor lauter Streß neben sich, ist also gar nicht mehr richtig verbunden mit dem Leben und der eigenen Lebendigkeit, der Fülle, dem Glück. Man nimmt sich keine Zeit mehr oder findet sie nicht. Man fühlt sich eng, ohne inneren Raum, wie ein Hamster in seinem Rad. Viele Jugendliche suchen in Drogen

Erlösung von dieser Lebensangst. Umgeben von den »Eierschalen des Lebens«, ist jedoch das Bergende, Schützende, Bewahrende, Geräumige und Weite im Rücken zu spüren und im Vordergrund zu sehen. Eine Schale symbolisiert die Vergangenheit und die andere Schale die Zukunft: Wir sind umgeben von der Fülle. Es geht darum, die Verbindung dazu wiederherzustellen. Wir können den Lebensweg gehen, ohne uns von der Fülle abschneiden und ganz aussteigen zu müssen. Durch diese Übung kann gelernt werden, den Mittleren Pfad zu gehen. Dieses Lernen nenne ich eine Initiation. Es ist nicht das Erlernen eines bestimmten Inhalts, sondern die Aneignung einer Vorgehensweise, einer Lebensweise, und alles, was uns an Lebensinhalten auf dem Weg widerfährt, wird von diesem »Wie« bestimmt sein.

Der Ablauf ist sehr einfach und kommt ohne Worte aus: Der Initiand stellt sich auf, in seinem Rücken bildet sich eine Gruppe, die ihm Rückendeckung gibt. Sie summt und schafft dadurch Resonanz. Der Initiand gibt ein Zeichen, wann er die Rückendeckung wirklich spürt und am eigenen Leibe als etwas Wohltuendes erlebt. Manchmal braucht es den körperlichen Kontakt, so daß einige hinten die Hände auf den Rücken, auf die Schultern oder ins Kreuz legen. Wärme entsteht, und durch die Wärme kommt der Eindruck, sich ausbreiten zu dürfen, Raum und Zeit zu haben: Oft braucht es eine ganze Weile, bis die Wärme und Weite sich durchgesetzt haben gegen die Enge und Angst. Das Zeichen (ein Heben eines Arms) ist das Aufbruchsignal für die Leute, die an der Seite der Schale stehen: Sie wandern nun langsam und fortwährend summend weiter nach vorne, so daß sie sich in einiger Entfernung vor dem Initianden aufbauen und eine Schale bilden, in die der Weg hineinführt.

Der Initiand, beschützt von hinten und gefordert von vorne, macht sich auf den Weg. Oft hat er sich eine Begleitung erbeten, jemand, der an seiner Seite mitgeht, vielleicht ihn an der Hand nimmt, so daß er selbst die Augen schließen und sich ganz auf das Gehen konzentrieren kann. Durch diese kleine Choreographie erlebt er die Lösung, die das Leben selbst ihm anbietet, als etwas Lebendiges. Es ist keine Vorstellung, keine Pflicht, kein Soll, das erfüllt werden muß, kein Konzept, nach dem sich das Leben richten muß: die Lösung ist etwas, was sich ergibt, indem der Zustand der Gelöstheit sich nach und nach mit dem Fortschreiten auf dem Weg ergibt.

Dieses Vorgehen (im wörtlichen Sinne) entspricht dem Prozedere des Pilgerprozesses: die heilende Prozession führt von einem Schutzraum in den anderen, wobei sich eine Öffnung in das Leben hinein ergibt, der Weg also von einer Öffnung zur nächsten, von einem Anfang zum nächsten führt. Die Schutzräume ebenso wie die Öffnungen, die sich ergeben, sind der Entwicklungsstufe des Pilgers angemessen. Das Leben gibt die Stationen vor, das Leben stellt die Aufgaben. Den Lebensweg zu gehen heißt, die Lösung zu finden. Es ist keine bestimmte Lösung, keine Lösung, wie wir sie aus Kreuzworträtseln oder Rechentests kennen. Es ist ein Mitgehen mit dem Leben – eben ein Prozeß. So verstanden und am eigenen Leibe erlebt, eröffnet sich in jeder Lebenssituation die Möglichkeit, sich mit dem Lebenssinn – fortwährend sich entwickelnd und neu formierend – zu verbünden.

Rituale der Gesundheit

Ich nenne es ein Ritual, sagt die Psychotherapeutin Bettina. Ich nenne es also nicht »Übung« oder »Experiment« oder »selbstverschriebenes Heilmittel«, »guter Vorsatz« oder »Teil einer Diät, einer Disziplin«, sondern ganz bewußt »Ritual«. Ich weiß, das klingt feierlich, aber ich habe gute Erfahrungen damit gemacht, den Entscheidungen, Vorhaben und Handlungen im alltäglichen Leben eine überhöhte Bedeutung zu geben. Es ist nicht egal, ob man es macht oder nicht und ob man es heute macht oder irgendwann einmal. Nein, es kommt darauf an, ein Gefühl dafür zu entwickeln, daß es auf jeden Moment ankommt, denn in jedem Moment ist eine entscheidende Veränderung des Lebensstils möglich, in jedem Moment können die Weichen anders gestellt werden, auch wenn die Bahnen noch so eingefahren sind. Deshalb also das Ritual. Es ist nicht aufwendig. Es braucht keine Vorbereitung. Es ist etwas, was wir mit uns selbst spontan machen können, nämlich mit uns selbst sprechen. Meist sprechen wir mit uns selbst in einer Weise, die keine Änderung beinhaltet, sondern die eingefahrenen Lebensgewohnheiten bestätigt. In diesen inneren Dialogen, die wir mit uns selbst abhalten, sind eine Menge negative Vorannahmen, Behauptungen, Vorurteile, Rechtfertigungen und Begründungen dafür enthalten, daß das Leben, so wie wir es führen, nur so geführt werden kann. Selbst wenn wir rational eingesehen haben, daß es da noch ganz andere Möglichkeiten gäbe, die besser für uns wären, als auf dem Alteingefahrenen und Altbewährten zu beharren, bedenken wir oft keine ernsthafte Änderung.

Ein Ritual hebt uns für einen Augenblick aus unserer Trägheit und Faulheit heraus und zeigt uns, daß es auch anders geht. Dieser Augenblick ist unsere Chance, und wir können bewußt damit anfangen, etwas zu ändern. Das Ritual, das ich meine, besteht aus einem Satz. Es gibt drei Teile: Der erste Teil des Satzes beginnt mit »Immer wenn ...« und beginnt wie viele Sätze, die wir uns, ärgerlich, ungläubig und resigniert immer wieder sagen müssen, immer wenn »es wieder passiert ist«, nämlich das Ärgernis, der Schaden, die Selbstsabotage, das Eigentor. Der Ritualsatz holt uns also genau an der Stelle ab, die wir aus dem täglichen Leben kennen: immer wieder, und zwar an ganz bestimmten Stellen, in ganz bestimmten Augenblicken, scheint uns das Schicksal zu ereilen, sosehr wir uns auch vorgenommen haben, es diesmal ganz anders zu machen. Nun kommt aber der zweite Teil des Satzes mit dem Wort »...dann«. Eigentlich müßte nun dieser Teil das Unvermeidliche beschreiben, aber nein, er beschreibt etwas, was noch nicht geschehen ist, was jedoch geschehen könnte, wenn wir es zulassen würden. Der Satz ist wie ein Zug. Sätze werden in einem Zug ausgesprochen. Warum also sich nicht in einen dieser Satz-Züge hineinsetzen und sich an ein Ziel bringen lassen, das besser zu sein scheint als der gewohnte Schicksalsverlauf? Das »Dann« stellt also die Weichen, denn in dem Satz wird nun eine neue Ausrichtung festgelegt. Natürlich muß man sich vorher überlegen, was man eigentlich will und wohin man will. Hier beginnt das Ritual, denn in dem Augenblick, vielleicht in einer stillen Stunde der Besinnung, in dem ich überlege, was anders werden soll, stelle ich die Weichen und artikuliere sprachlich, wohin mich der neue Weg führt. In dem Satz werden der alte Weg (Immer wenn) und der neue Weg (dann) verbunden. Die Sprache hat magische Kraft. Sie kann etwas realisieren, was noch gar nicht Realität geworden ist. Diese Kraft mache ich mir zunutze. Ich erzähle mir eine neue Geschichte, und um das Ganze elegant abzurunden, finde ich einen passenden Abschluß, ein Ende, das mir gefällt und das ich gerne als Geschichte hören oder lesen möchte. Natürlich ist das erfunden, aber es ist von mir selbst erfunden. Und jetzt mache ich diese Geschichte zum Aspekt meines Selbstverständnisses, meiner Selbsterzählung.

Beispiel: **Immer wenn** ich verzweifelt bin, **dann** setze ich mich einfach hin, lege meinen Kopf in die Hände und lasse mich ganz und gar schwer werden, **weil ich weiß, daß** sich so das Ganze auf wunderbare Weise regeln wird. Ich stelle mir vor, daß die Zweifel nicht mehr sind als aufgewühlter Sand im Wasser, das er trübt. Aber er wird sich nach einer Weile wieder am Boden absetzen. Ich stelle mir vor, wie meine Sorgen sich sammeln und als gesammelte Schwere mich in mein Lot sinken lassen, so daß ich mich von dort, von dem tiefsten Punkt ausgehend, aufrichten kann. Ich stelle mir vor, wie mir da ein Licht aufgeht, und ich frage mich, was mir wirklich etwas wert ist im Leben und worum es mir eigentlich geht. Ich stelle mir vor, wie diese Frage mich bewegt, und nicht die Verzweiflung, die sich in mir als gewichtiger Ballaststoff gesetzt hat. Nun lasse ich mich weiter führen, während ich das Ungeklärte seiner eigenen Schwere überlasse, so daß es sich selbst klären kann. Alles das, was jetzt noch wie ein Hindernis erscheint, überhole ich. Es begleitet mich das beruhigende Dunkel der Nacht und gibt mir Rückendeckung, während ich dem Licht des Morgens entgegengehe.

Dieses Beispiel kommt aus meiner eigenen Geschichte von Schlaflosigkeit. Aus den Bildern, die alle wichtigen Elemente anführen und sie sprachlich verdichten, läßt sich durch Verkürzung und Besinnung auf das Wesentliche, eine griffige Formel destillieren. Und so kam ich zu meiner therapeutischen Methode, Rituale in Form von Sätzen zu verwenden. Der dritte Teil des Satzes beginnt mit »weil ich weiß, daß ...« und ist eine Suggestion und keine Aussage über etwas, was sich als objektives Wissen beweisen läßt. Das Ritual endet mit dieser Suggestion. Statt mir ständig unangenehme Dinge einzureden, drehe ich den Spieß um und sage mir mal was Nettes. Bis jetzt hat es gewirkt.

Das Ritual als Methode: Neuordnungen mit einem Satz in einem Satz

Sätze und Gesetze haben etwas gemeinsam: Sie gliedern und ordnen die Wirklichkeit. Gesetze verschreiben die Ordnung, die die Sätze beschreiben. Jeder Beschreibung liegt eine Ordnung zugrunde. Denken und Sprechen hängen zusammen – versuchen Sie einmal, etwas zu denken, ohne sich dabei etwas innerlich zu sagen. Es gibt ein Denken in Bildern und Melodien, ein visuelles oder akustisches Ordnen von Bewußtseinsinhalten, aber das ist kein logisches Denken in den Folgen von Wenn-Dann, Einerseits-Andererseits oder Entweder-Oder. Meist sprechen wir jedoch zu uns selbst in einer Sprache der Logik, denn so haben wir zu denken gelernt, und so wurde mit uns von klein auf gesprochen, wenn es darum ging, Dinge zu erklären und ein Verständnis für die Welt zu entwickeln. Natürlich können wir uns auch innerlich Lieder vorpfeifen oder Bilder ausmalen, aber wenn wir in den Ablauf des inneren Dialogs eintauchen, ist es doch so, daß wir Vergleiche anstellen, Unterschiede machen, Verbindungen zwischen den Ereignissen herzustellen versuchen, in den Kategorien von Ursache und Wirkung denken, ja beobachten. Eigentlich ist jede Wahrnehmung schon ein Urteil, das wir fällen, denn wir nehmen nur das wahr, womit wir rechnen und was wir für möglich halten. Alles andere, was nicht in diese Kategorien des Bekannten und Erwarteten fällt, bleibt außen vor.

Wenn wir eine Aussage über etwas machen, packen wir Worte zusammen, schnüren ein Paket, und fertig ist der Satz. Ein Satz ist ein Ding. Die Wirklichkeit aber ist fließend. Wie können wir Sätze, die wir uns einsagen, so formulieren, daß die Wirklichkeit, über die wir etwas aussagen, uns etwas sagt, d.h. Sinn macht?

Es bedarf einer festen Formel, an die wir uns halten können und die zu einem Ritual wird. Viele Rituale bedienen sich einer Zauberformel, einer Bannformel, einer Heilformel. Die Mantik ist die Lehre von der Wirkkraft der Worte, von der Magie der sprachlichen Formulierungen. Dem Wort wird eine übernatürliche Kraft zugeordnet. Die göttliche Schöpfung geschieht durch das Wort. Der Mensch, der sein will wie Gott, benutzt seinen Verstand und die Sprache, um sich über die Natur zu erheben. In dem Sprachzauber wird der Zauber zur Sprache und die Sprache zum Zauber. Nicht umsonst brachte Moses die Gesetze schon auf der Tafel eingeschrieben vom Berg herab. Das Prägen, das Setzen der Sätze ist schon voller Zaubermacht. Das Wort Grammatik leitet sich ab von Gramm, was soviel heißt wie Prägung, Zeichen, Eintragung. Das englische Wort *grammar* ist verwandt mit dem keltischen Wort *grimoir*, dem Zauberspruch, der Zauberformel.

Neue Sätze zu prägen heißt, sich neue Gesetze vorzuschreiben, Werbung in eigener Sache zu machen, die alltägliche Selbstverzauberung bewußt auf eine bestmögliche Wirklichkeit auszurichten. Propaganda machen für das Bestmögliche heißt, von der Sprache Gebrauch zu machen. Propagieren heißt nämlich soviel wie: sich dafür aussprechen. In suggestiven Sätzen kann man Propaganda für sich selbst aussprechen und die eigene Gesundheit als bestmögliches Ziel für sich sprechen lassen.

Einen Ritualsatz zu konstruieren heißt, die eigene Gesundheit neu zu erzählen.

Aufbau und Durchführung eines Rituals

Man kann sich das bildlich, als Zeichen vorstellen. Es zeigt eine Reihe von Punkten. Sie stehen für die unentwegte, fließende Kontinuität des Geschehens, in der sich ein Ereignis an das andere reiht, und deuten an, daß es immer irgendwie weitergeht. Alles mögliche kann und wird geschehen, manches wird vielleicht nicht eintreten. Unsere Erwartungen können bestätigt, unsere Hoffnungen enttäuscht werden, unsere Ängste sich als unbegründet, unsere Sorgen sich als umsonst, unsere Prognosen sich als völlig unzutreffend herausstellen. Eines ist jedoch sicher: Es geht weiter.

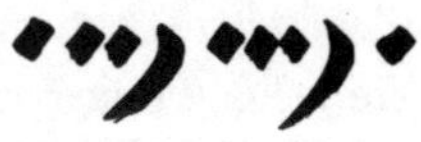

Unser Wahrnehmungsvorgang ist sequentiell angeordnet. Erst nehmen wir den einen Eindruck wahr, dann einen anderen, und meistens verarbeiten wir alle diese Eindrücke erst später zu einem Gesamteindruck, der dann ein Bild in uns entstehen läßt. Das Bild, das wir uns machen, ist Ergebnis einer ersten Zusammenfassung; das Gefühl, das von diesem Bild ausgelöst wird, ist ein weiterer Schritt in der Verarbeitung. Der Sinn, den das Ganze macht, entsteht nach und nach. Er ist das Ergebnis komplexer Verarbeitungsprozesse, selbst wenn uns scheinbar plötzlich »ein Licht aufgeht«. In wenigen seltenen Augenblicken scheinen alle diese vielen Schichten und Schienen des Wirkens, alles das, was unsere Wirklichkeit darstellt, gleichzeitig wahrgenommen zu werden. Wollen wir dann die Einsicht, die Idee oder das Bild ausdrücken, tun wir uns schwer, diese Erfahrung der Gleichzeitigkeit sprachlich zu erfassen und »auf die Reihe zu bringen«. Das heißt: es fällt uns schwer, die vielen Versatzstücke des Puzzles der Wirklichkeit, alle Einzelteile und Elemente, zusammenzufügen und in eine Ordnung zu bringen, wobei diese Ordnung ein zeitliches Nacheinander und nicht ein räumliches Nebeneinander ist.

Das Schwierigste daran ist, die Zeiträume linear zu komprimieren, und aus den vielen Assoziationen, die nebeneinander im Hirn existieren, einen geordneten Satz zu machen.

Rituale laufen in einer zeitlichen Anordnung ab: Erst geschieht das eine, und dann folgt das andere. Die Reihenfolge ist entscheidend für den Sinn und die Wirkung des Ganzen. Es gibt ein Vorher und ein Nachher, ein Früher und ein Später. Wir erleben die Verbindung von Ursache und Wirkung in einer zeitlichen Reihenfolge: Erst kommt die Ursache, dann die Wirkung. Erst der Blitz, dann der Donner. Aus den Naturgesetzen wurden jedoch Gesetze der Kausalität für Bereiche abgeleitet, bei denen es auch anders kommen könnte, wenn man sich (rechtzeitig) anders entscheiden würde. Wer A sagt, muß auch B sagen, heißt es. Doch seien Sie mutig und unterbrechen Sie die ganze Kette der vorgeschriebenen Abläufe: A folgt diesmal nicht B. Das Zeichen zeigt Punkte, die von zwei Kommas unterbrochen worden sind. Die Punkte laufen weiter, aber sie könnten nach dem Komma für etwas ganz anderes stehen als für das, wofür sie bislang standen, nämlich für ein Nein statt für B. Jedes Komma ist eine Zäsur, ein Atemholen, eine Weiche. Jede Punkte-Einheit könnte man sich durch Bogen der Phrasierungen zusammengebunden vorstellen. Der erste Bogen erstreckt sich über den ersten Teil bis zum ersten Komma, aber es gibt einen weiteren Bogen, der ersten und zweiten Teil zusammenfaßt. Nach dem zweiten Komma geht es weiter, und ein dritter Bogen umfaßt alle drei Teile. Wir haben also drei Bogen. Das A, das B oder das Nein und die Konsequenz der Sequenz, die Moral der Geschicht'. Erst der dritte Bogen umspannt das Ganze und liefert ein vollständiges, wenngleich vorläufiges Endergebnis. Vollständig, weil der Satz voll da steht. Punkt. Vorläufig, weil nach dem Satz wahrscheinlich noch viele Sätze kommen. Das Ritual schafft es jedoch mit einem Satz (im Sinne eines Wortgefüges und zugleich einer Bewegungsart) das Ganze zu verändern. Ein B-Sager ist kein Nein-Sager, er handelt anders, bewegt sich anders und fühlt sich anders. Er ist in einem anderen Zustand. Durch den Ritualsatz kann man sich in diesen anderen Zustand hineinversetzen, noch bevor die nächste Gelegenheit zum A- oder B-Sagen überhaupt gekommen ist. Der dritte Teil beschwört den veränderten Zustand, der sich als die bessere Wahl zeigt und als Ziel angepeilt wird. Diesen Zustand zu erreichen ist der Sinn des Rituals.

Die Ritualarbeit beginnt damit zu bemerken, wann es (wieder mal) so weit ist, den inneren Dialog mit einem »Immer wenn ...« zu beginnen. Das »Immer wenn« markiert das auslösende Ereignis, in dessen Folge gewöhnlich eine bestimmte Reaktion geschieht, als wäre das Auslöserereignis die Ursache der Reaktion, die als folgerichtige Wirkung erscheint. Es könnte aber auch nur eine Gewohnheit sein. Ein weiterer Teil der Ritualarbeit besteht darin, ein gewünschtes Verhalten an die Stelle des unerwünschten, aber gewohnten Verhaltens zu setzen und den Auslöser mit der neuen angezielten Reaktion in Verbindung zu bringen. Und schließlich wird das Ergebnis dieser neuen Verhaltenssequenz als Zustand vorgestellt und darauf getestet, ob man sich wirklich so fühlen möchte oder nicht. Wenn nicht, muß eine andere Verhaltenssequenz ausprobiert werden. Die entsprechende Sequenz wird dann in einen Satz gebracht, und dieser Satz an entsprechender Stelle rituell genutzt. Das Ritual wird immer dann vollzogen, wenn im alltäglichen Leben sich die Gelegenheit dazu ergibt. Die Angst, das Ritual könnte sich mit der Zeit abnutzen, ist völlig unbegründet: Die Macht der Gewohnheiten überrascht uns mit immer neuer Heftigkeit, so daß die Kraft des Rituals gerade ausreicht, den Gewohnheitstrott umzulenken.

Beim Einstieg in die Kunst des Ritualisierens hilft es manchen Menschen, sich vorzustellen, sie seien ein Zeremonienmeister, der auf die souveräne und elegante Ausführung der einzelnen Handlungen achtet. Er hat die Reihenfolge genau im Kopf, so daß er sie wie einen Film dirigieren könnte, wobei er jede einzelne Szene mit den jeweiligen Dialogeinsätzen schon vor sich sieht bzw. hört. Es hilft auch, sich einen kurzen Abriß aufzuzeichnen, die Handlungssequenz, die rituell neu gestaltet werden soll, nach einem Drehbuch innerlich abspielen zu lassen und immer wieder einzuüben, wie eine schwierige Skiabfahrt oder ein Klavierstück, eine Folge von Tanzschritten oder ein Gedicht, das aufgesagt wird, bis alles sitzt und von selbst vonstatten geht. Erst dann ist die neue Gewohnheit zur zweiten Natur geworden.

Rituale eignen sich therapeutisch besonders gut im Umgang mit Suchtverhalten, das selbst oft durch Gewohnheiten geprägt ist: Der Zug an der Zigarette, der Griff nach der Flasche, der Gang zum Kühlschrank – all das sind Rituale, mit denen wir die oft überwältigenden Anforderungen des Alltags zu meistern versuchen. Insofern sind solche Rituale schon ein Anfang, ein Schritt in die richtige Richtung, denn sie dienen der Selbstheilung. Nun gilt es nur, eine noch bessere Variante zu finden. Wird das Ganze als ungesundes Verhalten diskreditiert, so muß man ganz von vorne anfangen, und das kostet meist so viel Kraft, daß der Versuch oft in der Theorie, d.h. im guten Vorsatz, steckenbleibt. Es ist deshalb wichtig, sich selbst und den eigenen Verhaltensmustern (und sind sie noch so ungesund) die gebührende Wertschätzung entgegenzubringen. Um so leichter läßt sich eine Veränderung herbeiführen. Es geht nicht um die Wahl zwischen »ungesund« (aber lustbesetzt und sehr vertraut) und »gesund« (aber pflichtbesetzt, ungewohnt, ohne unmittelbares Lusterlebnis), sondern um einen kleinen Schritt vorwärts: von der Option »Gesund, aber ein veraltetes Auslaufmodell« zur Option »Das neueste Modell auf dem Markt der Möglichkeiten, das Beste, was zur Zeit zur Verfügung steht«.

64 Gesundheitsmeditationen – Schlüssel zu Gesundheit und Glück

Wenn nicht mehr Zahlen und Figuren
sind Schlüssel der Kreaturen,
wenn die so singen oder küssen,
mehr als die Tiefgelehrten wissen,
wenn sich die Welt ins freie Leben
und in die Welt wird zurückbegeben,
wenn dann wieder Licht und Schatten
zu echter Klarheit werden Gatten,
und man in Märchen und Gedichten
erkennt die wahren Weltgeschichten,
dann fliegt von einem geheimen Wort
das ganze verkehrte Wesen fort.
Novalis

Umkehren im Denken – weg von den Zahlen und Figuren, hin zu den Kreaturen, die wir sind, das sind die Schlüssel zur Lebendigkeit, 64 an der Zahl. Der Paradigmenwechsel im Gesundheitswesen braucht die Hilfe der Philosophie, denn das neue Gefühl für Gesundheit muß durch ein entsprechendes Denken unterstützt werden. Die Philosophie bedarf jedoch nicht nur des linearen, folgerichtigen Denkens, sondern auch des Sinnens und der Anleitung zur Kunst, sich in einen solchen Zustand zu versetzen. Für jeden Wechsel im Denken bedarf es einer Theorie, die eine Unterscheidung trifft und die Entscheidung herausfordert. Es bedarf neuer Mittel der Anschauung, um die neuen Erkenntnisse im Bewußtsein zu verankern und in der Praxis des Alltags umzusetzen. Und eine Theorie – eine Theorie ist nichts weiter als ein Anschauungsmodell – bedarf der Schlüssel zu neuen Sichtweisen, die ein neues Sinnverständnis eröffnen.

Zeichen sind Schlüssel, aber es kommt darauf an, die Türen, die sich öffnen, wirklich als Türen benutzen und hindurchgehen zu wollen. Neue Räume, neue Dimensionen eröffnen sich dem, der auf der

Suche ist, auch wenn er nicht weiß, was er sucht. Die Offenheit ist ein Zustand, ein Gefühl, es ist die Basis, weiter zu gehen, als es die Hinweise auf das Bekannte vermuten lassen.

Zeichen sind Einladungen, Aufforderungen, Motive. Sie weisen über sich hinaus. Sie sind Schlüssel zu einem erweiterten Wissen und einer innewohnenden Weisheit, wenn die Art des Lesens sich darauf ausrichtet, den eigenen Horizont erweitern zu wollen.

Die 64 Zeichen des chinesischen Orakelbuches des I Ging waren die Ausgangsbasis für meine Suche nach Türen, die sich nach innen öffnen und in Räume eines Eigenerlebens in all seiner Leiblichkeit und Leibhaftigkeit hineinführen. Zeichen sind Zugänge. Ich fand 64 Möglichkeiten, das Leben in jeder Situation als Zeichen zu lesen, 64 Zeichen, die auf eine innewohnende Sinnlichkeit, Schönheit, Intensität des Lebens hindeuteten, ohne die Bedeutung festzulegen. Was Lebensqualität ist, erschließt sich in jedem Moment neu.

Das Leben in seiner vollen Lebensqualität zu erfahren und zu gestalten stellt eine Aufgabe dar, kein Problem. Es ist eine Herausforderung, Glück und Gesundheit nicht als selbstverständlich hinzunehmen, sondern sich über die Voraussetzungen, Notwendigkeiten und Bedingungen bewußt zu werden. Lösungen können verwirklicht werden, noch bevor die Probleme entstanden sind. Wenn Probleme jedoch aufgetaucht sind, deutet sich oft schon eine Lösung an, die vor einem »Auswachsen« der Konflikte bewahren kann.

In unserem westlichen Denken werden Glück und auch Gesundheit als Elemente des Vergänglichen gewertet. Es gibt keine Garantie, die Flüchtigkeit der Erscheinungen anhalten zu können. Es gibt kein Mittel, Glück und Gesundheit zu beständigen Besitztümern zu verdichten, so daß sie jederzeit zur Verfügung stehen. Fortuna und Frau Welt sind für ihre Launen bekannt, Glück und Gesundheit sind Zufallsergebnisse, Gnadengaben, eitler Schein gleich einer Fata Morgana vor dem Hintergrund eines Lebenssinns, der sich an der Ewigkeit messen will. Die Lebenszeit schrumpft zu jenem kurzen Aufleuchten des Erlebens, das schon vergeht, während es wahrgenommen wird. Unsere Wahrnehmung ist von Vergänglichkeit überschattet.

In dem chinesischen Orakelbuch finden sich Hinweise auf eine Flüchtigkeit anderer Art. Alle Zustände sind Phänomene, die in sich den Keim des Wandels tragen. Die Vergänglichkeit als Botin der beständigen Verwandlung gibt weniger Anlaß zu Angst oder Hoffnung, sondern bereitet den Boden für eine Lebenshaltung, die sich aus der Einsicht nährt, alles sei Übergang. Hier zwischen den Zeilen zu lesen lernen heißt zu lernen, sich nicht nur auf den ständigen Wandel einzulassen, ihn zu begrüßen und anzunehmen, sondern auch, ihn zu nutzen und in die Lebensgestaltung einzubeziehen.

Lösungen ebenso wie Probleme sind nur vorübergehend gültig, Lösungen müssen immer neu gefunden werden, Probleme stellen sich immer wieder aufs neue. Ein Problem kann zur Lösung werden. Lösung und Problem hängen zusammen und bilden im Bewußtsein eine Einheit. Das Bewußtsein ist unauflöslich sowohl mit einem Problem als auch mit dessen Lösung verbunden. Das Problembewußtsein gibt die Gelegenheit dazu, eine Lösung für das Problem zu suchen und sich auf den Weg zu machen. Oft liegt die Lösung nicht in der Beseitigung des Problems, sondern in einer veränderten Sicht der Dinge. Wenn sich das Bewußtsein verändern kann, verändern sich auch die Zusammenhänge und das Erleben derselben, d.h. der Sinn, der sich daraus ergibt.

Jeder Zahl sind ein Zeichen, ein Bild, ein Thema, eine Methode und eine Fallgeschichte zugeordnet. Während das Zeichen direkt aus dem chinesischen Orakelbuch des I Ging entnommen ist und das damit verbundene Bild sich an die klassischen Texte hält – wobei die Zitate der ursprünglichen Übersetzung des I Ging von Richard Wilhelm entnommen sind –, beschreibt die Methode den jeweiligen Weg, den wir im Westen beschreiten können, um auf die Herausforderungen im Alltag angemessen reagieren zu können. Die Fallgeschichte veranschaulicht, wie dies erlebt wurde und welche Konsequenzen es für den Klienten bzw. die Klientin, die sich beraten ließen, hatte.

1. Gegenwärtigkeit; Meditation

DAS ZEICHEN Oben der Himmel, unten der Himmel.

DAS BILD Der Himmel ist wolkenlos. Das Blau durchdringt die Weite und füllt sie ganz aus. Der Himmel ist immer größer als der Mensch.

> *Es gibt nur einen Himmel, aber innerhalb dieses einen Himmels gibt es Bewegung. Die rhythmischen Abläufe erzeugen die Vorstellung von Zeit. Ausdauer in der Zeit ist das Bild der Kraft, wie sie dem Schöpferischen eigen ist.*
>
> Kommentar zum I Ging von Richard Wilhelm.

Groß ist die Ursprungskraft des Schöpferischen, alle Wesen verdanken ihm ihren Anfang. Und diese Kraft durchdringt den ganzen Himmel.

Kungtse

DAS THEMA Nur in der Gegenwart ist Handeln möglich. In diesem Falle herrscht eine besonders günstige Situation vor: Im Mikrokosmos der eigenen Person entsteht Klarheit, woraus sich eine Klärung der Bezüge und Zusammenhänge im Makrokosmos, der gesellschaftlichen Position, der beruflichen Perspektive, der Aufgaben und Verantwortungen, ergibt. Klarheit ergibt sich aus einem Drang nach Vergeistigung, nach dem Streben, über die persönlichen Belange und über das Bekannte, Gewohnte hinauszugehen. Wann will ich etwas bewirken, wenn nicht jetzt? Die Vergangenheit ist vergangen, die Zukunft kommt erst auf uns zu. Der Durchblick schafft Transparenz, und Transparenz führt zurück zum Erleben der gegenwärtigen Situation, die in einem neuen Licht gesehen werden kann.

DIE METHODE Durch Meditation ergibt sich in jedem Augenblick die Möglichkeit, sich in die Mitte des Erlebens hineinzubegeben und aus der Mitte heraus die Dinge mit einem inneren Abstand zu betrachten. Der Abstand ergibt sich nicht aus der Distanz, die ich zu meinem Leben, Erleben und meiner Lebendigkeit einnehme, also nicht, indem ich mich distanziert betrachte wie ein fremdes Objekt, sondern indem ich die Fremdheit meiner selbst erlebe: durch alles Befremden, durch alle Zweifel hindurchgehe und bei mir selbst auf einer tieferen Ebene ankomme. Das heißt, ganz und gar gegenwärtig zu sein. Ich bin zu mir selbst ein Gegensatz, aber ich bleibe dort nicht stehen. Ich gehe weiter.

DER FALL In meinen Meditationsanleitungen rate ich dazu, sich auf dem Boden einen Kreis aufgemalt vorzustellen und ganz konkret einzusteigen, sich in die Mitte zu setzen. Sich vorzustellen, wie mit jedem Einatmen alle Gedanken, Zweifel und Bedenken, Sorgen, Erwartungen, Ängste und Hoffnungen sowohl aus der Zukunft wie auch aus der Vergangenheit herausgeholt und eingeatmet werden, um sie mit dem Ausatmen hier in den Kreis hineinzubringen, ganz da zu sein, den Kreis um sich ganz auszufüllen mit Gegenwart und Durchblick, überall durchzudringen, auch dort, wo keine Augen gewachsen sind und der gewöhnliche Blick nicht hinreicht.

In einem Falle war diese Meditation besonders wirksam: Jahn ist der Sohn einer Teilnehmerin. Sie nennt ihn immer Tranjahn, weil er, wie viele Kinder, oft in seinen Träumen verloren ist. Er war neugierig geworden, was sie da machte, wenn sie zu Hause so verdächtig ruhig in einer Ecke saß und sich nicht um ihn kümmerte. Sie verpackte die Anleitung in Worte, die er verstehen konnte, und er machte daraus eine Methode, um sich bewußt aus seinen Träumen herauszuholen. Bald darauf wurden seine Noten in der Schule merklich besser.

2. Spontaneität; Trance

DAS ZEICHEN Oben die Erde, unten die Erde.

DAS BILD Die Erde öffnet sich und nimmt alles auf. Alles Wachstum entspringt der Erde.

> *Augenblick für Augenblick kommt jeder aus dem Nichts hervor. Das ist wahre Lebensfreude.*
>
> Shunryu Suzuki. *Zen-Geist, Anfänger-Geist*, S. 35.

> *Zen ist ein Bewußtsein, eine bestimmte Sensibilität, eine Betrachtungs- und Lebensweise. Es treibt wie ein Ball auf dem Fluß des Lebens, gerade jetzt, in diesem Augenblick. Es ist sich der kosmischen Ordnung wie des kleinsten Details bewußt. Es koordiniert Seele, Körper und Geist, so daß in jeder Handlung die eigene wahre Natur zum Ausdruck kommt. Es tut, was sich auf natürliche Weise ergibt.*
>
> Philip Toshio Sudo. *Zen oder die Kunst*, S. 24.

DAS THEMA Spontan reagieren heißt, auf das antworten, was uns in der jeweiligen Situation, in jedem Moment neu herausfordert. Jede Provokation im Sinne einer solchen Herausforderung bietet die Gelegenheit, sich zu erden und auf das Bezug zu nehmen, was wirklich ansteht. Im Mikrokosmos der Persönlichkeit bedeutet dies, auf die Wünsche, Ängste, Impulse und Reaktionen einzugehen, statt sie nicht wahrhaben und deshalb nicht wahrnehmen zu wollen.

DIE METHODE Trance. In jeder Lebenssituation ergibt sich die Chance, sich bewußt in einen Bewußtseinszustand zu bringen, der offen ist für die Provokationen und spontanen Reaktionen, die der Alltag als Herausforderung anbietet. Es geht darum, sich verzaubern zu lassen, um den Zauberbann kennenzulernen und schließlich brechen zu können. So kann Ernüchterung als etwas erfahren werden, das das Bewußtsein einerseits in Kontakt bringt mit den irdischen und vergänglichen Dingen, andererseits davor schützt, ihnen allzu viel und absolute Bedeutung zu geben. So wird vermieden, sich unnötig zu beschweren, und so wird es möglich, das Leben leichtzunehmen.

DER FALL Sue erzählt, sie sei deshalb Tanzlehrerin geworden, weil sie entdeckt habe, nur im Tanz spontan reagieren zu können. Da sie sich sonst als zu »verkopft« empfand und darunter so sehr litt, daß sie sich gar nicht mehr des Lebens erfreuen konnte, gab sie ihre Studien auf und wechselte das Lehrfach. Die Improvisationen, die sie in der Schule in den Turnstunden anleitet, stellte sie unter das Motto: »Das Leben als Tanz«. Besonders mit den Schulklassen, die vor einer Prüfung standen und einem besonderen Druck ausgesetzt waren, machte sie kurze Tanzsketches, in denen jeder sich von den Bewegungen seines Körpers leiten lassen sollte. Der Körper ist der Reiseführer, und der Tanz das Mittel, um herauszufinden, wohin die Reise geht. Der Tanz ist dabei weniger Ausdruck als Mittel, um zu sich selbst, zur eigenen Mitte zu finden. Die Schwerkraft und das eigene Gewicht können als Wegweiser dienen. So bleibt man im Lot, was auch immer geschieht.

3. Offener Geist, Anfänger-Geist; Prozeß

DAS ZEICHEN Oben das Wasser, unten der Donner.

DAS BILD Wasser, das aufsteigt und sich in Wolken sammelt, Donner, der den Himmel erschüttert – alles weist auf eine kosmische Ordnung hin, die in dem Zustand des Chaos noch nicht zu erkennen ist.

> *Der Geist des Anfängers ist leer, frei von den Gewohnheiten des Experten, bereit anzunehmen und allen Möglichkeiten gegenüber offen. Es ist die Art von Geist, die die Dinge sehen kann, wie sie sind, die Schritt für Schritt und mit einem Schlag die ursprüngliche Natur aller Dinge zu erkennen vermag.*
>
> Shunryu Suzuki. *Zen-Geist, Anfänger-Geist*, S. 23.

DAS THEMA In Ihnen, im Mikrokosmos Ihrer Persönlichkeit, ist etwas in Bewegung gekommen und sucht nach einem Ausdruck. Die Zeit für die Verwirklichung von neuen Ideen, Plänen und Visionen ist günstig, denn die Zeit ist reif dafür, die Gesellschaft wartet auf neue Impulse. Auch alte Gewohnheiten oder veraltete Verhaltensmuster, die Sie schon immer überwinden wollten, können nun durchbrochen werden.

DIE METHODE Prozeßbegleitung. Bei Beginn der Verwirklichung von Projekten ist es wichtig, sich einen Plan zu machen, eine Strategie der kleinen Schritte zu entwickeln und bei dem Vorgehen nichts dem Zufall zu überlassen, um nicht durch Anfangsschwierigkeiten aufgehalten, frustriert oder aus der Bahn geworfen zu werden. Es braucht dazu eine Art von Begleitung – einen Begleiter oder eine Idee, ein Motiv, eine Motivation, die Sie dann durch das unwegsame Gelände des Anfangens sicher hindurchführen wird.

Es geht darum, sich im Geist die Ausrichtung und den Sinn des Prozesses zu vergegenwärtigen. Dazu bedarf es eines inneren Leitbildes oder auch eines äußeren Vorbildes. Solche Bilder leiten den Geist und lassen unwillkürlich in die Bahnen eines neuen gesunden Verhaltens hineinfinden. Dazu gehört, sich ein Bild vom Ziel zu machen und die einzelnen Schritte, die dorthin führen, sich im Geiste vorzustellen. Es ist wichtig, sich von dem ganzen Prozeß ein Bild machen zu können und es zu einem Sinnbild werden zu lassen. Dazu läßt sich ein Symbol auswählen. Darum geht es: dem Gedächtnis diesen ganzen Prozeß einzuprägen als Bild, als Symbol, als Tanz, als Melodie – und die neue Melodie den Ton angeben zu lassen.

DER FALL Hans ist Schriftsteller und hat immer wieder Schreibblockaden. Wie er sagt, kommt er mit Aufträgen und Abgabeterminen nicht zurecht, weil er nicht anfangen kann. Er hat jedoch jetzt für sich eine Möglichkeit gefunden, sich selbst auszutricksen und dem Prozeß der Fertigstellung vorzugreifen, indem er das vollendete Buch vor Augen hat und sich davon begeistern lassen kann. Er erlebt auch innerlich, wie er jemandem mit dem Schreiben einfach etwas sagen will, und kommt ins Erzählen. Der Prozeß hat begonnen, während des Schreibens muß er eigentlich nur nacherzählen.

4. Lern- und Lehrfähigkeit; Spielsystem

DAS ZEICHEN Oben der Berg, unten das Wasser.

DAS BILD Am Berg entspringt die Quelle. Das Wasser kommt durch das herrschende Gefälle in Fluß. Dadurch wird Stillstand überwunden, alle hohlen Stellen ausgefüllt.

Lernen ist Suchen und Ergriffen-Werden. Weisheit ist Aufgeben und Gefunden-Werden. Niemand kann erklären, wie das Gefundenwerden geschieht.

Ray Grigg. *Das Tao des Seins*, S. 14.

Ein Gedanke kann nicht erwachen, ohne die anderen aufzuwecken.

Marie Ebner von Eschenbach. *Deutsche Aphorismen*, S. 134.

In Zeiten tiefgreifenden Wandels erben die Lernenden die Erde, während die Gelehrten entdecken, wie herrlich sie ausgerüstet sind, um mit einer Welt umzugehen, die nicht mehr existiert.

Eric Hoffer, zitiert bei Sudo. *Zen oder die Kunst*, S. 55.

DAS THEMA Es geht darum, aus allem zu lernen, in jedem Augenblick, in einer Welt, in der alles miteinander zusammenhängt und Lernerfahrungen sich nicht mehr im Besitz eines einzigen Menschen oder weniger Privilegierter befinden. Die Informationen sind jedermann zugänglich. Wenn man etwas herausgefunden hat, teilt man das Erlernte mit anderen. In der Mitteilung liegt der Kommunikationswert. Das japanische Wort für Lehrer bedeutet: einer, der vorausgegangen ist. Lernen und Lehren setzen Offenheit voraus, mitgehen mit dem Gefälle, sich leiten lassen von der Energie und Atmosphäre im Raum, von den Sinnen, der unvoreingenommenen Wahrnehmung.

DIE METHODE Lernen im Spiel, spielend lernen. Spielerisches Lernen heißt nicht, die nötige Ernsthaftigkeit zu vermeiden, im Gegenteil. Spielen kann eine sehr ernste Angelegenheit sein. Doch während bislang das Lernen als ein Erfassen von Lerninhalten gesehen wurde und es um eine lineare Ausrichtung des Lernens ging, wird immer mehr die systemische Lernweise bevorzugt. Diese sieht das Lernen, die Lernenden und die Lerninhalte innerhalb eines bestimmten Kontextes gegeben. Die Umstände sind ebenso wichtig wie die Lehrpläne. Ein wichtiges Ziel ist, das Lernen selbst zu lernen, so daß jede Lernerfahrung zu einem Beispiel gelungener Problembewältigung wird und Selbstvertrauen gibt. Außerdem sind Lehrer und Lernende in einer Lernsituation aufeinander bezogen. Wenn das Verhältnis nicht gut ist, kann der Lehrer nichts vermitteln, auch wenn er noch so gut in seinem Fach Bescheid weiß. Der Lehrer ist angewiesen auf seine Schüler, die seine Lehre annehmen und sich aneignen. Seine Autorität ist davon abhängig, wie gut er sein Wissen vermitteln kann. Dazu muß er auf seine Schüler eingehen, denn ein gegenseitiges Interesse aneinander ist die Voraussetzung für das Lernspiel. Lehren und Lernen bedingen sich gegenseitig. Dabei ergibt sich eine Gründlichkeit, die nichts überspringt. Allmählich und stetig wie das Wasser alle Lücken ausfüllt, so geht auch das Lernen voran.

DER FALL Helga ist Mutter zweier Kinder, die in die Schule gehen. Obwohl sie selbst immer eine schlechte Schülerin war, schloß sie ein Lehramtsstudium ab, genoß aber dann die Zeit, in der sie ausschließlich auf ihr Muttersein und den Haushalt konzentriert war, sie ihren Kindern Grundkenntnisse des Lesens vermitteln konnte und sich einfach gebraucht fühlte. Doch nun reicht ihr dieses Dasein nicht mehr, sie will sich den Herausforderungen stellen, die ihr das Leben anbietet. Sie könnte wieder als Lehrerin arbeiten, doch dazu müßte sie ihr eigenes Verhältnis zum Lernprozeß verändern. Sie hat sich einen Plan aufgestellt, der folgende Denkschritte beinhaltet:

- Ich bin in einer psychischen Verfassung der Beeinflußbarkeit und Beeindruckbarkeit.
- Ich bin offen für alles und habe dadurch die besten Voraussetzungen für ein Lernen aus dem Leben selbst.
- Jede Situation konfrontiert mich mit neuen Lernerfahrungen und Herausforderungen.
- Probleme sind nichts anderes als Lernaufgaben.
- Es ist, als ob ich das Leben ganz neu erlernen könnte.
- Diese Haltung der Offenheit läßt mich in eine neue Stabilität hineinwachsen, die sich in meinen Beziehungen und meinem gesellschaftlichen Auftreten niederschlägt.
- Indem ich bereit bin, ganz neu aus allem zu lernen, was mir begegnet,

kann ich mich neu positionieren und Veränderungen in meiner Stellung erwirken.

- Lernen und Lehren erfordern Austausch.

Helga wählt sich das Bild, das mit diesem Zeichen zusammenhängt: Wasser fließt nach unten, die Wasserströme aus der Quelle bahnen sich ihren Weg.

5. Selbstmotivation; Meditation

DAS ZEICHEN Oben das Wasser, unten der Himmel.

DAS BILD Wolken steigen am Himmel auf. Sie werden Regen spenden, der alles wachsen läßt. Wolken sind wie Visionen, die sich am geistigen Horizont zeigen. Die richtigen Gedanken werden kommen. Wer den natürlichen Ablauf der Realisation abwartet, kann unnötige Frustration vermeiden.

> *Warten ist kein leeres Hoffen. Es hat die innere Gewißheit, sein Ziel zu erreichen.*
>
> Kommentar zum I Ging von Richard Wilhelm.

> *Jeder Gedanke ist unvollständig, jede Wahrheit unwahr. Sprich etwas aus, und es ist falsch. Stille ist nicht genug. Der Name ist nicht das Ding. Der Gedanke ist nicht das Verstehen. Löse Fragen auf, indem du die Antworten auflöst.*
>
> Ray Grigg. *Das Tao des Seins*, S. 43.

DAS THEMA Warten kann aktiv oder passiv sein. Aktives Warten ist ein Herbeirufen, ein Beschwören des Gewünschten. Es setzt ein geistiges Durchdringen der Notwendigkeiten, der Möglichkeiten, ein realistisches Einschätzen der gegenwärtigen und der zukünftigen Mittel voraus. Begeisterung hilft dabei, sich dem Ziel erwartungsvoll zu nähern, denn die Erwartungshaltung selbst ist ein wichtiger Faktor der Zielsetzung und der Wunscherfüllung. Ein solches aktives und positives Warten setzt voraus, daß einem klar ist, um was es geht, und daß einem gleichfalls vor Augen steht, daß die Zeit der Verwirklichung aus welchen Gründen auch immer noch nicht gekommen ist. Es geht um die Klärung der Motive, der Wünsche, Ziele und Anliegen, es geht um die Prüfung der inneren Werte, die sich hinter der Motivation verbergen. Um was geht es wirklich? Wenn die Motivation stimmt und die Werte es wirklich wert sind, dann steht der Selbstmotivation nichts im Weg: Das Motiv findet von selbst zu seinem angemessenen Ausdruck, das Ich nimmt sich dabei zurück und wird entlastet. Das ist kein Verzicht, keine Niederlage, sondern kluge Delegation. Das Selbst weiß besser, wie Wünsche Wirklichkeit werden können.

DIE METHODE Als Meditation empfiehlt es sich, einen Kreis der Selbstmotivation zu ziehen und alle Zweifel aus diesem Kreis zu verbannen. Die Zweifel bestehen weiter am Rand, aber sie dringen nicht in den Kreis ein. In den Kreis einzusteigen heißt, sich mit den Motiven zu identifizieren. Sofort klären sich die Motive, denn die Identifikation mit ihnen zeigt, ob sie es wert sind. Jeder Rest von innerer Distanz, der in Bezug zum Ziel oder zum Wunsch gefühlt wird, deutet darauf hin, daß die Motive noch nicht klar und lauter genug sind, um wirklich magnetisch zu wirken und zu ihrer eigenen selbsterfüllenden Realisation beizutragen.

DER FALL Rudolf büffelt für eine Abschlußprüfung, die er nach dem ersten Scheitern wiederholen muß. Er ist wie hypnotisiert von dem Motiv, die Prüfung zu bestehen, er kann sich kein anderes Leben außerhalb der bestandenen Prüfung vorstellen. Gleichzeitig ist er hypnotisiert von der Möglichkeit, wieder durchzufallen. Für ihn käme das einem Todesurteil gleich. Eine meditative Auseinandersetzung mit seinen Motiven hat ihm jedoch vor Augen geführt, daß er die Prüfung nicht für sich selbst, sondern seinem verstorbenen Vater zuliebe bestehen möchte. Indem er sich respektvoll von dieser jahrelangen Fremdmotivation verabschiedet, wird er frei für die eigenen Motive, die ihn in eine andere Richtung führen. Doch vor dem Hintergrund dieser emotionalen Befreiung war es wider Erwarten ein leichtes, diese Prüfung zu schaffen, die er als krönenden Abschluß und sinnstiftendes Motiv empfindet. Die bestandene Prüfung ist ein Markstein auf dem Weg zur neugefundenen Selbstachtung.

6. **Konfliktmanagement;** Ritual

DAS ZEICHEN Oben der Himmel, unten das Wasser.

DAS BILD Am Horizont scheiden sich Himmel und Wasser, die Elemente erscheinen als unversöhnliche Gegensätze. Hier oben, dort unten. Es scheiden sich die Geister. Aber in einer anderen Wetterlage mögen sich die Verhältnisse schon bald verändern.

So überlegt der Edle bei allen Geschäften, die er tut, den Anfang.
Kommentar zum I Ging von Richard Wilhelm.

DAS THEMA Etwas in der Seele strebt nach oben, begeistert, etwas in der Seele will sich setzen und die Dinge gut sein lassen. Dies kann zu einem inneren Konflikt führen, der auch in äußeren Streitigkeiten und offenem Zwist endet. Wasser strebt nach Ausgleich. Besonnenheit kann sich positiv auf Ihre Umgebung auswirken. Durch Besonnenheit können unnötige Konflikte vermieden werden. Der erste Eindruck mag der von Einigkeit, Ausgeglichenheit, Harmonie sein, aber der erste Eindruck kann täuschen. So wie die Person jedoch auf ihre Umgebung wirkt, so wirkt die äußere Erscheinung auf die innere Verfassung zurück.

DIE METHODE Das Ritual greift dort ein, wo zwei Parteien unversöhnlich sich gegenüberstehen und beide behaupten, recht zu haben. Dann ist es an der Zeit, sich daran zu erinnern, daß diese Unversöhnlichkeit aus der momentanen Verfassung, dem Befinden und der Meinung der Rechthaber stammt. Das Leben ist ein ständiger Wechsel, und schon eine kleine Änderung in der Perspektive kann die Dinge ganz anders erscheinen lassen. Das Ritual erinnert in Momenten der Verfestigung daran, sich immer wieder neu in den Fluß des Lebens zu begeben.

DER FALL Hubert ist Managementtrainer. Er erzählt: In den Gruppen haben wir viel, eigentlich ständig mit Konflikten zu tun. Es scheint zum menschlichen Wesen zu gehören. Konflikte zu haben, heißt ja nicht nur, sie ausagieren und herumschreien zu wollen, sondern sich Gedanken darüber zu machen, wie die Probleme zu lösen sind. Wenn Konflikte wie Probleme und noch besser wie Kreuzworträtsel angegangen werden, stehen die Chancen gut, daß eine Lösung gemeinsam ausgearbeitet wird. Gemeinsam muß allerdings vorgegangen werden, denn Konflikte deuten darauf hin, daß mehr als eine einzige Partei beteiligt ist. Wenn die andere Partei, mit der ein Konflikt entstanden ist, einfach übergangen oder ausgeschaltet wird, ist das keine Lösung, sondern Gewalt. Und auch wenn der Konflikt in der eigenen Seele herrscht, nützt es nichts, Kontrolle bewahren und das Problem einfach verdrängen zu wollen. Gerade für die eigenen inneren Konflikte in mir habe ich ein Ritual gefunden. Immer wenn ich mich nicht wohl fühle, Magenweh oder Kopfschmerzen bekomme, nehme ich nicht gleich eine Tablette dagegen, sondern merke auf: Könnte es nicht ein Anzeichen für ein Problem, für einen Konflikt sein? Dann unterbreche ich meine Routine, atme tief durch und konzentriere mich auf meinen Atem. Ich stelle mir vor, wie da viele verschiedene Impulse und Interessen in meinem Inneren vorhanden sind, die alle mein Bestes wollen, aber im Konflikt miteinander liegen. Der Atem verbindet sie alle zu seinem größeren Ganzen, zu etwas Lebendigem. Ich konzentriere mich auf das Leben, auf das, was da durch mich hindurch fließt, pumpt, da ist, ich konzentriere mich auf die Verbindung. Ich sage mir: die Verbindung ist stärker als die Trennung. Sogleich werde ich ruhig. Und dann schaue ich mir in einer stillen Minute das an, was mir Probleme macht. Ich konzentriere mich auf das, was mich von anderen Menschen und von mir selbst abtrennt. Meine Konzentration wird durch das Bewußtsein der Allverbundenheit gestärkt, nicht geschwächt.

7. Konzentration; Prozeß

DAS ZEICHEN Oben die Erde, unten das Wasser.
DAS BILD In der Erde sammelt sich Grundwasser.

Fülle dich mit allem. Dann lasse alles los.
Wir gelangen nirgendwo anders hin als dorthin,
wo wir ohnehin bereits sind.

Ray Grigg. *Das Tao des Seins*, S. 31.

DAS THEMA Im Mikrokosmos der Persönlichkeit wird gefühlsmäßig Ausgleich gesucht, während die mentale und spirituelle Instanz des Geistes führt. Ausgleich ist nicht Gleichgewicht! Der Prozeß ist ein dynamischer Zustand, rhythmisch, nicht linear, zyklisch, nicht progressiv. Es ist ein Umkreisen statt ein Erfolgen. Wer Prinzipien hat und Prioritäten setzt, findet es leichter, sich bei Bedarf in einen Zustand der Konzentration zu versetzen. Der Zugang zu diesem Zustand kann durch ein Bild heraufbeschworen werden: So wie das Wasser sich unterirdisch sammelt, so sammeln sich die Kräfte in der Tiefe und stehen für das Wesentliche und Wichtige im Leben zur Verfügung. Dieses Sammeln ist ein bestimmter Prozeß, der durch beständige Umkreisung der Frage nach dem Wesentlichen die verstreuten Kräfte an sich bindet und konzentriert. Deshalb ist es unerläßlich, sich der eigenen Werte bewußt zu werden – und dies nicht von einem Tag auf den anderen, sondern immer wieder. Im Rahmen einer gelungenen Selbstorganisation erweist es sich, daß nur dasjenige innere Potential, das durch eine innere Orientierung eine Richtung findet, sich auch verwirklichen kann.

DIE METHODE Der Prozeß der täglichen Lebensgestaltung verläuft sowohl bewußt wie auch unbewußt. Meist sind wir uns der inneren Werte, die uns leiten, nicht bewußt. Unbewußte Motive übernehmen die Steuerung. Wenn wir uns jedoch diesen Prozeß bewußtmachen und uns auf das besinnen, was uns wertvoll ist, dann gelingt es leicht, sich zu konzentrieren – und zwar auch auf scheinbar banale Alltagsaufgaben, die nichtsdestotrotz unsere ganze Aufmerksamkeit fordern. Als Einübung in den Prozeß des Konzentrierens hilft die Ausrichtung auf den Atemfluß: Einatmen folgt auf Ausatmen: so fließen die Kräfte durch uns hindurch, im Organismus geschieht ständig ein Aufbau und Abbau. Der Organismus »konzentriert sich« auf den Austausch mit der Umwelt und auf die Kommunikation mit sich selbst. So ist es auch im System der Persönlichkeit und in Systemen der Gemeinschaft: Die Kraft der Überzeugung ergibt sich durch die Ausrichtung auf die Werte und erzielt Gemeinsamkeit, in der Folge dessen auch die Bündelung der Kräfte. Es entsteht Gerichtetheit nicht auf einen bestimmten Punkt, sondern auf eine Mitte, die, von konzentrischen Kreisen umgeben, den Brennpunkt darstellt. Die Methode der bewußten Prozeßsteuerung wendet sich sowohl an das Unbewußte als auch an das Bewußtsein. Letzteres lernt zu unterscheiden, um urteilen und werten zu können, es lernt, zu wählen und seine erste Wahl zu bestimmen, Priorität zu setzen. So entwickeln sich Prinzipien, die jedoch ständig hinterfragt werden müssen, wenn sie in Übereinstimmung mit den Motiven des Unbewußten bleiben sollen.

DER FALL Eva, die Lehrerin, möchte den Kindern, die mit abstraktem Denken noch Schwierigkeiten haben, mit Hilfe anschaulicher Bilder den Einstieg in die Konzentration ermöglichen. Sie erzählt eine Geschichte und untermalt sie mit ausdrucksvollen Gesten, die den Prozeß des Konzentrierens wie eine Show darstellen. Zuerst malt sie ein Diagramm auf, das das Grundwasser als unterirdischen See zeigt. Dann stampft sie auf dem Boden herum und fordert die Kinder auf, dasselbe zu tun. Natürlich gibt es Unterschiede – die Kinder machen ganz verschiedene Gesten, während sie herumstampfen. Dann fordert sie die Kinder auf, stehenzubleiben und das ganze Gewicht in den Boden hineinsickern zu lassen. Sie erklärt: Konzentration ist ein Prozeß des Sickerns, des Sinkens, des Sackens. Sie begleitet ihre Worte mit abwärtsführenden Gesten. Aber Achtung! Es soll kein Versickern, Versinken und Versacken sein. Sie läßt sich schlaff zusammensacken. Alle lachen. Das Präfix ›Ver‹ deutet es an: Da ist ein Zuviel. Man muß den richtigen Zeitpunkt finden und abspringen von der Abwärtsbewegung, bevor man völlig am Boden ist. Ein bißchen Entspannung reicht. Das Unbewußte fängt die Meldung auf und hat verstanden: Irgendwo in der Tiefe wird sich alles wieder zusammenfinden und sammeln. Nun ist die Konzentration schon da, aber noch unbewußt. Zuletzt lernt das Bewußtsein, diesen Prozeß von selbst zu starten und sich darauf zu beschränken, das Ziel anzuvisieren. Worauf wollen wir uns konzentrieren? Das Bewußtsein weiß es. Es ist, als würde man einen Strahl auf das Ziel richten.

Und das Unbewußte hat die Meldung empfangen: Nur das ist jetzt wichtig! Und unterschiedslos richtet es alle Kräfte darauf. Ein übergewichtiger Schüler posaunt selig seine neue Erfahrung heraus: Es ist ganz leicht, sich zu konzentrieren – das Schwere bleibt unter der Erde, und der Kopf ist frei! Tatsächlich lernt er schneller als alle anderen und kann sich besser konzentrieren. Er sagt: Die Schwere hilft ihm dabei.

8. Kongruenz und Kohärenz; Meditation

DAS ZEICHEN Oben das Wasser, unten die Erde.

DAS BILD Das Wasser auf der Erde füllt alle Lücken aus und ist durch die Schwerkraft an sie gebunden. Die Ozeane der Welt, alle Flüsse, Seen und Ströme unterliegen dem Gesetz des Zusammenhalts. So ist die Macht des Wassers in Formen gebunden.

> *Das höchste Gut nährt wie das Wasser und versorgt mühelos alles. Es fließt zu den niedrigsten Orten. Alles fließt abwärts, deshalb besteht kein Unterschied zwischen einer Sache und der anderen. Folge der abwärtsfließenden Tendenz zur Bescheidenheit.*
>
> Ray Grigg. *Das Tao des Seins*, S. 45.

DAS THEMA Das Individuum ist abhängig von seiner Umgebung, die es gleichmäßig mit Impulsen und Informationen versorgt. Doch erst in der individuellen Ausgestaltung finden diese eine Form und ergeben einen übergeordneten Sinn. Zusammenhalt durch Integration zu erarbeiten gewährleistet Kontinuität, und dadurch Vertrauen in sich selbst. Zusammenhänge erkennen stiftet Sinn.

DIE METHODE In der Meditation beobachtet das Ich sich selbst – es beobachtet, wie die Gedanken wandern, es beobachtet, wie die Aufmerksamkeit springt, es beobachtet, wie Ich-Bewußtsein durch Identifikation entsteht, wie das Ich etwas sucht, an dem es sich festhalten kann. Es beobachtet sein eigenes Bedürfnis, die Dinge beim Namen zu nennen und vor allem zu sich selbst Ich zu sagen, um in der Welt bestehen zu können. Das Ich beobachtet sich selbst: Es wandert durch viele Bewußtseinszustände und erkennt sich immer wieder als sich selbst wieder. Das liefert ihm den Beweis, sich in einem selbstgeschaffenen Kontinuum zu befinden. Das Ich erkennt sich als Produzent und Produktion der immer wieder neu sich zusammensetzenden Konstellationen, immer wieder sagt es Ich zu sich selbst und bleibt bei dieser Erkenntnis beruhigt stehen. Und dennoch weiß das Ich auf einer tieferen Ebene davon, daß nicht das Feste, sondern das Fließende seine Qualität und Beständigkeit ausmacht. Die Mitte des Ich in seinem Umkreis ist nicht fixiert, sondern flexibel. In der Meditation lernt das Ich, Kongruenz und Kohärenz herzustellen: Kongruenz, indem es seine Aktivitäten, seine Entscheidungen und Taten mit seinem Erleben und seinen Gefühlen in Übereinstimmung bringt; Kohärenz, indem es seinen Ausdruck in sich geschlossen und stimmig gestaltet, wie aus einem Guß.

DER FALL Die Philosophielehrerin erklärt Kongruenz als etwas, das eigentlich von selbst geschieht. Jeder macht sich ein Bild von sich, wobei das Bild vom Körper und körperlichen Ausdruck, vom Körper in Aktion, die aktive Seite des Lebens erfaßt, hingegen das Selbstbild mehr die inneren Vorgänge spiegelt. Wenn nun die aktive und die passive Seite in Übereinstimmung, d.h. die beiden Bilder miteinander deckungsgleich sind, dann befindet sich das System der Persönlichkeit im Zustand der *Kongruenz*. Wenn der Ausdruck einer Person mit ihren Gedanken und Gefühlen übereinstimmt, dann ist der Zusammenhang zwischen Denken, Sein und Tun für andere nachvollziehbar. Das nennt man *Kohärenz*. Die Schülerinnen lernen zu unterscheiden und die verschiedenen Zustände zu beschreiben. Manchmal äußern sie sich kohärent, manchmal fühlen sie sich mit sich selbst einig, also kongruent. Aber die spannendsten Momente sind doch die, wo eine *Divergenz* sich bemerkbar macht. Alles scheint auseinanderzufallen und macht doch Sinn. Das sind die Momente, in denen sich etwas bewegt, die Weichen neu gestellt werden und Leben in ein System kommt – nur so sind Veränderung und Erneuerung möglich. Das Ich schafft die Leistung, auch im Falle von Inkongruenz und Nichtkohärenz noch das Bewußtsein zusammenzuhalten und die Kräfte zu bündeln, denn das Ich ist darauf angelegt, mit Krisen umzugehen. Jede Kongruenz und Kohärenz ist nur vorläufig. Man kann die Deckungsgleichheit – ein Begriff, der eigentlich aus der Geometrie und ihren Formen kommt – körperlich erfahren. Die Schülerinnen berichten von Fällen, in denen das erfahrene Körperbild und das gedachte Selbstbild irgendwie nicht zusammenpassen und eine Spannung dazwischen entsteht, die trotz ihrer Intensität als belebend und nicht als unerträglich erfahren wird. Etwas verschiebt sich – eine neue Kongruenz wird sich aufbauen, wenn die Phase des Übergangs überstanden ist. Um hingegen die Kohärenz der Gedanken herzustellen, ist es möglich, sich bildhaft die Verknüpfungen und Vernetzungen vorzustellen, die es braucht, um einen nachvollziehbaren Eindruck von Zusammenhängen zu »texten« – Text heißt: Die Gewebe müssen fest gesponnen, müssen kohärent sein, wenn sie etwas taugen sollen. Die Struktur eines Gewebes soll belastbar sein – eben so wie die Textur der Persönlichkeit auch. Das Denken soll durchgängig sein, alles durchlaufen und nichts auslassen – wie das Wasser, das dem Gefälle folgt und alles ausfüllt. Die Erde hält die Bahn und wird zum Bett des Flusses.

9. Sorgfalt ist die beste Vorbereitung; Prozeß

DAS ZEICHEN Oben der Wind, unten der Himmel.

DAS BILD Der Wind treibt die Wolken vor sich her, aber die Bewegungen der Luft bringen noch keine großen, sichtbaren Wirkungen hervor. Sie haben keinen Körper, keinen Gehalt. Dennoch sind diese kleinen Bewegungen nicht ohne Einfluß.

> *Unendlichkeit ist weder ein Ganzes, dem ein Teil gegenüberstünde. Noch kann sie Teil sein. Sie ist weder groß noch klein*

noch irgend etwas von allem, was in Himmel und Erden genannt werden kann. Unendlichkeit ist über all diesem. Sie ist weder größer noch kleiner noch gleich mit irgend etwas, das es geben kann, und während ich dies bemerke, möchte ich sagen, sie sei das Maß für alles, gerade weil sie weder größer noch kleiner ist. Wie hoch erhaben bist du, Herr, über allem, wie machst du dich klein zugleich, da du in allem bist. Außerhalb deiner gibt es nichts, alles in dir ist nichts anderes als du.

Nikolaus von Kues, zitiert bei Oehl, *Deutsche Mystikerbriefe*, in: Schellenberger. *Gib deiner Seele Flügel. Mystische Augenblicke für jeden Tag*, S. 143.

DAS THEMA Es gibt Zeiten, da zeigen sich im Inneren eines Menschen viele Möglichkeiten und Ideen, die vage bleiben, weil sie nicht den herrschenden Begriffen und Vorstellungen der Umgebung, dem sogenannten Zeitgeist, oder der kulturellen Herkunft entsprechen. Das Denken, dem dieses Innere begegnet, ist nicht der Geist, der das Innere bewegt und inspiriert. Es gilt, durch geduldige Arbeit am Detail, an den einzelnen Begriffen, Zeichen, Verhaltensregeln und sozialen Vorgehensweisen die Kluft zu überwinden und eine Anpassung zu erzielen, die dem Inneren Türen nach außen öffnet. Die Zeit der großen Änderung ist noch nicht da. Aber es gelingt das Einwirken im Kleinen, wenn die Arbeit am Detail nicht gescheut wird. Das Denken ist die gemeinsame Basis, die Menschen verbindet. Findet man das richtige Wort, so erzielt man Resonanz und geht durch die Tür, die sich geöffnet hat.

DIE METHODE Sorgfalt ist kein Endergebnis, sondern ein kontinuierlicher Prozeß. Sorgfalt kann gelernt werden, sie ist keine Naturbegabung. Die Verachtung der Sorgfalt als etwas, das zu klein und banal ist, um Größe zu entwickeln, ist ein Lernfehler, der sich oft von Generation zu Generation fortpflanzt. Der Geniekult verführt dazu, das Besondere wertzuschätzen, statt die Details und den detaillierten Aufbau zu beachten. Um diesen unbewußten Prozeß der fortschreitenden Verachtung zu stoppen und umzukehren, gilt es, wie beim Beispiel des Fächers, die Falten in der Vielfalt lieben und schätzen zu lernen. Sorgfalt bedeutet nicht, am Detail hängenzubleiben. Der große Schwung und Bogen umfaßt das kleinste Detail, das darin aufgehoben bleibt. Der spätmittelalterliche Philosoph Nikolaus von Kues betonte, daß sich in Gott das Kleinste und das Größte treffen.

DER FALL Bei uns zu Hause galt nur das Geniale, alles andere war banal. Ich bin aufgewachsen in einer Familie der Genies, erzählt Gunter, das heißt, das Geniale betraf vor allem meinen Vater, den Dichter. Seine Vergeßlichkeit wurde immer verziehen, obwohl sie viele Umstände machte und erhebliche Mehrarbeit von seiten der anderen Familienmitglieder verursachte. Ich als einziger Sohn übernahm diese Allüren, aber ich war leider nicht genial, was mein Werk betraf. Nur der Anspruch blieb – das war eine ziemliche Belastung für alle, die mit mir auszukommen versuchten. Ich wollte nicht von meinem hohen Roß herunterkommen, ich wollte mich nicht gemein machen, mir nicht die Sorgfalt der Handarbeitslehrerin meiner Schwester aneignen. Sorgfältig werden hieß für mich, die Vision auf das Große und Einzigartige zu verlieren, mich in der banalen Vielfältigkeit zu zerstreuen.

Es half mir, von der mystischen Sicht des Nikolaus von Kues zu lesen: Da war ein Mann, philosophisch herausragend, politisch einflußreich und offensichtlich von großer Lebensweisheit und Einsicht. Ich fand in seinen Schriften die Anspielung sowohl auf das Große wie auf das Kleine wie auch auf den Bogen, der alles umfaßt. So kam ich dazu, die Sorgfalt zu meiner täglichen Lebensdisziplin zu machen. In diesem Lernprozeß galt es, einfach alles, auch das Kleinste zu beachten, die geringste Besorgung als Aufgabe zu nehmen. Alles ist von Bedeutung, sage ich mir dabei immer wieder, und schließlich hat sich meine Aufmerksamkeit besonnen – sie sorgt sich nicht, aber sie nimmt viel mehr wahr.

10. Sich optimal zu präsentieren erfordert Flexibilität;
Spielsystem

DAS ZEICHEN Oben der Himmel, unten der See.

DAS BILD Der weite Himmel über dem kleinen See in der Weite der Landschaft – eine malerische Idylle, wenn sich die Verhältnisse harmonisch gestalten.

DAS THEMA Es geht darum, sich in die Verhältnisse einzuordnen. Wer in der Position der Stärke ist, braucht für sein Auftreten keine besonderen Spielregeln zu beachten, denn die Wirkung des Handelns aus der Übermacht regelt sich von selbst. Wer jedoch in einer untergeordneten, abhängigen und schwächeren Position ist, braucht

Heiterkeit und eine besondere Fähigkeit, geschickt mit Macht, Autorität und Hierarchien umzugehen. Wichtigste Voraussetzung ist, die eigene Position einordnen zu können und diese anzuerkennen – statt sie nicht zu beachten oder sie zu verleugnen. Es ist eine Kunst, sich in eine gegebene Ordnung einzufügen und die Spielregeln zu beherrschen. Nur so kann Souveränität erreicht werden. In den sozialen Systemen gelten die Regeln einer hierarchischen Ordnung: die alten Systeme machen den neuen Platz, doch innerhalb eines Systems selbst kommt den Älteren der Respekt und die liebevolle Anerkennung der Jüngeren zu. Nur so können Systeme funktionieren. Auch im Seelenhaushalt gibt es eine solche hierarchische Ordnung – wird sie beachtet, so ergibt sich daraus Ausgeglichenheit und Ruhe. Das kleine Ich ordnet sich der geistigen Übermacht des Göttlichen unter und findet seinen Platz, seine Aufgabe im Leben. Es maßt sich nichts an, will nicht alles bewältigen, sondern kann auch geschehen lassen. Der Wahn der Allmacht und Machbarkeit hingegen ist ungesund, weil er belastet und erschöpft.

DIE METHODE Im Spiel können wir erfahren, welcher Platz in einem System uns zukommt. Im I Ging geht es bei diesem Zeichen um das Auftreten der jüngsten Tochter (der See) gegenüber dem Vater (der Himmel). Der Himmel repräsentiert das Schöpferische und den Ursprung, der See hingegen repräsentiert die heitere Leichtigkeit, die die richtige Einstellung mit sich bringt. Mit Heiterkeit die eigene Position im Alltag, in der Familie, in der Arbeit, in der Gesellschaft zu betrachten, schafft jene Flexibilität, die in der Präsentation des eigenen Anliegens Erfolg verspricht.

DER FALL Dany arbeitet als Werbetexter in einem Team. Als Vertreter der Kreativität meint er, ihm komme die letzte Entscheidung bei der Annahme oder Ablehnung seiner Vorschläge zu. Er muß sich jedoch immer wieder vom Geschäftsführer und der Buchhaltung vorrechnen lassen, daß seine Angebote nicht realistisch sind und der Nachfrage des Marktes nicht entsprechen. Dany plant deshalb, sich später einmal selbständig zu machen. Seine Zeit im übergeordneten Arbeitssystem des Teams – seine erste Anstellung – jedoch nutzt er, sich in Flexibilität und Heiterkeit zu üben.

11. Es gibt Lösungen, bei denen alle gewinnen können; Meditation

DAS ZEICHEN Oben die Erde, unten der Himmel.

DAS BILD Der Himmel auf Erden.

DAS THEMA »Der Himmel auf Erden« ist eine alte Wunschvorstellung der Menschen; es ist ein Sinnbild, ein Leitbild, das die Kulturen immer wieder inspiriert hat. Im I Ging heißt es: Himmel und Erde begegnen sich und vereinigen ihre Wirkungen. Das heißt, es findet ein Austausch zwischen entgegengesetzten Polen statt, zwischen innen und außen, zwischen Ideen und Verwirklichung, zwischen Notwendigkeiten und Möglichkeiten, zwischen Gesetzen und ihrer freien Auslegung, zwischen Regeln und Ausnahmen, zwischen Altem (oben) und Neuem (unten). Für die Gesundheit eines Menschen ist der Austausch zwischen der Person, dem Subjekt, und ihrem Umfeld, den objektiven Anforderungen, von entscheidender Bedeutung. Findet kein Austausch statt, kann kein Wachstum, keine Entwicklung geschehen. Ein Umfeld, das nicht durch persönliches Engagement belebt wird, erstarrt, wird steril, bietet keine Lebenschancen. Durch Austausch ergeben sich Lösungen, bei denen alle Beteiligten einen Gewinn verzeichnen, da der Zustand der Lösung selbst für alle von Vorteil ist. So ergibt sich innerer und äußerer Friede. Ein gewinnendes Wesen im Umgang mit anderen öffnet Türen. Gewinnende Lösungen sind ein reizvolles Ziel – die Reize sprechen für sich, das Ziel muß nicht verordnet werden, sondern zieht von selbst an.

DIE METHODE In der Meditation kann das Ziel der gewinnenden Lösungen angestrebt werden, indem alle Beteiligten innerhalb des Organismus mit einem inneren Lächeln bedacht werden – dem Magen zulächeln kann sich in einer Beruhigung auswirken und das Leben versüßen, den Lungen zulächeln kann das Gefühl für innere Freiheit mit jedem Atemzug unterstützen, dem Herzen zulächeln gibt neuen Mut.

DER FALL Eberhard ist Körpertherapeut und Masseur. Er hält nicht viel davon, seine Klienten mit Worten überzeugen zu wollen. Er stellt sich bei seinen Behandlungen vor, mit seinen Händen das innere Lächeln in das Gewebe hineinzubringen und sich verbreiten zu lassen, dabei erzielt er erstaunliche Wirkungen, jedoch auf sanfte Weise. Es ist, wie wenn er sich mit dem Körper des Klienten verbündet hätte, um den Eigensinn des Ich zu überzeugen, daß es bessere Arten des

Umgangs mit sich selbst gibt als die der unversöhnlichen Härte und einer tiefsitzenden Abneigung. Durch die Behandlung geschieht Austausch, auf einer unbewußten, energetischen, körperlichen Ebene. Alles kommt in Fluß. Friede stellt sich ein. Selbstliebe ist das Ergebnis, wobei diese neue Liebe nicht nur das betrifft, was bislang als liebenswert eingeschätzt wurde, sondern alles mit einschließt, was einem im Austausch begegnet.

12. Auszeiten wollen anberaumt werden; Ritual

DAS ZEICHEN Oben der Himmel, unten die Erde.

DAS BILD Oben der Himmel, unten die Erde – alles ist an seinem Platz. Man möchte meinen, dies sei der wahre Zustand der Ausgeglichenheit und des Friedens. Im I Ging jedoch wird darauf hingewiesen, daß sich aus einer Situation, in der alles zur Ruhe gekommen ist, eine Stockung ergibt.

DAS THEMA Die »heile Welt« entpuppt sich als sterile Welt. Es scheint so, als wäre alles in Ordnung, doch es ist keine lebendige Ordnung, die den Beteiligten guttut. Wenn alles an seinem Platz ist, gibt es keinen Spielraum mehr. Wenn eine Ordnung zur Ordentlichkeit verkommt, nimmt die Lust am Austausch ab und die Positionen werden fixiert. Das wiegt die Beteiligten in einer trügerischen Sicherheit. Doch belebender wäre es, sich auf die Ungewißheit des Lebens einzulassen. Das Zeichen ist eine Aufforderung dazu, sich den Spielraum zurückzuerobern, indem man Auszeiten einplant, indem man sich erlaubt, die alltägliche Sicherheit und Ordnung aus einem inneren Abstand zu betrachten. Durch die weitere Perspektive erscheinen alle Sicherheiten als brüchig, doch durch die Bejahung des ständigen Wechsels kommt die tot geglaubte Lebendigkeit zurück.

DIE METHODE Das Ritual besteht darin, die Momente des trügerischen Friedens zu erkennen und sich davon nicht hypnotisieren zu lassen. Statt dessen einen Schritt aus dem Trott tun. Das Muster der Gewohnheiten unterbrechen. Etwas ganz anderes tun. Im I Ging heißt es: Der Edle besinnt sich auf seinen inneren Wert. Er macht sich von der äußeren Sicherheit nicht abhängig, er traut dem Frieden nicht. Zeiten der äußeren Bewegungslosigkeit lassen sich dazu nutzen, den inneren Bewegungen zu folgen. Manchmal gibt es nichts Dringendes draußen, nichts, was Druck macht. Wenn der Druck nachläßt, sollte man also Auszeiten anberaumen, sich den Raum nehmen, um sich dem Wichtigen im Inneren zuzuwenden. Genau das macht ein erfolgreiches Zeitmanagement aus.

DER FALL Anita ist Hausfrau. Sie erzählt: Ich bin nur eine Hausfrau. Mein Mann verdient. Man möchte nicht meinen, wie viel Arbeit so ein Haushalt schafft, es ist ein 24-Stunden-Job. Es gibt keine Tür, die ich hinter mir zufallen lasse. Ich bin ja immer in meinem eigenen Haus, und die Tür gehört zum Haus. Mein Mann sagt immer, das wären wohl die Hormone. Er versteht nicht, was mich streßt. Aber er sieht die Symptome: gefleckte Haut, Atem, der unregelmäßig geht. Er spürt, daß es mir nicht gutgeht. Manchmal sagt er dann: Laß uns irgendwohin fahren. Aber daraus wird nichts. Immer kommt etwas dazwischen. Immer ist irgend etwas anderes wichtiger. Ich muß mich um mich selbst kümmern, das habe ich gelernt, ich kann nicht auf etwas von außen hoffen, ich muß es selbst tun. Immer wenn ich merke, daß sich die Symptome wieder ankündigen, und ich meinen Mann schon innerlich sagen höre: Das sind die Hormone, mein Liebling!, dann weiß ich, es ist soweit, ich muß etwas für mich tun, denn es sind nicht die Hormone und auch nicht mein Mann, die etwas damit zu tun haben (zumindest nicht direkt), sondern der Druck, den ich mir selbst mache. Ich sage mir selber vor, wie bedrückt ich bin. Und zur Abwechslung sage ich mir dann selbst einmal das, was mein Mann immer wieder gesagt hat: »Weißt du was? Laß uns doch irgendwohin fahren.« »Ja Schatz«, sage ich mir dann selbst, »du hast völlig recht!« Und ich mache einfach etwas, wozu ich Lust habe. Es ist nichts Großes, nichts Besonderes, nichts, was ich mir überlegt hätte und was man lange vorher schon planen müßte. Manchmal gehe ich nur vor die Tür. Wenn ich vor die Tür gehe, höre ich sie von außen zufallen. Und schon bin ich draußen. Wenn ich dann wieder hinein gehe, ist es anders – nicht alles ist anders, und nicht ganz anders, aber in mir hat sich etwas verändert. Ich weiß dann: Es gibt sie noch, die Freiheit.

13. Zugehörigkeit schafft Orientierung; Trance

DAS ZEICHEN Oben der Himmel, unten das Feuer.

DAS BILD Die Luft des Himmels strebt nach oben, ebenso wie die Flamme des Feuers. Dennoch sind beide Elemente verschieden. Im

Zusammenwirken jedoch vereinen sie ihre Kräfte und schaffen Ergebnisse ihres Wirkens, die ihre einzelnen Anstrengungen weit übertreffen.

Das Leben führt den Menschen auf bunt verschlungnem Pfade.
Gehemmt wird des Laufes Kraft, dann geht es wieder gerade.
Mag der Sinn in Worten sich ergießen,
Oder sich das Wissen in Schweigen verschließen,
Wo zwei Menschen sich einig sind im Herzen,
Da brechen sie die Kraft von Eisenerzen.
Wo zwei Menschen sich im Herzen ganz verstehen,
Sind ihre Worte süß und stark, wie Duft von Orchideen.
Kungtse

DAS THEMA Synergie kann nur entstehen, wenn alle Beteiligten für ein gemeinsames Ziel arbeiten. Das innere, untere Zeichen ist durch das Feuer gekennzeichnet, das bedeutet Klarheit. Das äußere, obere Zeichen ist durch die Schöpferkraft des Himmels ausgewiesen, das zeigt sich in der Stärke: Sich zugehörig fühlen und sich zu seiner Zugehörigkeit bekennen zeigt nicht Schwäche, sondern Stärke, denn es beruht auf einer inneren Klärung der Verhältnisse und Klarheit. Es geht um Zugehörigkeit. Sich zugehörig zu fühlen reicht nicht: Man muß Farbe bekennen, sich erklären. Zugehörigkeitserklärungen bringen Klarheit über den eigenen Stand innerhalb der Gemeinschaft, nur so ist die Ausrichtung auf das Gemeinsame möglich. Dazu verhilft die Besinnung auf den Allgemeinnutzen, nur so sind auch schwierige Aufgaben zu bewältigen.

DIE METHODE Trance ist für den Schamanen das Mittel der Standortbestimmung – nicht nur seiner selbst, sondern auch für die Beteiligten eines sozialen Systems. Selbst im modernen Alltag verhelfen geführte Trancereisen dazu, eine innere Landkarte zu erstellen. Die Verzeichnung des eigenen Lebensverlaufs, die Bewußtmachung der eigenen Entwicklung ermöglichen den Bezug auf das Gemeinsame, das verschiedene Menschen zusammenführt und vereint. Trance erkundet die großen Ziele der Menschheit und setzt sie in Zusammenhang mit der Natur und ihrer kosmischen Ordnung. Aus dieser Erfahrung der übergeordneten Zusammenhänge lassen sich wiederum gemeinsame Visionen entwickeln. Die Vorstellung, im selben Boot zu sitzen, fördert das Gefühl für Gemeinschaft und ist die Grundlage aller Bestrebungen nach ökologischer Bewußtwerdung.

DER FALL Eine Teilnehmerin eines Tiefenökologieseminars erzählt von ihrer Ablehnung jeder Zugehörigkeit, einem Relikt ihrer rebellischen Jugend, das sie sich weder bewußtgemacht noch verändert hat – bis jetzt. Sie hat die Heimatlosigkeit hochstilisiert und Heimatgefühle verachtet. Im Rahmen des Seminars erhält sie bei einer Trancereise die Gelegenheit, sich auf ein Experiment einzulassen. Sie reist in eine Situation, in der sie sich der Erde als Heimat verbunden fühlt. Sie steigt probeweise in eine Phantasie ein. Sie stimmt ihren Gefühlen, die im Zuge dieser Phantasie auftauchen, zu, denn sie weiß, daß es »nur ein Experiment«, »nur eine Trance« und nicht Realität ist. Doch dann ist sie von dem Erlebnis so berührt, daß es eine persönliche Realität erhält. Etwas in ihr möchte sich zugehörig, möchte sich einbezogen, verantwortlich und zuständig fühlen. Sie bringt es auf den Punkt: Sich zuständig fühlen gibt mehr Standfestigkeit im Leben.

14. Die Welt in ihrem Glanz wahrnehmen; Trance

DAS ZEICHEN Oben das Feuer, unten der Himmel.

DAS BILD Das Licht der Sonne wird durch keine Störungen in der Atmosphäre gestört. Alles erscheint in seinem natürlichen Glanz. Dieses Naturphänomen erscheint wie ein Geschenk und ist doch nur dem gegeben, der es zu schätzen weiß.

> *Der Himmel hilft den Hingebenden, die Menschen helfen dem Wahrhaftigen. Wer in Wahrhaftigkeit wandelt und hingebend ist in seinem Denken und dann noch die Würdigen hochhält, der wird vom Himmel her gesegnet. Er findet Heil, und nichts ist, was nicht förderlich wäre.*
>
> Konfuzius

DAS THEMA Die Sonne am Himmel scheint auf die Erde, bringt alles zum Vorschein: Das nennt man den »Besitz vom Großen«. Veränderungen entsprechen dem Zeitgeist, sie sind vom Schicksal bestimmt, und so hat alles seine Ordnung. Bescheidenheit ist angebracht angesichts der Veränderungen, die anstehen. Das nennt man bei uns, dem »Willen Gottes zu folgen«.

DIE METHODE Das Geheimnis einer überzeugenden Ausstrahlung liegt in der Fähigkeit, sich selbst ganz hingeben zu können. Alle Lebewesen haben ihren innewohnenden Glanz, es gehört zum Wesen ihrer Lebendigkeit. Doch nur wer den Blick darauf richtet und dieses Strahlen wahrhaben will, ist für diese Wirklichkeit aufgeschlossen. In der Meditation ist es möglich, sich bewußt darauf einzulassen, den Glanz in der Welt wahrzunehmen und daran teilzunehmen, so daß der Glanz auf einen übergeht und über die Grenzen des Körpers hinaus ausstrahlt.

DER FALL Maria schreibt für eine Frauenzeitschrift einen Artikel über Charisma. Wie können Frauen Charisma entwickeln? Nachdem sie viele Bücher durchgearbeitet hat, kommt sie zu der Einsicht, daß eine überzeugende und begeisternde Ausstrahlung das Gegenteil von dem ist, was sich Jugendliche heute antrainieren. Während es »in« ist, »cool« zu erscheinen, sich also in kühler Distanz zu üben, verlangt Charisma nach leidenschaftlicher Anteilnahme. Es ist ein feuriges Phänomen. Wie Augustinus sagt, kann nur derjenige andere entzünden, der selbst entbrannt ist. Wer sich von der Welt abschottet, verliert selbst an Glanz. Wer hingegen sich zu seiner Lebendigkeit bekennt, ist Teil eines einzigen großen Schwingungsfeldes.

Maria nennt es eine Meditation (statt einer Trance), um den Anteil der eigenen Entscheidungsfähigkeit zu betonen. Sie beschreibt, wie sie sich einen Raum voller Lichterglanz vorstellt und sich dort hineinversetzt. Sofort ist die Wirkung zu spüren, als hätten alle Zellen des Körpers nur darauf gewartet. Bei einiger Übung ist es möglich, sich das Strahlen auch dort vorzustellen, wo die Welt unfreundlich und grau erscheint. Die Vorstellung allein belebt und verändert zumindest den eigenen Zustand. Es ist wie ein Schutz, meint Maria. Und auf diesem Wege der bildhaften Vorstellungen, die ihre eigene Wirkung haben und sich in der Welt verwirklichen, kann ganz bewußt eine Ausstrahlung aufgebaut werden. Allerdings muß die Intention stimmen – wer Charisma als Mittel zur Macht einsetzt, wirkt unglaubwürdig.

15. Nicht mehr und nicht weniger: **Minimalismus der Mittel;** Systemisches Denken

DAS ZEICHEN Oben die Erde, unten der Berg.

DAS BILD Der Berg ist das Abbild der Erde in kleinem Format. Dem Berg, in dem Erdschätze verborgen sind, sieht man seinen Reichtum nicht an. Die Ebene ist begehbar, sie kann vermessen werden. Höhen und Tiefen sind ausgeglichen. Das Wort »Plan« kommt von dem lateinischen »planus«, d. h. »eben«. Die Ebene ist die ideale Projektionsfläche, sie kann begangen und durch das Gehen (*pianta* auf Italienisch heißt »die Fußsohle«) zu Fuß vermessen werden.

DAS THEMA Das Maß ergibt sich aus der Erfahrung des Abmessens, des Unterscheidens und Einschätzens – jeder kann für sich das eigene Maß herausfinden. Dazu bedarf es eines Feingefühls, das auf die kleinsten Unterschiede achtet. Meist bemerken wir Unterschiede erst dann, wenn sie sehr groß (geworden) sind. Hier geht es jedoch um minimale Unterschiede, die eine große, entscheidende Wirkung haben – der Tropfen, der das Faß zum Überlaufen bringt, ist ein solcher minimaler Unterschied, der Entscheidendes bewirkt. Der Minimalismus ist eine Kunstrichtung, aber auch eine Lebenshaltung: Es geht darum, nicht auf die großen, dramatischen und einschneidenden Veränderungen zu warten, sondern schon im kleinsten Ansatz die Muster der Veränderung zu erkennen. Diese Haltung bringt den Verzicht auf große Dramen und auf den Unterhaltungswert der durch Sensationen aufgebauten Spannung mit sich. Grundlage dieser Einstellung ist die Einsicht, daß sich alles ständig in Veränderung befindet und nichts so bleibt, wie es ist. Es gilt, den Strom der Veränderung in die gewünschte Richtung zu lenken, und deshalb ist es wichtig, ein Gespür für die Unterschiede zu entwickeln. Minimalismus erscheint vielen als zu »schlicht« – und tatsächlich ist die Wirkung auf alle Beteiligten die des Schlichtens: Die Unterschiede werden wahrgenommen, aber nicht aufgebauscht, nicht besonders hervorgehoben und mit Bedeutung versehen. Gleichmütigkeit als Zustand innerer Ausgeglichenheit lädt ein zur Besonnenheit und zum inneren Frieden, der eine Bereitschaft zum Friedenschließen auch in der Außenwelt zur Folge hat. Bescheidenheit ist eine andere Eigenschaft, die mit dem Minimalismus in Verbindung steht: Man möchte sich nicht mehr anmaßen, als einem zusteht – oder als man verdauen kann. Man besinnt sich auf das, was notwendig ist, und bemüht sich darum, maßzuhalten.

Bescheidenheit als Sparsamkeit der Mittel beruht auf der richtigen Einschätzung dessen, was gebraucht wird. Das Motto ist, nur so viel wie notwendig und nur so wenig wie möglich in Anspruch zu nehmen.

Mit dem »Gesetz der Natur« (mit dem Tao) zu gehen heißt, das Volle leer zu machen und dort aufzufüllen, wo die Leere danach verlangt.

> *So gelingt es dem Edlen, sein Werk zu Ende zu führen,*
> *ohne sich der Fertigkeit zu rühmen.*
>
> Kommentar zum I Ging von Richard Wilhelm.

DIE METHODE Systemisches Denken erzieht dazu, feinste Unterscheidungen zu treffen, Gegensätze auszugleichen, zu ebnen und zu vermitteln. Die Wertschätzung des Schlichten bewirkt eine Disziplin des Schlichtens. Das systemische Denken bezieht sich auf die verborgenen Zusammenhänge, die innerhalb eines Systems alle Teile sich miteinander verbinden lassen und jeden Teil wiederum mit dem Ganzen in Beziehung setzen. Diese Vernetzung ist unsichtbar und wirkt im Verborgenen.

Alles macht einen Unterschied. Es lohnt sich deshalb, die Unterschiede zu beachten. Die Haltung der Bescheidenheit erhebt keinen Anspruch auf Endgültigkeit, sondern will immer wieder überprüfen, unterscheiden, bemessen, einschätzen und sich in jedem Moment neu auf die Erde, auf den Boden, auf den Grund als Richtmaß und auf die jeweilige Situation und die Zusammenhänge beziehen. Das heißt, sich zu erden. Das heißt nicht, zu entsagen, sondern: keine überhöhten Ansprüche zu stellen, nicht zu unterfordern, nicht zu überfordern und doch in jedem Moment das Richtige von sich zu fordern. Das erfordert eine ständige hellwache Aufmerksamkeit.

Im Mikrokosmos der Persönlichkeit Stabilität durch Bescheidenheit anzustreben ist Ausdruck einer Haltung gesellschaftlichen Engagements. Der Mikrokosmos ist das Spiegelbild des Makrokosmos. Dort Veränderungen zu bewirken bewirkt Veränderung im Großen, auch wenn dies unsichtbar und für andere nicht nachvollziehbar geschieht.

DER FALL Steve ist ein Minimalist in seiner therapeutischen Arbeit. Keine Visionen, großen Ideen und keine Theorien konnten ihn davon abbringen, auf die minimalen Unterschiede im Verhalten seines Patienten zu achten. Er ließ sich einfach nicht beirren und verführen, er stieg nicht auf die Angebote der Begründungen und Erklärungen ein, die ihn hätten ablenken können. Er blieb beharrlich bei seiner Frage: Wann war es besser? Und was hat den Unterschied ausgemacht? Wie kam die Ausnahme, die durch den Unterschied bewirkt wurde, zustande? Und was müßte sich verändern, um diesen Unterschied öfter herbeizuführen? Dabei beobachtete er die Auswirkungen der Unterschiede – und die Auswirkung, die es hatte, sich mit Auswirkungen zu befassen. Ihn interessierten nur die Auswirkungen, ohne sich mit den Gründen zu befassen. Während ich neben ihm saß, breitete sich in mir ein Wohlgefühl der Schlichtheit aus, das mich immer noch begleitet, wenn ich es mir vergegenwärtige. Diese Begegnung hat mich zutiefst beeindruckt und geprägt.

16. Auf das horchen, das aufhorchen läßt; Ritual

DAS ZEICHEN Oben der Donner, unten die Erde.

DAS BILD Der Donner verschafft sich Gehör. Machtvoll scheint er aus dem Inneren der Erde selbst zu kommen. Er wirkt wie ein Trommelwirbel, ein Posaunenstoß, als wollte er den Auftakt angeben. Die Welt horcht auf in bereiter Spannung.

> *Wer dieses Opfer ganz verstünde, der könnte die Welt regieren, als drehte sie sich auf seiner Hand.*
>
> Meister Kung

THEMA Es geht um Gehorsam, jedoch nicht einen außen- und fremdbestimmten Gehorsam, sondern ein Hören und Horchen auf sich selbst. Es geht darum, auf die Zusammenhänge, auf den inneren Sinn zu horchen und sich dementsprechend auszurichten. Dabei kann man sich die Erde als gewaltigen Resonanzboden, die Atmosphäre als umfassenden Klangraum vorstellen. Alle Informationen, die an unser Ohr gelangen, sind nur ein Echo. Der Donner ist ein mächtiger Klang, der wie ein Trommelwirbel zum Aufbruch ruft. Die Erschütterung, die er auslöst, ist ein Aufruf, ein Weckruf. Die Persönlichkeit bietet sich als Klangraum und Resonanzboden dar; so wächst der Mensch über sich hinaus. Indem er die Schwingungen aufnimmt, kann er selbst in Schwingung geraten und den mächtigen Ton des Kosmos verstärken. Im Tanz, in der Musik, durch die rhythmische Bewegung des Körpers geschieht eine feierliche Überhöhung des Alltags, die Ausnahmen schafft und das Einerlei des Gewöhnlichen, die

Macht der Gewohnheiten, durchbricht. Musik und Tanz wurden seit jeher dazu eingesetzt, Widerstände, dunkle Gefühle und Spannungen aufzulösen.

DIE METHODE Das Ritual ist ein uraltes Mittel zur feierlichen Überhöhung des Alltags. In der Form des Festes wird rituell die Rückbindung des Menschen an die großen, übergeordneten Werte vollzogen, es wird wieder an das angeknüpft, was wirklich bewegt, begeistert und erfreut. Im Ritual werden Haltung, Geste, körperlicher Ausdruck zur Grundlage symbolischer Handlungen, die auf den Alltag Auswirkungen haben. Das Handeln auf der symbolischen Ebene macht das Wesen eines Rituals aus. Dabei kommt es vor allem auf das Wie und weniger auf das Was an. Das Ritual ist eine Form, und rituelles Handeln ist formales (formbestimmtes, nicht inhaltsbestimmtes) Handeln: Der Ton macht die Musik. Was Menschen begeistert, ist ein Hinweis auf den Geist, der sie bewegt.

DER FALL Lars, Anlageberater, sagt: Immer wenn ich einem potentiellen Kunden begegne, spreche ich ihn nicht auf das Geld an, das er investieren möchte, sondern auf das, was ihn begeistert, auf das, was er mit dem Geld realisieren möchte, auf seine Träume, Wünsche, Visionen. Ich verkaufe nicht Zahlen und Fakten, sondern Aussichten und Perspektiven. Das Geld ist nur die Basis – was wirklich bewegt, sind die Ideen. Ich sage mir: Immer wenn die Leute von Geld reden, das sie anlegen möchten, suche ich nach der Idee, die zu realisieren sie nicht einmal im Traum zu denken wagen. Ich horche auf das, was sich hinter den Worten verbirgt.

17. Auf der Suche nach Leitbildern und Visionen;
Prozeß

DAS ZEICHEN Oben der See, unten der Donner.

DAS BILD Im Herbst zieht sich die Kraft des Wachstums wieder in die Erde zurück und ruht als Potential im Verborgenen. Die Kraft des Donners ist eine Erinnerung, die Bilder vergangener und zukünftiger Möglichkeiten hervorruft. Die spiegelnde Oberfläche des Sees ist Zeuge.

DAS THEMA Um eine Nachfolge zu erreichen, muß man sich anzupassen verstehen. Was steht an? Was will sich zeigen? Was ist wirklich von Bedeutung? Was wird gebraucht? Das Ältere beugt sich dem

Jüngeren. Ältester Sohn (Donner) folgt der jüngsten Tochter (See). Die Persönlichkeit nimmt das Altwerden ihrer selbst wahr und richtet sich nach dem Neuen in der Gesellschaft aus, statt auf den eigenen Gewohnheiten zu beharren.

DIE METHODE Bei einer notwendig gewordenen Veränderung, die eine alte Ordnung durch eine neue ersetzt, muß der Prozeß bei dem vorhandenen Potential ansetzen. Als zugrundeliegende Einheit vereint es das Alte und das Neue. Nur so kann das Neue wirklich Kraft gewinnen und zu einer überzeugenden Gestalt bzw. Gestaltung gelangen. Aus dem Potential erwachsen die Visionen. Die tragende Energie ist die gleiche, nur die Form muß sich wandeln.

DER FALL Erwin ist 18, beginnt bald zu studieren und verläßt sein Elternhaus. Die Entscheidung ist ihm nicht leicht gefallen, denn er hängt an seiner alleinstehenden Mutter, die nun allein das Haus bewohnen wird, in dem er sich so wohl und geborgen gefühlt hat. Einerseits empfinden beide diesen »künstlichen« Abschiedsschmerz als unnötig und ärgerlich; andererseits sind beide zutiefst überzeugt, daß es richtig ist, zu einer neuen Lebensform zu finden. Sie wollen die verbleibende Zeit miteinander genießen und geben ihrer besonderen Mutter-Sohn-Beziehung durch eine gemeinsame Reise noch einmal Ausdruck. Während sie durch die Provence reisen, festigt sich das Gefühl für das Gemeinsame. Durch den ständigen Wechsel von Orten wird die Reise zugleich zu einer Einübung in die Veränderlichkeit des Lebens und die damit einhergehenden Herausforderungen.

18. Jeder Neuanfang sollte radikal und gleichzeitig sensibel sein; Meditation

DAS ZEICHEN Oben der Berg, unten der Wind.

DAS BILD Wenn der Wind unten am Berg weht und ein Tiefdruckwetter herrscht, so wird die Saat verdorben. Auch Stimmungstiefs und Depressionen schaden der allgemeinen Einstellung. Es gilt, ganz von vorne anzufangen, um die Atmosphäre zu reinigen.

> *Arbeit am Verdorbenen: Was durch Schuld des Menschen verdorben ist, kann durch Arbeit von Menschen wieder gutgemacht werden.*
>
> Kommentar zum I Ging von Richard Wilhelm.

DAS THEMA Es geht um einen radikalen Neuanfang. Dieser ist notwendig geworden, weil ein unhaltbarer Zustand eingetreten ist. Im Mikrokosmos haben »sanfte Gleichgültigkeit«, im Makrokosmos »starre Trägheit« den »Zustand des Verdorbenen« hervorgebracht. Solche Zustände sind als Folge des Mißbrauchs menschlicher Freiheit zu verstehen. Jeder Neuanfang steht im Zeichen der Freiheit. Der Mensch ist frei, sich zu entscheiden. Wenn er sich falsch entschieden hat und seinen Fehler einsieht, steht es ihm frei, sich neu zu entscheiden. Eine solche grundlegende Entscheidung muß am Anfang eines Neuanfangs stehen, um diesen sowohl radikal als auch sensibel zu gestalten. Radikal insofern, als direkt an der Wurzel angesetzt wird. Sensibel in dem Maße, als man sich der ursprünglichen (radikalen) Bedürfnisse bewußt wird. Sensible Radikalität und radikale Sensibilität wirken sich durchgängig und total aus, nichts kann davon ausgenommen werden. Die Veränderung, die eintritt, betrifft alles und alle. Selbstmitleid vergeudet die Kräfte. Es gilt, beherzt an die Arbeit zu gehen, energisch durchzugreifen und alle Energie in die Neuorganisation zu investieren.

DIE METHODE Durch Meditation kann eine Disziplin der Sensibilisierung geschult werden: Sensibel zu sein heißt, sich empfänglich zu machen für das, worauf es ankommt (»sensible« bedeutet auf Englisch »vernünftig«, d.h. einsichtig und für alle einsehbar).

DER FALL Neuanfänge sind im Geschäftsleben keine Seltenheit, und oft werden sie begleitet durch Veränderungen, die alle Beteiligten empfindlich treffen können. Für solche Situationen wurde das »Changemanagement« entworfen. Hans hat öfter Aufträge, die ihn mit der Aufgabe betrauen, die Veränderung im Betrieb (z.B. durch Fusion zweier Unternehmen) sowohl radikal als auch sensibel zu begleiten.

Die Anleitung zur Meditation als Form der persönlichen Besinnung vermag nicht die entstandenen Schäden und die bestehenden Mißstände zu beheben. Meditation erhebt nicht den Anspruch der Magie, aber sie kann die Haltung verändern und damit ein Mittel zur Problembewältigung an die Hand geben. Hans hat nach anfänglichem Sträuben gute Erfahrung mit den Meditationen zum Thema »radikal und sensibel« gemacht. Viele Teilnehmer seiner Seminare berichteten über eine einschneidende Veränderung in ihrem Lebensstil – auch wenn das persönliche Leben infolge der wirtschaftlichen

Neuorganisationen durch Entlassungen und Umschulungen geprägt wurde.

19. Der Aufbruch braucht Struktur; Ritual

DAS ZEICHEN Oben die Erde, unten der See.

DAS BILD Der See wird von der höherstehenden Erde umgeben, so ist seine Form gewahrt. »Hineinwachsen in die Form«.

DAS THEMA Es geht um ein »Großwerden«, das als Zeichen für hoffnungsfrohen Fortschritt die Gunst der Zeit ausdrückt. Im Frühling ist eine solche Zeit des Aufbrechens, Wachsens und des Gedeihens gegeben. Im übertragenen Sinn heißt das: Die persönlichen Phantasien eines Menschen werden durch glückliche Umstände in eine Form gebracht, in der sie über den persönlichen Bereich hinaus wirken und sich in großem Rahmen verwirklichen können. Hier geht es nicht um banale Vorlieben und Eigenheiten, sondern um tiefgreifende Wünsche und Lebensträume. Die glücklichen Umstände nähren solche Visionen, sie unterstützen die Hoffnung, geben Rückendeckung und Halt. Sie geben die nötige Struktur, die jeder Aufbruch braucht, um nicht die Kräfte zu erschöpfen und das Unternehmen im Sand verlaufen zu lassen.

DIE METHODE Das Ritual ist in dem Moment wirksam, wenn die Umstände einen Fortschritt ermöglichen. Das Ritual erzieht zum einen zur Fähigkeit, diese Umstände zu erkennen, zum anderen sorgt es für eine grundsätzliche Bereitschaft, die Gelegenheit nutzen zu wollen.

DER FALL Eliza, Designerin, sagt: Jeder Auftrag ist eine Herausforderung. Die Ideen kommen nicht von selbst, und sie sind auch nicht gleich da, wenn sie gebraucht werden. Dir wird schon etwas einfallen, sagen meine Freunde, dir ist immer noch etwas eingefallen. Aber manchmal fühle ich mich überfordert, der Anspruch wird zu groß. Ich frage mich, ob die Einfälle etwas sind, was ich als selbstverständlich annehmen und erwarten kann. Ich habe ein Ritual entwickelt, um den Erwartungsdruck zu vermindern und mich in eine »lässige Stimmung« hineinzuversetzen. Lässig zu sein ist schwer angesichts von Ehrgeiz und Pflicht. Da will man nichts dem Zufall überlassen. Alles soll kontrolliert werden, alle Kräfte müssen genutzt, eingesetzt, verbraucht werden – schließlich will man sich ja hinterher nicht sagen, man habe die Sache aus eigener Schuld vermasselt. Aber so geht es nicht mit den Ideen, sie lassen sich nicht erzwingen. Also rede ich mir gut zu, immer wenn so ein Auftrag hereinkommt und die Spannung zunimmt: Werde ich ihn erfüllen können? Dann sage ich mir selbst: Alles kommt von selbst. Oder es kommt eben nicht. Und ich stelle mir vor: Die Zeichen stehen günstig, sie sprechen für Aufbruch. Es ist Frühling! Auch wenn es draußen schneit oder die ersten Herbststürme wehen, sage ich mir: In mir ist es Frühling, denn Frühling ist die Zeit, in der die Aufträge vergeben werden, unabhängig vom Wetter. Ich versetze mich in eine Frühlingsstimmung. Ich weiß, daß nicht alle Samen auf fruchtbaren Boden fallen, aber ich vertraue mehrere Samen dem Wind an, der sie verstreut. Ich versteife mich nicht auf eine Idee, die ich bis zum Ende ausarbeite, sondern ich lasse meiner Phantasie freien Lauf. Ich mache mehrere Skizzen mit flüchtigem Strich, ich halte mich bei keinem Entwurf allzu lange auf. Ich gehe viel spazieren, das hält mich fit, nicht nur körperlich, sondern auch im Kopf. Ich rieche die Erde, ich weiß, daß ich mich auf sie verlassen kann, sie wird mich immer auffangen, wohin auch immer ich falle. Ich versteife mich auf nichts, ich bleibe weich in den Knien. Immer wenn ich einen Auftrag bekomme, dann nehme ich also die Herausforderung an, bleibe geduldig und bei mir, lasse die Form sich zeigen, statt sie zu erzwingen.

20. Die Weisheit kennt keine Grenzen; Meditation

DAS ZEICHEN Oben der Wind, unten die Erde.

DAS BILD Der Wind geht über die Erde hin. Das ist das Bild der Betrachtung. So besuchten die alten Könige die Weltgegenden. Der Wind kommt überall hin. Er verbreitet die Samen. Die Weisheit ist ohne Grenzen, sie muß jedoch auf fruchtbaren Boden fallen. Eine wirkungsvolle Führung baut auf Vertrauen, Empfänglichkeit und Lernbereitschaft auf. Das Bild ist das eines Turms, mit einem weiten Blick auf den Horizont. Umgekehrt kann der Turm, auf einem Berg stehend, auch von weitem gesehen werden. Obwohl sich das Licht im Herbst zurückzieht, ist es von einer ungeheuren Intensität. Die Farben sind von einer besonderen Leuchtkraft und Klarheit, alles scheint davon durchdrungen.

DAS THEMA Der Umgang mit äußeren Umständen, die von Veränderung und Wechsel geprägt sind, hängt von der eigenen Sensibilität, von der persönlichen Offenheit und von der Bereitschaft ab, sich der Atmosphäre auszusetzen, um die bestimmenden Faktoren zu begreifen. Nicht nur im Herbst des Lebens fällt dem einzelnen die Aufgabe zu, den Zeitgeist und das allgemeine Denken zu erfassen. In allen Lebenslagen hat die Reflexion die wichtige Funktion, auf das Leben zurückzuschauen, um vorzuplanen. Es geht darum, zwischen Zukunft und Vergangenheit die eigene Mitte zu finden. Geistige Ermittlungen betreffen den eigenen Platz in der Welt. Durch Reflexion erfährt das Bewußtsein eine Weitung und Erhellung. Das Leben wird intensiver, der Blick schärfer, das Herz weicher.

DIE METHODE In der Meditation geht es darum, sich eine innere Position, Instanz und Perspektive zu erarbeiten, die den Blick über die Grenzen des Bekannten und Gewohnten hinausschauen lassen. Dazu kann man sich rituell immer auf denselben Platz setzen und sich vorstellen, sich in einem Kreis der gesammelten Kräfte und eines unbegrenzten Körperwissens niederzulassen, die Kräfte und das Wissen nicht besitzen zu wollen, sondern sich davon berühren und bewegen zu lassen.

DER FALL Rita ist Psychotherapeutin und beginnt ihre Erstgespräche mit einer Minute der Ruhe. So kann nicht nur sie selbst, sondern auch ihr neues Gegenüber zu sich kommen, sich sammeln. Bei jedem neuen Gesicht, das ihr begegnet, fragt sie sich, ungeachtet der einzelnen Symptome und der jeweiligen Leidensgeschichte, die die Person in ihre Praxis geführt haben, welches Wissen, welche Weisheit, sich aus ihrer Lebenserfahrung gebildet hat. Dabei kann es gut sein, daß diese Weisheit ihr selbst verborgen geblieben ist. Rita fordert in der Therapie dazu auf, sich auf dieses Potential zu besinnen und aus dieser Perspektive heraus das Leben zu betrachten. Sie stellt einen leeren Stuhl bereit und nennt ihn den Turm: Von dort kann man in die Weite über die engen Grenzen hinaussehen, allerdings ist man dort, in dieser Turmposition auch exponiert und weniger geschützt, als man dies innerhalb der gemütlichen Winkel des Bekannten wäre. Sie sieht in der Patientin oder dem Patienten dieses Potential, auch wenn jene selbst es vielleicht noch nicht als Potential der Weisheit, einer verborgenen Weisheit, wahrgenommen haben.

21. Die Kunst, mit Problemen fertigzuwerden; Prozeß

DAS ZEICHEN Oben das Feuer, unten der Donner.

DAS BILD Das chinesische Zeichen wird interpretiert als ein offener Mund, in dem ein Hindernis steckt, ohne daß dieses in einem geschluckt werden könnte. Und darum geht es: Beißen und gründliches Kauen hilft, auch mit großen Brocken fertigzuwerden und sie in nahrhafte Speise zu verwandeln. Beißen und Kauen sind Anzeichen einer gesunden, erwachsenen Art, Speise aufzunehmen und umzuwandeln. Dasselbe gilt für Probleme und Herausforderungen. Während Babys und kleinen Kindern alles vorgekaut und in löslicher Form eingeflößt wird, sind die Zähne der größeren Kinder und der Erwachsenen dazu da, die Nahrung durchzubeißen, zu zerkleinern und auf diese Weise damit fertigzuwerden.

Bei diesem Zeichen wird aufgrund des Verhältnisses von Feuer und Donner auch von reinigendem Gewitter gesprochen. Sie tragen dazu bei, Klarheit zu erlangen und dadurch mit Hindernissen klarzukommen. Die Klärung der Verhältnisse erleichtert die Einordnung in der Gesellschaft und in der Welt. So entsteht Verantwortungsbewußtsein.

> *Der unbewußte Mensch schämt sich nicht der Lieblosigkeit und scheut sich nicht vor Ungerechtigkeit. Wenn er keinen Vorteil winken sieht, so rührt er sich nicht.*
> *Wenn er nicht eingeschüchtert wird, so bessert er sich nicht.*
> *Doch wenn er im Kleinen zurechtgewiesen wird, lernt er, Achtung dem Großen entgegenzubringen, und das ist für ihn ein Glück.*
>
> Kungtse

DAS THEMA Feuer ist weich und symbolisiert den weichen Faktor der Beziehungsgestaltung, Donner ist hart und symbolisiert den harten Faktor der Sachzwänge. Doch Klarheit und Weichheit wären zu schwach, um eine Veränderung zu bewirken. Es kommt darauf an, das richtige Maß des Zusammenwirkens zu ermitteln und angemessen mit den Herausforderungen umzugehen. Dazu bedarf es der Betrachtung von Ursache und Wirkung. Wie hängt das eine mit dem anderen zusammen? Gesetze beruhen auf der Einsicht, daß alles, was man tut oder nicht tut, eine Auswirkung hat. Nichts bleibt ohne

Folgen. Es ist für uns Menschen nicht möglich, uns außerhalb der Gesetze der Kausalität zu stellen. Doch wenn diese Gesetze berücksichtigt werden, entsteht ein Sinn für Gerechtigkeit. Dies erst führt zu Schuldeinsicht und Schuldfähigkeit. Da soziale Systeme durch Gesetze geregelt werden, werden diese in der Erziehung vermittelt. Die Verbindung von Gesetz und Bestrafung schafft Klarheit, doch soll die Strafe nicht Schaden zufügen, sondern dazu anleiten, aus Fehlern zu lernen.

Probleme können als »Rechtsfälle« angegangen und gelöst werden, indem man sich überlegt: Welche Gesetze wurden verletzt? In manchen Religionen (so etwa in der jüdischen Tradition) wird von der Strenge Gottes gesprochen. Dieser Aspekt des Göttlichen fördert die Einsicht in die Zusammenhänge. Auch im Alltag entstehen durch Kurzsichtigkeit, Verblendung und Blindheit viele Probleme, die leicht vermieden hätten werden können.

Besonders im Zusammenhang mit ökologischen Gesetzen, deren Nichtbeachtung beträchtliche Schäden verursachen kann, ist es von großem Nutzen, die Folgen des eigenen Handelns zu bedenken und deshalb die Auswirkungen bestimmter Entscheidungen und Aktionen im voraus absehen zu können.

DIE METHODE Das Fertigwerden ist eine Fähigkeit, die wesentlich zur Organisierung des Lebens beiträgt. Fertigwerden kann im doppelten Sinne verstanden werden, einerseits als das Einhalten einer vorgegebenen Zeitstruktur, andererseits als die Erfüllung eines gegebenen Arbeitspensums bzw. die Lösung eines gegebenen Problems. Nicht fertigzuwerden, sowohl was die Zeitvorgabe als auch das Problem oder Ziel betrifft, kann beträchtlichen Druck auf einen Menschen ausüben, gleichzeitig läßt sich das Fertigwerden aber lernen und üben.

Die beste Methode ist, kurz innezuhalten und aus dem Prozeß des Handelns auszusteigen, um das Ganze aus einem Abstand zu betrachten. Welches Bild des Ganzen (als Fertiges) ergibt sich dann? Welche Konsequenzen wird die Fertigstellung mit sich bringen, welche Veränderungen ergeben sich und welche Folgen lassen sich absehen?

Oft verhindert das Gefühl, unter Druck fertigwerden zu müssen, die Gelassenheit, sich Übersicht zu verschaffen. Das Innehalten und Aussteigen hingegen ermöglicht es, aus der Perspektive der Distanz das Ganze in seiner Fertigkeit (auch hier ist ein doppelter Sinn in dem

Wort verborgen) anvisieren zu können. Um diese Qualität des Gereiften und Fertigen zu erreichen, reicht es manchmal, die Ebene zu wechseln, z.B. anstatt das eine in einem gewaltsamen Ruck durchführen zu wollen, etwas anderes stellvertretend Schritt für Schritt zu erledigen, bissenweise es durchzukauen und zu verdauen. Dadurch werden die natürlichen Kräfte der Selbstorganisation im Körper angeregt, alles kommt wieder in Fluß. Aus dem inneren Abstand läßt sich erkennen, was zur »Fertigkeit« fehlt – und man kann erleichtert mit neuem Elan ans Werk gehen.

DER FALL Bernd ist Architekt und Städteplaner. Manchmal verliert er sich so sehr in seinen Plänen, daß er ganz im Machen aufgeht und sich eine Tunnelvision einstellt. Es ist, als habe er Scheuklappen und könne nichts mehr außerhalb seines eingeschränkten Sehfeldes beachten. So unterlaufen ihm Fehler, die sich berufsschädigend auswirken. Immer wenn er im »Feuer des Gefechts« das Gefühl für die Relationen verliert, macht er einen Stopp, auch wenn die Zeit noch so drängt. Er zwingt sich dazu, das Projekt nicht mit einem Ruck fertigstellen zu wollen, sondern macht einen Spaziergang, um in einen anderen Zustand zu kommen. Er bleibt so lange auf der Ebene des Spazierens, bis der Drang, das Projekt hinter sich zu bringen, nachgelassen hat. Aus dem inneren Abstand ergeben sich Klarheit und Ruhe, und mit Hilfe dieser inneren Fertigkeiten kann er besonnen auf die natürliche Beendigung des Prozesses setzen. Ohne sich verbissen gegen die eigene Natur wenden zu müssen, vertraut er auf seine Fähigkeit, Bissen für Bissen durchzukauen, um schließlich zurechtzukommen.

22. Mut zur Schönheit bewirkt Anmut und Eleganz;
Trance

DAS ZEICHEN Oben der Berg, unten das Feuer.

DAS BILD Das Feuer, das aus einem Berg herausbricht, macht die dramatische Schönheit eines Vulkans aus. Die gelungene Form ist bei jeder Vereinigung eine Notwendigkeit, wenn sie zu Ordnung und Ausgewogenheit führen soll.

Die Betrachtung der Formen am Himmel (Sonne, Mond, Sterne) verleiht die Fähigkeit, die Zeit und ihre wechselnden

Anforderungen zu verstehen. Die Betrachtung der Formen im Menschenleben verleiht die Möglichkeit, die Welt zu gestalten.

Kommentar zum I Ging von Richard Wilhelm.

Anmut: So verfährt der Edle bei der Klarstellung der laufenden Angelegenheiten. Streitfragen entscheidet er später.

Kungtse

DAS THEMA Das persönliche Bemühen um Schönheit und Formvollendung bringt eine zeitweilige Klärung, die jedoch nicht eine grundlegende Veränderung der Verhältnisse beinhaltet. Sind also Anmut und Eleganz Nebensache, eine Beigabe, auf die verzichtet werden kann? Die schöne Form (z.B. des zwischenmenschlichen Umgangs), die guten Manieren, die Höflichkeit, die Anmut der Bewegungen, die Eleganz des Auftretens – ist das alles nicht mehr als Gefälligkeit? Zwar prallen Anmut, Eleganz und Grazie an der Unerbittlichkeit der stabilen Formen (symbolisiert durch den Berg) ab, und die Ordnungen und Gesetze in der Wirklichkeit lassen sich nicht umkehren oder aufheben, aber sie können durch Schönheit abgemildert und erträglich gemacht werden. In den Religionen wird von der Gnade Gottes gesprochen – sie ist der Strenge und Gerechtigkeit entgegengesetzt. Die Gesetze werden durch die Gnade nicht aufgehoben, die Kausalität durch Anmut nicht abgeschafft. Dennoch ist Gnade der Strenge übergeordnet und überwindet die Grenzen, statt sich an sie zu halten. Zwar ist jede Begnadigung vorläufig, weil im Laufe der Zeit die Gesetze der Kausalität wieder zu wirken beginnen, doch Gnade vollzieht sich außerhalb der Kausalität – Gnade ist ein Moment der Entspannung, des Aufatmens, der Erholung, des Wunders.

DIE METHODE Anmut verzaubert. Um anmutig zu wirken, muß man den Mut haben, sich selbst durch Trance verzaubern zu lassen. Anmut ergibt sich dann, wenn wir es aufgeben, den Zauber kontrolliert erwirken und machen zu wollen. Wie bei einer geführten Trancereise kann man in den Zustand der Verzauberung eintauchen und andere Menschen in den Zauber einführen. Der Zauber wirkt, solange die Reise andauert. Verführerinnen und Verführer sind Weggefährten, Reisebegleiter, Mitwanderer.

DER FALL Hans ist Managementtrainer und fragt sich, wie Anmut zu vermitteln sei. Besonders in Verhandlungen kann »Anmut« als Mut zu sich selbst, als Freude an der Kommunikation und als natürliches Gefühl für das Richtige, Stimmige und Passende wahre Wunder wirken. Zwar sind die harten Fakten nicht wegzuzaubern, aber durch eine Atmosphäre, in der sich Menschen wohl fühlen, kann man vieles anders sehen. Durch die Erweiterung der Sichtweise ergeben sich Möglichkeiten, die unter dem harten Druck der Sachzwänge nicht sichtbar wurden. Hans hat die Kleist-Novelle vom Marionettenspiel als Anschauungsbeispiel gewählt. Dort wird empfohlen, wieder vom Baum der Erkenntnis zu essen, denn die erste Erkenntnis reicht offensichtlich nicht aus, um den Anforderungen des Businessalltags gerecht zu werden. Es braucht Anmut, Gelassenheit, Mut zur Schönheit und zur schönen Form. Zweckfreies Interesse am Austausch und Spiel mit anderen Menschen kann alle angelernten Kommunikationsmethoden wieder vergessen lassen und zu bezaubernder Selbstvergessenheit, wie sie Kindern oder Tieren eigen ist, führen. Um zu vermitteln, wie sich dieser Zustand bewußt erreichen läßt, bietet er Trancereisen an: Der Zauber ist wie ein exotisches Ausflugsziel, das besucht wird. Der Zustand der Verzauberung kann allerdings nicht allzu lange und schon gar nicht für immer anhalten.

23. Die Schatten wollen eingeladen werden;
Spielsystem

DAS ZEICHEN Oben der Berg, unten die Erde.

DAS BILD Der Berg kann infolge dauernder Erosion steil und schmal geworden sein. Wenn er keine breite Grundlage hat, wird er einstürzen. Trotzdem ist er Zeuge einer langen natürlichen Entwicklung und wirft seine bizarren Schatten in die Landschaft, die dafür berühmt ist.

> *Daher ist es nicht Feigheit, sondern Weisheit, wenn man sich fügt und vermeidet zu handeln.*
>
> Kommentar zum I Ging von Richard Wilhelm.

DAS THEMA Die Schatten steigen auf und verdunkeln das Licht. Die Schatten bekommen nicht nur mehr Aufmerksamkeit, Bedeutung und Macht – sie binden auch mehr Energie und schwächen das Licht. Während das klare Licht eindeutige Konturen zeigt, bewirken die Schatten Zersplitterung und Auflösung. Doch auch die Mehrdeutigkeit hat ihr Gutes: Aus dem Unbewußten der Persönlichkeit kommt Unerledigtes hoch und fordert die bewußte Bearbeitung ein. Im Spätherbst erstarken die Kräfte des Verborgenen, es ist die Zeit der inneren Einkehr: Fügsamkeit und Hingebung an die Natur, die Erde, das Gegebene. Im Mikrokosmos der Persönlichkeit vermitteln Träume die Anliegen des Verborgenen. Mehr denn je ist der Mensch sich seiner Abhängigkeit von der Umgebung bewußt. Der Berg steht für die Stille, das Stillehalten, jene Haltung, die es ermöglicht, sich in die Zeit und große Ordnung einzufügen. Die Ursachen, die hinter den Wirkungen stehen, werden als Verhältnisse erkannt, die nicht bedingt sind durch menschliches Machen, sondern durch die Zeit und die Umstände.

DIE METHODE Die Persönlichkeit ist ein System, dessen Funktionieren von der Fähigkeit zur Integration abhängt. Es geht darum, die unbewußten Teile der Persönlichkeit, die Schatten, anzuhören. Die Stimme der Intuition soll zu Worte kommen und für das Verborgene sprechen. Die Intuition als Anwältin der Schatten rät dem Ich, sein rationales Bedürfnis nach Kontrolle und Alleinherrschaft zu unterlassen, stillzuhalten wie ein Berg, nichts zu tun, nichts verändern zu wollen. Statt dessen ist die Zeit gekommen, die unterdrückten, schwachen Mitglieder in einem Team, die Schatten im Seelenhaushalt, zu beachten. Was ist ihre Botschaft?

DER FALL Helmut, selbst Arzt, ist Raucher, aber hat es aufgegeben, das Rauchen zu bekämpfen, denn es gehört zu ihm nun einmal dazu. Was wäre er ohne das Rauchen? An manchen kühlen Herbstabenden wird eine Sehnsucht überstark und scheint ihn zu überwältigen. Sie steigt auf wie ein Schatten, wie eine verlockende Dunstschwade, wie ein verführerischer Hauch. Marlboro Country, das wäre es, sagt der Raucher und nimmt einen tiefen Lungenzug, während er in die Weite stiert, über die Wände seiner engen Praxis hinaus. Der Atemzug ist wie ein Seufzer. Er würde gerne aufgeben, alles aufgeben, einfach abhauen. Vielleicht im Alter. Er träumt seinen Zukunftstraum, er sieht Marlboro Country vor sich, und nicht den gefüllten Aschenbecher. Zu lange hat er schon immer weitergemacht, es scheint ihm, als habe er die Träume seiner Jugend verraten. Zu lange hat er diese undefinierbare Sehnsucht. Durch das Einatmen holt er in sich hinein, was ihm im Leben verlorenging. Durch Befragung der Schatten erfährt er, was es ist, was ihm fehlt: mehr Poesie, mehr Muse. Abendruhe. Im Herbst still am Fenster sitzen, nichts tun, die Nebelschwaden beobachten, den Abend kommen lassen. Er hat schon lange kein Yoga mehr gemacht. Nun hat er wieder angefangen. Und er hat seit kurzem Gedichte zu schreiben begonnen. Das Rauchen wird uninteressant, die Sehnsucht war eine gute Führerin.

24. Der Wende mit Großzügigkeit begegnen;
Ritual

DAS ZEICHEN Oben die Erde, unten der Donner.

DAS BILD Das Echo des Donners hallt durch die Erde. Es ist jetzt eine besondere Zeit, jetzt, da das Licht zwischen Winter und Frühling wiederkehrt. Früher ließ man in China die hohen Pässe schließen, da Unwetter zu befürchten waren.

DAS THEMA Die Wiederkehr des Lichts bringt eine Wendezeit mit sich. Licht kommt in die verworrenen persönlichen Verhältnisse, auch wenn dadurch Erschütterung ausgelöst wird. Die Erde öffnet sich, sie ist weich und nachgiebig. Sie droht als Abgrund die Person zu verschlingen. Doch die Aussicht ist gut: Die Wirklichkeit ist wie die Erde, aufnahmebereit und formbar. Sie läßt sich gestalten. Eine Wendezeit kann mehr Kontrolle und Eigenbestimmung im Leben bedeuten, wenn man jetzt die Dinge in die Hand nimmt. Die Wendezeit fällt in die Tage des Dezember und Januar. Das wiederkehrende Licht ist verletzlich wie ein Kind, ein Neugeborenes, oder auch wie ein Genesender nach einer langen Zeit der Schwäche. Es gilt, nicht durch übereilte Bewegung und vorzeitigen Gebrauch der erstarkenden Kräfte diese zu erschöpfen. Wie in der Phase der Rekonvaleszenz muß alles am Anfang schonend behandelt werden, damit die Wiederkehr zur Entfaltung und Blüte führt. Zwar ist die Gefahr und Krise überwunden, aber die vollständige Gesundung ist abhängig von dem Vertrauensvorschuß, den man zu leisten gewillt ist. Es gilt nun, in sich selbst zu investieren, statt Raubbau zu üben. Je mehr jetzt in die Zukunft investiert wird, desto vielversprechender gestaltet sich die Gegenwart. Es ist jetzt nicht die Zeit der Abrechnung. Man sollte mit sich selbst und anderen großzügig verfahren.

DIE METHODE Das Ritual erinnert daran, immer dann, wenn der Impuls zur Selbstbestrafung und Selbstgeißelung kommt, umzulenken und die Energie in die Gesundung zu investieren. Statt sich selbst klein- und schlechtzumachen, erzieht das Ritual an entscheidender Stelle zu einem Geschenk an sich selbst oder einer großzügigen Geste anderen gegenüber.

DER FALL Marja, alleinerziehende Mutter von zwei Töchtern, sagt: Mich kann nichts erschüttern, sage ich mir selbst, und ich fühle mich dem Leben gewachsen. Aber manchmal erschüttert mich etwas so sehr, daß ich mich wie körperlich durchgeschüttelt fühle. Nichts bleibt bestehen, alles ist anders. Es ist, als ob das Haus eingestürzt wäre. Meine Freunde sagen immer: Daß du dir aber auch alles so zu Herzen nimmst! Und ich denke, sie nehmen mich nicht ganz ernst. In der Gegenwart aufgehen, keine Pläne für später haben, geschweige denn Visionen. Ich denke, es wird alles so weitergehen wie bisher, wieso sollte es nicht? Aber ganz drinnen weiß ich, daß etwas auf mich wartet, etwas, was mich erschüttern wird, ganz leise, aber nachhaltig. Es wird mich anrühren, und ich werde aufhorchen. Was wird wohl in der Zukunft passieren? Habe ich überhaupt eine Zukunft, wird mich die Erschütterung bzw. der Grund für die Erschütterung nicht zerstören? Dann mache ich mir Sorgen, unnötige Sorgen, denn in der Gegenwart gibt es nichts, worüber ich mir Sorgen machen könnte, also mache ich mir Sorgen um nichts.

Und doch: die Erschütterung ergreift mich, breitet sich in mir aus und will Raum, noch mehr Raum. Sie will mich in eine schutzlose Weite hineinführen. Natürlich wehre ich mich, denn wo käme ich da hin? Wäre das meinen Töchtern ein Vorbild?

Dann habe ich entdeckt, daß diese Eigenart, so in den Grundfesten erschüttert werden zu können, eine Fähigkeit ist. Nicht alle haben sie. Manche verbergen sie. Tatsächlich schaut es aus wie eine Schwäche, eine Empfindlichkeit, eine Art Unfähigkeit, das Leben so hinzunehmen, wie es nun mal ist. Ein Mangel an Realismus. Aber es ist ein Plus. Es ist ein Mehr an Raum, an Weite. Ich erzähle meinen Töchtern Geschichten, die von einer Kraft handeln, die nur in Märchen vorkommt.

Das Leben ist erschütternd, wenn man sich berühren läßt. Immer wenn die Erschütterung kommt, dann erinnert sie mich daran: Ich werde der Zukunft mit Großzügigkeit begegnen. So wie die Zukunft zur Gegenwart gehört, so gehört die Erschütterung zum Leben. Immer wenn ich über mich selbst erschüttert bin, nehme ich das zum Anlaß, nicht mit mir selbst und meinem Schicksal zu hadern, sondern etwas Großzügiges zu tun, und sei es nur eine kleine Geste – Blumen zu kaufen und auf den Tisch zu stellen, ein besonderes Menü zu kochen, ein Bad mit Essenzen zu bereiten. Das wirkt wie Balsam für die Seele und ermuntert mich, der Wende mit Großzügigkeit zu begegnen – nicht durch Angst eng zu werden, sondern weit.

25. Naivität hat etwas für sich; Meditation

DAS ZEICHEN Oben der Himmel, unten der Donner.

DAS BILD Unter dem Himmel geht der Donner: Alle Dinge erlangen den Naturzustand der Unschuld. Der Donner kündigt die ersten Frühlingsgewitter an. Die Regengüsse werden alles sprossen und wachsen lassen.

> *Wo man die Absicht merkt, ist die Unschuld verloren.*
>
> Kommentar zum I Ging von Richard Wilhelm.

> *Wer von der Unschuld abweicht, wo kommt der hin? Des Himmels Segen ist nicht mit seinen Taten.*
>
> Meister Kung

DAS THEMA Erwartungen beschränken. Das Unerwartete hingegen führt über die Grenzen der eigenen Vorstellungen hinaus und beschenkt den Menschen mit Einsichten, die er sich nicht hätte ausdenken können. Das Denken behindert manchmal mehr, als daß es weiterführt. Sorgen und Zweifel ebenso wie ausgetüftelte Berechnungen verstellen die Sicht auf die Gelegenheit, sich vom Leben überraschen zu lassen. Wenn alles verplant ist, dann bleibt keine Zeit und kein Raum mehr für das, was sich von selbst ergibt. In gewisser Weise ist durch das Denken eine Schuldigkeit entstanden – man hat das Gefühl, das Leben schulde einem etwas oder man selbst sei dem Leben etwas schuldig. Dadurch belastet man sich nur unnötig. In den Kommentaren zum I Ging heißt es hier: Wenn die innere Bewegung, von dem persönlichen Willen eines Menschen ausgehend, sich den Gesetzen des Himmels unterstellt, dann ist er »unschuldig«. Naivität, wörtlich, ist der Zustand eines Neugeborenen. Man kann sich darin üben – auch und gerade als verantwortungsvoller Erwachsener –, alle Überlegungen, Berechnungen, Hintergedanken und Vorurteile, allen Eigensinn und Eigenwillen hintanstellen, um Raum und Zeit zu geben für das Wunderbare.

DIE METHODE In der Meditation kann man ganz bewußt in einen Kreis der »Schuldfreiheit« eintreten, nachdem man das »Schuldbewußtsein« als Fähigkeit anzuerkennen und wertzuschätzen gelernt hat. In diesem Bewußtseinszustand der »Unschuld« geht es darum, »naiv« nur auf das zu reagieren, was jetzt ist, und alle Bedenken von sich zu streifen. Diese Meditation kann blitzschnell und unauffällig mitten im Gespräch oder einer Verhandlung durchgeführt werden – man stellt sich vor, man sei »unschuldig«, und schon ist man es. Man wird alles anders sehen, andere Dinge sehen, anders fühlen, anders handeln.
DER FALL Ernst hat eine Psychotherapie begonnen, um mit seinen unerklärlichen Schuldgefühlen aufzuräumen. Doch statt nach den tieferen Gründen zu forschen, hat er zunächst gelernt, aus den Gefühlen auszusteigen. Er ist durch disziplinierte Selbstbeobachtung sich selbst auf die Spur gekommen: Eigentlich sind es nicht Gefühle, die das Schuldbewußtsein in ihm hervorrufen, sondern Gedanken, die er in inneren Monologen ständig wiederholt. Es sind bestimmte Sätze, die sich mit seinem Versagen und seinem Unwert befassen und ständig vertiefen. Er redet sich in ein Schuldgefühl hinein. Nun meditiert er darüber, was es heißt, »sich den Gesetzen des Himmels zu unterstellen«, und hat für sich den Satz gefunden: »Ich schulde mir selbst, mich in Unschuld zu üben.«

26. Das eigene Potential ins Spiel bringen; Spielsystem

DAS ZEICHEN Oben der Berg, unten der Himmel.
DAS BILD Das Schöpferische inmitten des Berges deutet auf einen geistigen Schatz hin, der in den Tiefen der Materie als Potential verborgen ist. Zum Ansammeln und Festhalten von solchen schöpferischen Kräften braucht es eine besondere Stärke und Durchhaltekraft. Sein Potential ins Spiel bringen zu wollen oder zu müssen, deutet auf eine außerordentliche Situation hin. Die alten Gewohnheitsmuster des täglichen Lebens greifen hier nicht mehr, es müssen neue Verhaltensweisen und Strategien des Vorgehens entwickelt werden.

> *Das I Ging rät: »Nicht zu Hause essen, sondern durch Übernahme eines Amtes sein Brot zu verdienen« Nur durch tägliche Selbsterneuerung bleibt man auf der Höhe der Kraft.*
> Kommentar zum I Ging von Richard Wilhelm.

DAS THEMA Das Schöpferische wird durch das Stillehalten gezähmt. Zähmung heißt nicht Beschneidung, Verringerung und auch nicht Beherrschung, Ausbeutung und Überforderung. Zähmung bedeutet einen souveränen Umgang mit Potentialen, die bislang nicht ins Spiel gebracht wurden. Es bedarf einer Neuorientierung und einer Überschreitung des gewöhnlichen Rahmens; die Kräfte wachsen mit der Herausforderung, und der geistige Schatz kann gehoben werden.

DIE METHODE Durch das Spielen wächst der Mensch über sich selbst bzw. über seine Gewohnheitsmuster hinaus. Spiele konfrontieren ihn mit etwas Neuem; sie müssen ihn immer wieder an die Schwelle des Unbekannten und Ungewohnten führen, sonst verliert das Spiel seinen Reiz und wird Routine. Der schöpferische Geist wird spielerisch gezähmt, wenn er sich an verschiedenen Aufgaben mißt, ohne sich zu erschöpfen. Das Spiel bietet den Rahmen, in dem der schöpferische Impuls immer wieder neu ansetzt und seine ganz eigene Form findet.

DER FALL Maja hat mit ihrer Tochter eine Spielregel ausgemacht: Immer wenn diese sich darüber beklagt, daß ein Spiel »doof« sei, überlegen sich beide gemeinsam, was für eine »magische Kraft« in einer »magischen Karte« stecken müßte, um das Spiel in ein magisches Glücksspiel zu verwandeln. Zum Beispiel wird das Spiel des lästigen Vokabellernens zu einem magischen Glücksspiel, wenn die Freude an der Sprache ins Spiel kommt: Wer viele Vokabeln kann, kann Dinge in vielen Sprachen ausdrücken und verschiedene Sprachspiele spielen. Über das Vokabellernen lernt die Tochter die Kunst, aus Freude an der Sprache unterschiedliche Sprachspiele auszuprobieren und die Reaktionen zu beobachten. Sprache spielerisch und gleichzeitig bewußt als Potential einzusetzen bewirkt Souveränität in der Kommunikation und hebt das Selbstwertgefühl.

27. Eine Kultur der Kommunikation entwickeln;
Meditation

DAS ZEICHEN Oben der Berg, unten der Donner.

DAS BILD Es heißt, Gott tritt hervor im Zeichen der Erregung und zeigt sich als Donner. Im Frühling regen sich die Lebenskräfte. Doch erst im Zeichen des Stillehaltens vollendet sich Gott und ist wie ein Berg. So kommt alles Begonnene zur Reife. Es gilt, das Maß nicht zu überschreiten.

DAS THEMA Wenn Menschen miteinander kommunizieren wollen, müssen sie sich auf das Gemeinsame besinnen. Die Worte sind von innen nach außen gehende Bewegung. Worte werden ausgesprochen, sie sind Mittel des Ausdrucks. Um aber auch verstanden und aufgenommen werden zu können, bedarf es einer Bewegung, die von außen nach innen führt, ähnlich wie Essen und Trinken Prozesse sind, durch die etwas Äußeres nach innen gelangt und angeeignet werden kann, wenn es dem Organismus entspricht. Ausdruck und Eindruck müssen einander entsprechen, wenn sie aufeinander einwirken und eine gemeinsame Wirklichkeit aufbauen wollen. Botschaften werden nicht nur gesendet, sondern auch empfangen.

DIE METHODE Alles ist Kommunikation und Kommunion, alles wird zur Meditation, wenn der Alltag unter diesem Gesichtspunkt der Wechselseitigkeit betrachtet wird. Man muß sich einen Eindruck von den Wirkungen des eigenen Ausdrucks machen können, um über Rückmeldungen eine geeignete Sprache für die gesammelten (intuitiven) Eindrücke zu finden und sich verständlich auszudrücken.

DER FALL Eva ist eine engagierte Lehrerin. Sie verlangt ihren Schülerinnen viel ab, denn sie überschreitet immer ein wenig das Maß des schon Gelernten und Verstandenen, des allgemein Verständlichen. Nur so wird das Lernen zur Herausforderung und regt dazu an, sich ständig um ein neues Verständnis zu bemühen. Trotzdem achtet sie darauf, daß die Unterrichtsstunden aufeinander aufbauen und der Stoff in den einzelnen Lernschritten leicht verdaulich präsentiert wird. Wo sich Wissenslücken auftun, hakt sie nach und präsentiert es erneut. Um den Wissensstand der Klasse einschätzen zu können, bleibt sie in engem Blickkontakt mit allen: Sie kann an den Blicken ablesen, ob ihr Wissen ankommt oder an den Schülern vorbeigeht.

28. Strategien zur Streßbewältigung einführen;
Ritual

DAS ZEICHEN Oben der See, unten der Wind.

DAS BILD Des Großen Übergewicht: Der Firstbalken biegt sich durch. Innen ist er dick, außen dünn, dadurch ist die Statik gestört, das kann kein Dauerzustand sein. Die Belastung ist zu groß für die tragenden Kräfte. Für kurze Ausnahmezeiten sind solche Belastungen auszuhalten. Nach der Ausnahmezeit jedoch ist es wichtig, wieder zurückzukehren in den ökologischen Naturzustand, der sich selbst erhält. Die richtige Balance zu finden heißt, eine flexible Statik anzustreben.

> *Man muß den Knoten lösen durch sanftes Eindringen in den Sinn der Lage, dann wird der Übergang in andere Verhältnisse gelingen.*
>
> Kommentar zum I Ging von Richard Wilhelm.

DAS THEMA Große Ideen und weitgreifende Phantasien verdrängen das Denken. Es entsteht ein Zustand der Belastung, da Wünsche und Realität auseinanderzudriften beginnen. Das kann kein Dauerzustand sein; der Anspruch, den die Wünsche an die Realität stellen, ist auf die Dauer unerträglich. Um die Verbindung zur Realität nicht zu verlieren, muß das Denken gestärkt werden. Das Denken ist wie ein leichter, beständiger Wind, eine Brise, die kühlt, frische Luft zufächelt, alles durchdringt und lüftet. Streß kann vermieden und bewältigt werden, wenn das Denken sanft eine Untersuchung der realen Tatbestände durchführt und in den übergeordneten Sinn der Lage eindringt. Wunschwelten sind wie abgeschlossene Räume, die durchgelüftet werden müssen. So vermindert sich der Streß, der durch unverhältnismäßige Ansprüche, Erwartungen, ehrgeizige Konzepte und Sollvorstellungen entstanden ist.

DIE METHODE Das Ritual fordert dazu auf, in Streßsituationen den inneren Druck zu vermindern, indem das Denken die Lage durchdringt. So entsteht Raum, wo Enge und Angst die Luft abschnürten.

DER FALL Hans macht sich aufgrund seines Ehrgeizes viel Druck. Neid und Eifersucht stressen ihn über die Maßen, so daß seine Gesundheit angegriffen ist. Er hat sich selbst ein Alltagsritual verschrieben. Immer wenn sich Streß meldet, dann hält er ein in der inneren Dramaturgie und Inszenierung des Druckmachens, als sei er ein Regisseur und Drehbuchautor, der sich entschieden habe, das Stück oder den Film anders enden zu lassen als in einem spannenden Countdown. Heute keinen Countdown, sagt er sich selbst, atmet mehrmals tief durch, läßt die Luft über die erhitzten Stimmbänder streichen, die verbissenen Kiefer streicheln, so daß er fast über sich selbst lachen muß, und stellt sich vor, wie der frische Sauerstoff im Gehirn sein Denken schärft. Er hat nun einen Blick für die Details, er kann sich selbst aus einem inneren Abstand sehen und dort eingreifen, wo er aufgrund seiner neugewonnenen Erkenntnisse Veränderungen vornehmen möchte.

29. Kontrollierter Kontrollverlust; Trance

DAS ZEICHEN Oben das Wasser, unten das Wasser.

DAS BILD Wasser ist nicht nur segensreich, sondern auch bedrohlich und gefährlich. Es wird in Verbindung gebracht mit den Gefühlen und Leidenschaften, mit dem Abgründigen in einem Menschen, das das Ich zu verschlingen und auszulöschen droht.

DAS THEMA Abgründe im Leben können sich plötzlich aufgrund von starken Gefühlen, überwältigendem Schmerz, aufgrund von Trauer um einen Verlust oder als Folge eines Schockerlebnisses auftun. Manchmal bedarf es auch keiner äußeren Anlässe, um den Menschen mit existentiellen Sinnkrisen zu konfrontieren. Solche Erfahrungen des Abstürzens, des Verschlungenwerdens, der Haltlosigkeit gehören zum Leben dazu. In vielen Kulturen, in religiösen und spirituellen Traditionen wird diese Erfahrung nicht nur als reale, normale Lebenserfahrung anerkannt, sondern auch als Initiation in einen Prozeß der inneren Entwicklung gedeutet. Es geht darum, kontrolliert mit dem Kontrollverlust umgehen zu lernen. Je nach Tradition haben sich verschiedene Praktiken herausgebildet und werden als Bestandteil einer geistigen Bildung oder Herzensbildung erachtet.

DIE METHODE Trance ist nicht nur ein Bewußtseinszustand, in den Menschen unfreiwillig hineingeraten, sondern in den sie sich bewußt und kontrolliert hineinbegeben können, wenn sie sich dafür entschieden haben, in einem geschützten Rahmen ihr Bewußtsein zu erweitern. Dies geschieht Schritt für Schritt, und jeder Schritt kommt einer Initiation gleich. Die Einübung in das bewußte und freiwillige Aufgeben von Kontrolle bewirkt, daß das Ich manchmal zurücktreten und anderen Kräften Raum geben kann. Die Auflösung der alten Ordnung, das Überschreiten der alten Grenzen sind oft ein Durchgang durch das Ungestaltete, Unordentliche, durch das Chaos. Aber durch das Sichhineinstürzen und Sichausliefern kommen die Dinge selbst ins Fließen. Es stellt sich eine neue Ordnung von selbst ein. Das bewußte Angehen der Aufgabe (im doppelten Sinne) führt zur Lösung.

DER FALL Chaos gehört zum Leben dazu. Katja ist Schriftstellerin und weiß, daß sich bei jedem neuen Buch, das sie beginnt, dieselbe Aufgabe stellt: loslassen, sich dem Chaos überlassen. Nur so fallen ihr ganz neue Geschichten ein, nur so werden ihre Figuren lebendig. Die Ordnung ist nicht schon da und muß sozusagen abgeschrieben oder nacherzählt werden. Sie ergibt sich vielmehr während des Schreibens, während des Erzählens. Oft weiß Katja selbst nicht, wie alles ausgehen wird – je mehr sie im Chaos versinkt, desto spannender wird die Geschichte. Die Spannung überträgt sich auf den Leser und fesselt ihn an das Buch. Wenn keine Spannung, aus dem Chaos geboren, dieses überbrückt, sind die Geschichten zwar ordentlich, aber langweilig, sie haben keinen Schwung. Sie bewegen nichts. Der souveräne Umgang mit Phasen, in denen das totale Chaos herrscht, hat Katja auch in der Gestaltung ihrer Beziehungen geholfen: sie kann anderen Menschen Raum geben, ohne ihnen ihre eigene Ordnung aufzwingen zu wollen. Sie hat gelernt abzuwarten und darauf zu vertrauen, daß aus dem Chaos immer wieder eine lebendige Ordnung entsteht.

30. Hingabe: Stark sein im Schwachwerden; Meditation

DAS ZEICHEN Oben das Feuer, unten das Feuer.

DAS BILD Feuer und Flamme sein heißt, ohne Kalkül und Rückhalt, mit ganzem Herzen aufgehen in einer Sache, die größer ist als das Ich.

> *Indem der Mensch Fügsamkeit (Hingabe) und freiwillige Abhängigkeit in sich pflegt, erlangt er Klarheit ohne Schärfe und findet seinen Platz in der Welt. Der große Mann setzt das Werk der Natur in der Menschenwelt fort.*
>
> Kommentar zum I Ging von Richard Wilhelm.

DAS THEMA Schwachwerden und Nachgeben sind in unserer willensbetonten Kultur keine Tugenden. Sie gelten als Anzeichen einer gefährlichen Entwicklung, die zu Laxheit und willenloser Unentschiedenheit führen. Jede Disziplin, wie wir sie z.B. in den Institutionen der Bildung und Schulung kennengelernt haben, bekämpft ein solches Schwachwerden, das als »Schwäche des Fleisches«, »schwacher Charakter« und schwächliche Konstitution dem Ideal der inneren

Stärke entgegengesetzt ist. Unsere Kultur ist auf der Stärke des Ich aufgebaut. Das Ich entscheidet, was getan werden soll, es lenkt die Vorgänge, widersetzt sich der Macht des Schicksals und der Gewohnheit, der Masse und der Trägheit, es überwindet die Schwäche. Aus den östlichen Traditionen jedoch kennen wir die Tugend eines Schwachwerdens, das wiederum das Ich in seiner Enge und Ängstlichkeit überwindet und das Aufgehen in einem größeren Ganzen ermöglicht. Es bedarf eines inneren Feuers, einer Leidenschaft der ganz besonderen Art, um diese Stärke der Schwäche aufzubauen. Hingabe bedarf der Gefühlsstärke, um wirken, um in der Wirklichkeit Veränderungen bewirken zu können. In der Liebe erfahren wir eine solche Stärke. Von jeher wurde das Feuer mit der Stärke des Schwachwerdens in Verbindung gebracht, das brennende Herz ist ihr Symbol.

DIE METHODE In der Meditation kann Ekstase als geistige Disziplin geübt werden. Ekstase entsteht durch den Aufbau und die Bündelung von Energie, die sich in der Meditation um eine geistige Mitte konzentriert. Die Mitte ist das Bild oder die Vorstellung, die zur geistigen Entzündung, zum Entbrennen in Liebe, zur ekstatischen Begeisterung anregt. Sinn dieser Ekstase ist nicht allein die lustvolle Erfahrung, sondern die Transformation aller Lebensinhalte, die auf eine höhere Stufe emporgehoben werden. In der ekstatischen Meditation wird Liebe zum Fahrzeug, das den Weg in die Öffnung und Offenheit weist. Während für gewöhnlich die Liebe zu einer Besitznahme und zu einer Haltung des Anspruchs auf das geliebte Objekt führt, überwindet das Feuer der Begeisterung alle Grenzen des Ichs und geht in dem Geliebten auf.

DER FALL Sarah hat sich verliebt, aber ihre Liebe wird nicht erwidert. Sarah ist noch jung, geht in die Schule, es gibt viele Jungen, die sich um sie bewerben, aber statt den einen Jungen zu vergessen, hängt sie weiter an ihm, wenngleich im Verborgenen. Später wird ihr diese erste unerwiderte Liebe als einschneidendes Erlebnis in Erinnerung bleiben. Sie erzählt, von da an habe sie den Unterschied gewußt zwischen dem Zustand der Halbherzigkeit und dem Zustand, mit ganzem Herzen beteiligt zu sein. Es sei nicht verschmähte Liebe gewesen, die sie ins Kloster eintreten ließ, sondern die Erkenntnis, daß nur die Liebe zu Gott ihr Herz ganz erfüllen könne. Und sie habe diese Entscheidung nie bereut. Da sie in einer Klosterschule als Lehrerin arbeitete, riet sie jungen Mädchen, die eine ähnliche Liebeserfahrung durchmachten, zum bewußten Umgang mit diesen starken Gefühlen. Sie forderte dazu auf, sie nicht zu verdrängen, sondern sie zu reiner Energie zu verwandeln und im Alltag als innere Stärke einzusetzen. Sie nannte das innere Feuer einen mächtigen Verbündeten, der sowohl zerstören als auch aufbauen, helfen und heilen konnte. Die Verbindung aufzunehmen bedeutete, ein Bündnis herbeizuführen.

31. Sich bewerben; Spielsystem

DAS ZEICHEN Oben der See, unten der Berg.

DAS BILD Hoch im Gebirge liegt ein See, der den Himmel spiegelt. Das Bild zeigt die wechselseitige Beeinflussung der Kräfte in der Natur. Auch im zwischenmenschlichen Bereich gilt es, Regeln zu beachten, wenn der Einfluß sich positiv auswirken soll: Das Männliche muß die Initiative ergreifen und sich zum Weiblichen begeben, um zu werben.

> *Himmel und Erde ziehen sich an, und so entstehen alle Wesen. Der Weise wirkt durch die Anziehung auf die Herzen der Menschen, so kommt die Welt in Frieden. Aus der Anziehung, die etwas ausübt, kann man die Natur aller Wesen im Himmel und auf Erden erkennen.*
>
> Kommentar zum I Ging von Richard Wilhelm.

DAS THEMA Die Tätigkeit des Werbens kann allgemein als Akt der Bezugnahme gesehen werden. Bezug ist Grundlage aller sozialen Beziehungen. Mit der Metapher der Werbung (im altmodischen Sinne: d.h. das Werben eines Mannes um die Gunst einer Frau) ist jene grundsätzliche Haltung und Entscheidung gemeint, herauszutreten aus der Selbstgenügsamkeit und sich um die Gesellschaft zu bemühen. Im Falle der Werbung ist dieses Anliegen noch enger gefaßt, denn es handelt sich um das Bekenntnis zu einem Bedürfnis nach lebenslanger Partnerschaft in einem gemeinsam geplanten Leben.

DIE METHODE Im Spiel ist es möglich, Beziehungsaufnahme zu üben, ohne sich gleich für immer binden zu müssen. Unverbindlich Verbindung aufnehmen zu können, die Konsequenzen der neuen Verbindungen, Beziehungen und der dadurch neu geschaffenen Verhältnisse durchspielen zu können, das ist das Privileg vorausschauender und planender Menschen.

Das systemische Planspiel bezieht die Komplexität der Abläufe mit ein, statt sie um der Überschaubarkeit willen auszuschließen. Die Methode ist einfach: Beziehungen können ähnlich wie in der Geometrie durch Positionen in einem Raum dargestellt werden. Die Positionen können spielerisch eingenommen und durch das persönliche Nachempfinden der jeweiligen Perspektive belebt werden. Durch den Perspektivenwechsel ergibt sich eine erweiterte und übergeordnete Schau, die jedoch nicht abstrakt und theoretisch bleibt, sondern spielerisch praktiziert wird.

DER FALL Gotthard ist Verleger und spielt die verschiedenen Positionen innerhalb eines Verlagsbetriebs durch. Dabei fällt ihm auf, daß die Leser, seine Zielgruppe, völlig aus seinem Blickfeld geraten sind. Gibt es sie überhaupt? Als er sich in diese (im Raum spielerisch markierte, durch einen Stuhl repräsentierte) Position hineinversetzt, erlebt er am eigenen Leibe, daß das Interesse an seinem Verlag nicht vorhanden ist – es gibt keine Beziehung zwischen dem Verlag mit seinen Angeboten und dem Publikum, ganz als ob er »nichts zu bieten habe«. Er erlebt dies als Beziehungslosigkeit, leichter Schwindel erfaßt ihn, er steht orientierungslos mitten im Raum und verspürt den Drang, sich irgendwo zu verankern. In der Position des Verlegers fühlt er sich verpflichtet, Beziehung zu den Lesern aufzunehmen, ihnen etwas anzubieten, um sie zu werben. Dies ist mehr als nur Werbung, wie sie der Marketingexperte gestalten könnte. Beziehung muß mit Persönlichem gefüllt werden. Gotthard hatte bislang Werbung als etwas verachtet, was »Geld reinbringt«, aber nichts mit dem eigentlichen Sinn und geistigen Auftrag eines Verlags, mit der Berufung eines Verlegers zu tun hat. Berufung, so wird ihm nun klar, muß sich mit einer Beziehung verbinden, um zum Leben zu erwachen: Werbung ist mehr als das geschickte Plazieren von Produkten auf einem rasch sich verändernden Markt.

32. Vertrauen erwecken durch fortwährende Verbesserung;
Ritual

DAS ZEICHEN Oben der Donner, unten der Wind.

DAS BILD Der Donner grollt und der Wind heult – scheinbar sind beide Phänomene nicht das Zeichen von Beständigkeit und Dauer. Ihre regelmäßige Wiederholung vermittelt jedoch den Eindruck einer natürlichen Ordnung, auf die man sich verlassen kann. Männliches und Weibliches ergänzen einander: die Sanftheit im Inneren, wie sie durch den Wind repräsentiert wird, spielt zusammen mit der Bewegung im Äußeren, die der Donner symbolisiert. Das Männliche soll leitend und bewegend wirken, das Weibliche sich sanft und gehorchend geben. Das gelungene Zusammenspiel der Kräfte erweckt Vertrauen.

> *Die Dauer ist ein Zustand, dessen Bewegung sich nicht durch Hemmungen aufreibt. Sie ist nicht ein Ruhezustand, denn Stillstand ist Rückgang. Dauer ist vielmehr eine in sich geschlossene und darum stets sich erneuernde, nach festen Gesetzen sich vollziehende Bewegung eines organisierten, in sich fest geschlossenen Ganzen, bei der auf jedes Ende ein neuer Anfang folgt.*
>
> *Aus dem, worin die Dinge ihre Dauer haben, kann man die Natur aller Wesen erkennen.*
> *Der Berufene hat einen dauernden Sinn in seinem Weg, und die Welt kommt dadurch zu einer fertigen Bildung.*
>
> Kommentar zum I Ging von Richard Wilhelm.

DAS THEMA Es geht darum, den Sinn im Weg selbst zu finden, und dadurch zu einer angemessenen, zu einer ökologischen Gestaltung der Dinge zu kommen. Die fortwährende Verbesserung ist das Ergebnis, nicht das Ziel, denn durch die Zielsetzung rückt es in eine scheinbar unerreichbare Ferne. Es empfiehlt sich daher, die Nähe zum Guten zu suchen und das Gute in der Nähe zu finden, denn nur so kann Vertrauen aufgebaut werden – Vertrauen in sich selbst und das Vertrauen, das andere einem entgegenbringen.

DIE METHODE Das Ritual im Alltag hilft, die Erregung des Donners umzusetzen in tatkräftige Energie, die wiederum gelenkt wird durch die sanfte Beständigkeit der Gedanken. Die Gedanken befassen sich weniger mit den Inhalten als mit der Form. Sie helfen dabei, den Entscheidungen und Taten im Leben eine bestimmte Ausrichtung zu geben. Das ist damit gemeint, wenn man sagt, jemand gehe seinen Weg. Die bestimmte Qualität, die daraus erfolgt, ist nur das Ergebnis, nicht der Zweck des Rituals, das einen immer wieder auf den Weg bringt.

DER FALL Hans, der Trainer, erzählt: Am Anfang meiner Karriere war mir der Erfolg das Wichtigste. Ich maß ihn an dem Stand meines Kontos. Im Austausch mit Kollegen glaubte ich zu bemerken, daß der Kontostand bzw. die Höhe des Honorars darüber entschied, wie gut jemand dastand und sich dementsprechend fühlte. Seltsam, ich fühlte mich nicht so besonders gut. Aber ich brauchte eine ziemliche Weile, um das zu merken. Der äußere Erfolg stand in keinem Verhältnis zu meiner inneren Zufriedenheit. Während das eine zunahm, nahm das andere ab. Und ich glaubte zunehmend, mich nach jedem erfolgreichen Training irgendwie besonders belohnen zu müssen, geradezu als müßte ich etwas wieder wettmachen oder mich entschädigen. Dabei war die Arbeit spannend und anregend, also keineswegs anstrengend und mir unangenehm. Ich war überzeugt von der Qualität meiner Arbeit, und die Rückmeldungen bestätigten mir dies. Und dennoch, ich war immer weniger dabei; ich ertappte mich häufiger, wie ich mir innerlich sagte: Es reicht mir. Äußerlich machte ich immer weiter. Nie im Leben hätte ich meine Karriere aufgeben wollen. Deswegen wußte ich, auch wenn es mir noch so reichen sollte, es würde immer weitergehen. Manchmal fragte ich mich, wie lange ich das noch durchhalten konnte. Der innere Druck stieg an. Eigentlich war es eine große Leere, ein großes schwarzes Loch, das mir die letzten Kräfte zu rauben schien. Um so mehr kämpfte ich dagegen an, versuchte, das Loch aufzufüllen mit Aktivitäten.

Plötzlich wurde mir klar, was nicht stimmt: Innen und außen waren nicht im Gleichgewicht. Mein Innenleben war leer, fühlte sich verarmt und ausgeplündert an. Mein Außenleben war bestimmt durch einen hohen Lebensstandard. Der wollte gehalten werden, ich war in eine Tretmühle geraten. Wie konnte ich das ausgleichen? Es ging um Reichtum, aber nicht den äußeren Reichtum, der Ergebnis meiner Arbeit war. Es ging um inneren Reichtum – anfangs konnte ich mir nichts darunter vorstellen. Ich las zwar darüber in Büchern, aber es machte nicht Klick, ich konnte mir nicht vorstellen, was das für ein Gefühl sein könnte, sich innerlich reich zu fühlen. Nach einem Meditationswochenende fiel es mir dann schlagartig ein: Ich wurde mir bewußt, wie der Atem, auf den ich mich ein ganzes Wochenende lang konzentrierte, mich mit einem fließenden Leuchten ausfüllte, sich ausbreiten, sich fortsetzen wollte. Das Fließen hatte keinen Anfang und kein Ende. Es hätte ewig sein können – so ist wohl die

Idee mit der Ewigkeit überhaupt entstanden, dachte ich bei mir, während ich, wie immer am Montag, meine Protokolle und Abrechnungen schrieb. Und so kam ich zu dem folgenden Ritualsatz: Immer wenn ich denke: »Es reicht mir«, dann weiß ich, daß etwas genug ist und gleichzeitig etwas fehlt. Ich sage mir bewußt: »das reicht«, und unterbreche meine Arbeit, selbst wenn ich noch so im Streß bin. Dann wende ich mich dem zu, wo etwas fehlt. Ich spiele in Gedanken mit dem Wort »reichen« und lasse es kippen. Nun hat es eine andere Bedeutung angenommen. Etwas in mir reicht mir die Hand, nimmt mich an der Hand. Dieses Etwas ist mein innerer Reichtum, der sich in Erinnerung bringen will. Dieser Reichtum ist nicht meßbar in Zahlen, sondern fließend, er ist verbunden mit einem Gefühl, einem inneren Zustand. Er ist sehr angenehm, er macht mich ruhig, gibt mir Selbstvertrauen. Ich nehme mir Zeit, diesen Zustand herbeizurufen, wenn es mir reicht. Ich finde Reichtum in der Kontinuität, in einer kontinuierlichen Qualität. Es ist kein äußerlicher Erfolg, mehr eine Art zu leben. Je mehr ich diese Kontinuität lebe, desto mehr wirke ich auch auf andere vertrauenserweckend.

Immer wenn ich denke, es reicht mir, dann ist dies für mich eine Erinnerungshilfe und Aufforderung, mich auf den inneren Reichtum als Kontinuität in allem, was ich tue und denke, zu konzentrieren.

33. Sich in Gelassenheit üben; Meditation

DAS ZEICHEN Oben der Himmel, unten der Berg.

DAS BILD Die Schatten werden länger, die Schattenkräfte sind im Aufsteigen. Der Berg ist ein Bild der Stabilität, aber auch der sich auftürmenden Massen, die den Himmel verdunkeln und der Sicht die Weite, dem Menschen die Perspektive und den inneren Raum nehmen.

> *Bemühe dich, jedem heftigen Eindruck, jeder aufwühlenden Phantasie sofort mit den Worten zu begegnen: »Du bist nur ein Eindruck und ganz und gar nicht das, was du zu sein vorgibst.« Dann prüfe und beurteile den Eindruck nach den Regeln, die du kennst, besonders nach der ersten Regel, ob sich der Eindruck auf etwas bezieht, das in unserer Verfügungsgewalt steht oder nicht, und wenn sich die Phantasie auf etwas bezieht, das nicht in unserer*

Verfügungsgewalt steht, dann sei mit der Antwort zur Hand: »Es geht mich nichts an.«

Epikur

DAS THEMA »Gib mir Gelassenheit für die Dinge, die ich nicht verändern kann«, heißt es in einem Gebet. Gelassenheit ist die Voraussetzung dafür, ökonomisch und ökologisch mit den eigenen Kräften umzugehen und sie nicht im Widerstand gegen die Umstände aufzureiben. Es ist nun einmal so: Im Herbst kündigt sich schon der Winter an. Aber Rückzug ist nicht Flucht, sondern Klugheit, die sich nach den natürlichen Umständen richtet, statt sich von persönlichen Gefühlen tyrannisieren zu lassen. Klug ist es, im Rückzug schon den Umschwung vorzubereiten. Es hat keinen Sinn, Anstoß zu nehmen und dabei abgebrüht zu werden. Besser ist es, einfach abzuwarten.

DIE METHODE In der Meditation gelingt es, in den Kreis der Gelassenheit einzutreten, ohne rationale Gründe dafür zu haben oder emotional sich gedrängt zu fühlen. Die Gelassenheit ist immer da, das Einsteigen immer möglich. Das Aussteigen aus der Gier und Sucht nach rationalen Begründungen und emotional besetzten Motiven ist der erste Schritt, und dieser kann täglich als Meditation geübt werden.

DER FALL Frank, ein Unternehmer, möchte sich selbst als jung und dynamisch sehen. Nichts ist ihm fremder als Gelassenheit, die er als ein ältliches Verhalten empfindet. Gelassenheit ist etwas für später, sagt er, wenn ich pensioniert bin. Er hofft, daß er nie in seinem Leben in die Situation kommt, Gelassenheit zu brauchen. Und doch hat sich in einer Beratung herausgestellt, daß die Kommunikation mit seinen Angestellten sehr viel besser funktionieren könnte, wenn er sich mehr in Gelassenheit üben würde. Zusammen mit der Beraterin kommt er auf die Idee, eine innere Instanz der Gelassenheit zu »installieren«, eine Art Teilpersönlichkeit, die stellvertretend für ihn, den Jungdynamischen, Gelassenheit übt. Er nennt diesen Teil den Stoiker in sich und hat Zitate der antiken Philosophen (z.B. von Epikur oder auch von Seneca und Marc Aurel) bereitgelegt, über die er meditiert. Durch diese Meditationen gelingt es ihm, auszusteigen aus seinem persönlichen Stil und sich einzuüben in eine uralte Lebensweisheit.

34. Zeiten der Entschlossenheit; Ritual

DAS ZEICHEN Oben der Donner, unten der Himmel.

DAS BILD Der Donner ist das Sinnbild einer gewaltigen Kraft der explosiven Ausbreitung, wie sie sich im Frühling in den Stürmen und dem schnellen Wachstum der Triebe zeigt. Es ist eine aufsteigende Kraft, die nach außen drängt und sich einen Weg bahnt.

DAS THEMA Das Schöpferische drängt nach außen, steigt auf, innerer Wert bekommt Macht und Gewicht. Stärke verbindet sich mit Erregung, daraus resultiert Macht. Achtung: sie gründet sich nicht auf Gewalt, sondern auf einen Sinn, der innerlich mit den Grundsätzen von Recht und Gerechtigkeit verbunden bleibt.

DIE METHODE Das Ritual fördert den Zustand der wahren Entschlossenheit, indem es immer wieder dort Offenheit verlangt, wo ein Gewohnheitsreflex auf die eigene Meinung pocht, wo die Gewohnheitsmuster im Denken sich versteifen und festlegen lassen.

DER FALL Umberto, Chef eines Feinschmeckerrestaurants erzählt: Ich habe erst vor einigen Jahren ein Restaurant eröffnet, ich mußte lernen, mich durchzusetzen. Ich meinte, Autorität zu haben hieße, Entschlossenheit zu zeigen. Dies setzte mich zunehmend unter Druck, denn eigentlich bin ich ein gemütlicher Typ, der alles so weitergehen lassen möchte, wie es von selbst geht. Entschlossenheit, so meinte ich, entstünde dadurch, daß man Beschlüsse faßt und dann durchsetzt. Innerlich fand ich aber, es gäbe im Grunde nichts zu beschließen. Das war ein Dilemma. Deshalb fand ich ein Ritual für mich, das mich aus dem Druck herausholte: Immer wenn ich etwas beschließen muß bzw. meine, etwas beschließen zu müssen, um Autorität zu zeigen, und mir innerlich sage: »So kann es nicht weitergehen mit dem Schlendrian, wo kämen wir da hin, du mußt entschlossener auftreten, das Ruder in die Hand nehmen etc.«, dann erinnere ich mich daran, daß jedem Entschluß ein Öffnen und nicht ein Verschließen vorausgehen muß. Öffnen wofür? Ich überlasse mich einfach dem, was kommen will, ich schließe mich an. Durch Beschlüsse würde ich mich ausschließen, draußen bleiben, zurückbleiben, während das Leben an mir vorbeigeht, vorüberfließt. Im Fluß bleiben, das ist es. Und aus diesem Gefühl sich entschließen, das heißt für mich: angeschlossen sein an das Tao, an das große Runde, das Ganze, an den Kreis, der sich schließt. Nein, das ist etwas anderes als das »dolce far niente«, das süße Nichtstun; es ist mehr ein Tun durch

Nichttun, es fordert Achtsamkeit und Geistesgegenwart. Immer wenn also etwas in mir mich dazu drängen will, endlich mal wieder Entschlossenheit zu zeigen, dann weiß ich: Dies ist eine Zeit des Aufmachens, der Öffnung, des Aufschließens. Und ich übe mich in Aufgeschlossenheit, nicht in Sturheit, Eigenwillen oder Trotz.

35. Die Logik des Gelingens; Ritual

DAS ZEICHEN Oben das Feuer, unten die Erde.

DAS BILD Die Sonne steigt über der Erde auf. Der Sonnenaufgang ist eine Zeit der besonderen Energie und verbindet sich von jeher mit den Hoffnungen auf ein natürliches Gelingen der Vorgänge und Abläufe im Leben. In diesem Zusammenhang deutet das Bild auch auf eine Art Fortschritt hin, wobei im I Ging betont wird, daß die eigentliche Wirkung des Fortschritts von einem Mann in abhängiger Stellung ausgeht. Er wird von den anderen als ihresgleichen angesehen, weshalb sie ihm willig folgen. Dieser Führer besitzt innere Klarheit genug, den großen Einfluß, den er hat, nicht zu mißbrauchen, sondern zugunsten seines Herren zu verwenden. Der Herr seinerseits ist frei von Eifersucht und Neid, beschenkt ihn reichlich und ist großzügig.

DAS THEMA Natürlicher Fortschritt ergibt sich durch Beachtung des Naheliegenden und Offensichtlichen. Oft wird die Sicht verstellt durch allzu ehrgeiziges Anstreben eines bestimmten Ziels. Die Aufmerksamkeit ist nicht mehr frei, sondern befangen. So kann sie nicht mehr gut funktionieren, und der ganze Ablauf leidet unter der Tunnelvision, die sich durch den Ehrgeiz ergibt. Die Logik des Gelingens besagt: Beide Seiten gehören dazu – das Tun und das Geschehenlassen. Das Gelingen vollzieht sich durch aktives Mittun, aber auch durch eine besondere Art der aktiven Passivität, durch ein bewußtes, verantwortliches Nicht-Eingreifen.

DIE METHODE Das Ritual erinnert daran, den Fortschritt und das Gelingen als etwas Natürliches anzusehen und anzustreben. Immer wenn sturer und verblendender Ehrgeiz sich meldet, kann das Ritual eingreifen und dazu auffordern, das Gelingen eines Projekts auf andere Weise anzustreben.

DER FALL Frank, ein Unternehmer, erzählt: Das Unternehmen läuft gut, soweit. Und das seit Jahren. Ich kann mich eigentlich an keine größere Pleite erinnern. Doch seit ich mich selbständig gemacht habe, werde ich von Sorgen regelrecht überfallen. Sie kommen vor allem nachts, wenn ich wach liege und die Gedanken sich im Kreis drehen. Bei der Leitung eines Unternehmens muß man planen, aber nicht ständig und ungezielt, einfach so drauflos, wie es sich dann bei mir einstellt. Meine Gedanken entwickeln ein Eigenleben und werden zu Sorgen, die mich quälen. Ich weiß, viele Dinge lassen sich auch gar nicht vorausplanen, denn wenn die vorausgeplante Situation wirklich eintritt, ist alles wieder ganz anders. Doch dieses Wissen nützt mir nichts. Immer wieder beschäftige ich mich mit der Zukunft, plane, berechne, kalkuliere, bedenke Eventualitäten, sichere mich ab. Ich weiß, daß ich den Kontakt mit der Realität verliere, aber ich kann die Gedanken nicht abstellen, denn sie sind mir zum Lebensinhalt geworden.

Deshalb unterbreche ich den Tanz, den die Sorgen mit mir aufführen, und sage mir: Immer wenn ich mich mit Gedanken an die Zukunft quäle, dann hole ich mich bewußt wieder in die Gegenwart zurück und richte meine Aufmerksamkeit auf das Naheliegende. Ich fühle in meinen Körper hinein, achte auf meinen Atem, das Kommen und Gehen, die Pausen. Ich richte meine Sinne auf das Gegenwärtige. Was steht jetzt an? Was liegt nahe? Dabei »denke« ich eigentlich nicht, denn das Denken führt vom Erleben weg. Ich fühle nach. Dabei vertraue ich darauf, daß sich das Naheliegende von selbst zu erkennen gibt. Ich vertraue auf die Logik des Gelingens. Erfolg erfolgt.

36. Rückzug aus der Öffentlichkeit; Meditation

DAS ZEICHEN Oben die Erde, unten das Feuer.

DAS BILD Die Sonne ist unter die Erde gesunken.

DAS THEMA Die Situation kann mit dem Eintreten des Abends oder auch mit der Phase des Lebensabends verglichen werden: Während im Außenleben das Licht, die Aktivität, die Kontrolle des Ichs und des Bewußtseins ebenso wie der Einfluß auf die äußeren Umstände abgenommen haben, muß sich im Inneren nicht das Licht verfinstern. Innerlich kann man sich licht und klar fühlen, während man nach außen angepaßt erscheint, sich in Nachgiebigkeit übt und lernt, sich in das Unabänderliche zu fügen, statt dagegen aufzubegehren. Durch diese lebenskluge Haltung werden Kräfte frei, die durch den Alltagskampf sonst aufgebraucht worden wären. Sein Licht zu verbergen, kann dazu beitragen, in schwierigen Zeiten durchzuhalten, ohne sich selbst zu verraten. Man kann sich zurückziehen in seinen innersten Bewußtseinskern, und dabei seinen Willen, seine Werte und seine Würde wahren. Durch den Rückzug kann man vermeiden, sich die Feindschaft der (äußerlich) Übermächtigen zuzuziehen. Dazu gehört, manches auf sich beruhen lassen, sich weder auszuliefern, noch sich betören zu lassen.

DIE METHODE In der Meditation geschieht ein Rückzug aus der Fremdbestimmtheit durch äußere Umstände, eine Besinnung auf innere Werte, auf das, was es zu bewahren gilt. Dies macht die innere Wahrheit eines Menschen aus und gibt ihm seine Würde. Meditieren hilft, sich von der öffentlichen Meinung und Anerkennung unabhängig zu machen. Es hilft in der Jugend, seine Position in der Gesellschaft zu finden, und im Alter hilft es gerade den aktiven und einflußreichen Menschen, sich aus ihren gesellschaftlichen Verpflichtungen zu lösen. Darüber hinaus hilft es bei den Übergängen von einer Lebensphase zur anderen, z.B. im Leben einer Frau, deren Fruchtbarkeit beendet ist.

DER FALL Warum gerade meditieren? Der diplomierte Sozialwissenschaftler H.Mayr bietet Kurse für Arbeitslose an der Volkshochschule an und schwört auf die Einübung des meditativen Rückzugs: Gerade durch die Besinnung auf das, was wichtig ist im Leben, wird die innere Entscheidung, sich neu dem Arbeitsmarkt, den Chancen, aber auch Problemen aussetzen zu wollen, gefördert. Arbeit und manchmal auch gesellschaftliches Ansehen kann man unverschuldet verlieren, die eigene Würde nicht.

37. Courage! Wer sich stellt, versteht; Spielsystem

DAS ZEICHEN Oben der Wind, unten das Feuer.

DAS BILD Das Feuer entwickelt einen ungeheuren Sog. Das ist der Wind, der vom Feuer erzeugt wird: Der Wind kommt aus dem Feuer hervor. Hitze erzeugt Kraft. Das Bild steht für eine Wirkung, die sich von innen nach außen fortsetzt und entspricht dem Einfluß, der im Innern der Sippe erzeugt wird. Auch sagt das Bild aus: Die Wirkung der eigenen Person muß auf die anderen übergehen. Um eine solche Wirkung ausüben zu können, müssen die Worte Kraft haben.

DAS THEMA Es geht um Autorität. Viele Autoritätsprobleme rühren daher, daß der Betreffende seinen eigenen Platz in der Gesellschaft nicht gefunden hat, so daß er sich fremdbestimmt und von anderen, ihm übergeordneten Autoritäten verunsichert fühlt. Manche Menschen entscheiden sich innerlich dafür, in der Machtlosigkeit gefangen zu bleiben, statt Verantwortung für die Macht, die sie ausüben, zu übernehmen. Hier geht es darum, den rechten Platz einzunehmen. Ordnung kann am eigenen Leibe erfahren werden – es gibt eine Ordnung, die durch die Naturgesetze beschrieben wird, und eine gesellschaftliche Ordnung, die ihre eigenen Gesetze schreibt. Es geht darum, an der Ordnung teilzunehmen. Die Gesetze entstehen nicht im luftleeren, bezugslosen Raum, sondern sind bestimmt durch Beziehungen. Im I Ging heißt es deshalb: Ist die Sippe in Ordnung, kommen die Gesellschaftsbeziehungen in Ordnung. Es hilft dabei, die Theorien über gesellschaftliche Systeme zu kennen. Im I Ging, das für manche sicher zu altertümlich sein mag, gibt es Hinweise auf die Liebe zwischen Vater und Sohn. Die Beziehung zwischen Mann und Frau wird mit »Zucht« beschrieben, wobei die Emanzipation der Frauen vielleicht diese Art der Tugend (der Unterwerfung) ausschließt. Die gesellschaftlichen Gesetze, die die Rangordnung zwischen Älteren und Jüngeren regeln, sind in der Diskussion um den Solidarpakt der Generationen zum Thema geworden.

DIE METHODE Das Spielen war immer schon eine Möglichkeit, sehr belastete Themen anzugehen, ohne sich von vornherein festzulegen. Das Spiel ermöglicht es, seine eigenen Erfahrungen zu machen und die Auswirkungen abzuwarten, statt sich gesellschaftlichen Erwartungen und Ansprüchen widerspruchslos zu beugen. Es braucht jedoch Courage, sich auf ein solches Spiel einzulassen und seine Ergebnisse ernst zu nehmen. Eins ist klar: Wer sich der gesellschaftlichen Ordnung stellt, versteht mehr. Dieses Verstehen geschieht aus dem Herzen – Courage heißt wörtlich »sich ein Herz nehmen«. Im Märchen ist dies eine beliebte Wendung, die das eigentliche Erlösungsgeschehen einleitet – wenn der Held oder die Heldin sich ein Herz nehmen, steht die Geschichte unmittelbar vor ihrem Happy End.

DER FALL Saskia ist unversöhnlich und mit ihren fast 60 Jahren immer noch nicht »fertig«, im doppelten Sinne. Durch ihre kritische Sonderstellung – sie arbeitet als Journalistin – fließen ihr ungeahnte Impulse zu. Nun aber hat sie sich mit dem systemischen Ansatz der

Gesellschaftsordnung befaßt und spielt mit dem Gedanken, wie es wäre, ihre individualistische Stellung aufzugeben und Kontakt zu suchen zu anderen Mitgliedern ihrer Familie, die in aller Herren Ländern verstreut sind. Was hat die Familie auseinandergerissen? Warum gedenkt keiner der Toten, warum will niemand die Grabpflege übernehmen? Sie hat das Gefühl, etwas stimme nicht. Sie will es wissen, deshalb stellt sie sich. Sie macht eine Therapie, deren Methode es spielerisch ermöglicht, sowohl die Lebenden als auch die Toten einzubeziehen und zu positionieren. Wer ist Opfer, wer ist Täter? Sie muß über viele Schatten springen, um die Dinge in einem neuen Licht zu sehen.

38. Gegensätze wie Gemeinsamkeiten sind die Basis von Verhandlungen; Ritual

DAS ZEICHEN Oben das Feuer, unten der See.

DAS BILD Die Flamme strebt nach oben, der See sickert nach unten. Die zwei Schwestern gehören verschiedenen Männern an, und ihr Wille richtet sich nicht auf Gemeinsames, die Wege trennen sich. Da entsteht kein gemeinsames Werk bei auseinandergehenden Meinungen, und doch finden die Energien zu einer Form des Zusammenwirkens.

> *Die Gegensätze bewirken durch ihren Ausgleich die Schöpfung und Fortpflanzung des Lebens. In der sichtbaren Welt der Dinge ermöglicht der Gegensatz eine Sonderung in Arten, durch die Ordnung in die Welt kommt.*
>
> Kommentar zum I Ging von Richard Wilhelm.

DAS THEMA In der Natur können wir beobachten, wie die Elemente einerseits sich vermischen, andererseits ihre eigene Natur behalten. In den Formen der menschlichen Gemeinschaft müssen immer wieder sowohl die Gemeinsamkeiten gepflegt als auch die Grenzen gewahrt bzw. wiederhergestellt werden. Die Grenzen sind sogar die Voraussetzung für die Gemeinschaft, denn nur durch den Gegensatz kann der einzelne seine Eigenart bewahren und zur Gemeinsamkeit finden. Die Kunst der Abgrenzung fördert die Kontaktfähigkeit und ist die Grundlage des Verhandlungsgeschicks.

DIE METHODE Im Ritual werden sowohl Gegensätze als auch Gemeinsamkeiten der Teilnehmer anerkannt. Rituale der Verbindung ebenso wie Rituale der Lösung betonen immer beides. Durch das Ritual erfahren die Teilnehmer in ihrer Unterschiedlichkeit und in ihrer Verbundenheit etwas, das die Unterschiede überwindet und die Verbindungen regelt. So macht z.B. das Ritual der Ehe die Gesetze bewußt, die mit den neuen Verbindungen (zwischen Mann und Frau) einhergehen, während alte Verbindungen (zwischen den alten Eltern und den erwachsen gewordenen Kindern) an zweiter Stelle stehen.

DER FALL Ron, ein Paartherapeut, erzählt: Viele Paare, die zu mir kommen, klagen über Divergenzen, die zu Streitigkeiten und schließlich zu jahrelangem Zwist führen, bis das Paar eines Tages feststellt, daß es sich auseinandergelebt hat. Jeder geht seiner Wege. Manchmal will der eine Partner den anderen verändern und hofft insgeheim, daß diese Veränderung sich doch noch einstellen will, obwohl schon Jahre vergangen sind und sich nichts verändert hat in der Beziehung. Die Frau sagt dann z.B. innerlich zu dem Mann: »Entweder du veränderst dich, oder es verbindet uns nichts mehr, und wir trennen uns.« Oder der Mann sagt z.B.: »Entweder du findest dich damit ab, so wie es ist, oder die Beziehung ist zu Ende.« Beide stellen eine Art Ultimatum. An diesem Endpunkt kommen sie zum Therapeuten und suchen Hilfe, wobei die Entweder-oder-Struktur des Denkens die Ausgangsbasis ist. Entweder bestimmte Ansprüche und Erwartungen werden erfüllt, oder die Therapie hat versagt. Meine Aufgabe besteht nun darin, dem Paar die Grundsätze des Verhandelns klarzumachen. Keiner der beiden muß nachgeben oder sich aufgeben – über vieles läßt sich verhandeln. Viele scheinbare Widersprüche lösen sich dann auf, wenn sie in eine andere Anordnung gebracht werden, z.B. wenn die gegensätzlichen Wünsche und Bestrebungen nicht nebeneinander bestehen müssen, sondern sich nacheinander abwechseln. Anhand von inneren Konflikten kann man das besonders gut verstehen. Etwas in einem sagt: Eigentlich müßte ich für die Prüfung lernen, aber draußen scheint die Sonne, und es wäre schön, jetzt schwimmen zu gehen. Dann einigt man sich innerlich darauf, daß man zuerst baden geht und dann lernt. Oder umgekehrt. Jede Beziehung ist ein gemeinsames Werk, das durch Verhandlungen lebendig und gesund gehalten wird. Ich mache den Paaren den Vorschlag, es mit einem Verhandlungsritual zu versuchen. Die beiden sollen im Alltag darauf achten, wann sich scheinbar unversöhnliche Gegensätze ankündigen, und sich dann zu einer Verhandlung »auf neutralem Boden« treffen.

Die Ordnung des Nacheinander zeigt sich in der sprachlichen Formulierung, die von einem krassen »Entweder-Oder« zu einem spielerischen, weichen »Und-Und« führt. Der Ritualsatz, den jeder für sich beherzigt, lautet: Immer wenn ich merke, daß ich innere Sätze in der Entweder-Oder-Struktur sage und innerlich unverhandelbare Ansprüche stelle, dann steige ich einfach aus und probiere es mit einer Verbindung der Gegensätze. Die Aufmerksamkeit sollte sich dabei nicht darauf richten, inwieweit ich mit dieser neuen Verhandlungsstrategie meinen eigenen Willen durchsetzen kann, sondern ob sich die Qualität der Beziehung in einer positiven Weise verändert.

39. Den Stillstand überwinden, an Problemen wachsen;
Spielsystem

DAS ZEICHEN Oben das Wasser, unten der Berg.

DAS BILD Es schaut so aus, als würde man vor dem Abgrund stehen, im Rücken den Berg, also sich in einer aussichtslosen Lage befinden, die keinen Ausweg bietet.

DAS THEMA Hemmnisse können manchmal nicht direkt überwunden werden. Das kann das Gefühl von Aussichtslosigkeit auslösen. Dieses Gefühl führt dazu, angesichts der Gefahr stehenbleiben und sich zurückziehen zu wollen. Rückzug ist angesagt, aber es sollte der Rückzug als Vorbereitung des kommenden Sieges sein und nicht als Eingeständnis der eigenen Niederlage. Das verlangt danach, sich mit Gleichgesinnten zusammenzutun und sich unter die Leitung eines einzigen zu stellen, der der Lage gewachsen ist. Das bedeutet oft, etwas zu tun, was scheinbar vom Ziel wegführt, vor allem da es die Autonomie der Persönlichkeit zu bedrohen scheint. Doch die unbeirrbare Ausrichtung im Inneren eines Menschen bewahrt davor aufzugeben. Das Hemmnis dauert nur eine Zeitlang an und ist wichtig für die Bildung der eigenen Persönlichkeit. Es gibt einen Wert der Not, der dazu beiträgt, den Notwendigkeiten im Leben einen Sinn zu verleihen.

DIE METHODE Der Mensch ist im Spiel mit Sieg und Niederlage konfrontiert. Da ein Spiel natürlich eine andere Dimension als die Wirklichkeit hat, ist es die beste Methode, sowohl das Siegen als auch das Verlieren zu üben. Das Fair play der Engländer ist weltberühmt und hat sich aus der Spielleidenschaft der Nation entwickelt. Im Spiel werden Gesetze erprobt, die dann auf das Zusammenleben übertragen werden. Aussichtslosigkeit ist ein vorübergehender Zustand, der im menschlichen Dasein oft vorkommt, wobei das Spiel dazu erzieht, »es sportlich zu nehmen«, d.h. die Aussichtslosigkeit spielerisch als Aufgabe anzunehmen, ohne sich mit den unangenehmen Gefühlen zu identifizieren. Die Aussicht auf Erfolg ist dann sehr viel größer.

DER FALL Ron, selbst Therapeut, stammt aus einer Familie, die ihm gnadenlos einbleute: »Du bist ein aussichtsloser Fall!« Und das alles nur, weil er den Erwartungen seines Vaters nicht entsprach. Ron hat gelernt, die Gefühle der Aussichtslosigkeit abzukoppeln von der Einschätzung einer Situation, die sich als schwierig erweist, so schwierig, daß man sie als aussichtslos bezeichnen könnte – doch dies ist nur eine Titulierung. Ron achtet darauf, daß die Bezeichung »aussichtslos« nicht zum Programm wird. Er hat sich dafür entschieden, nicht durch Worte eingeschüchtert zu werden. In der Praxis zeigen sich dann meist viele Auswege aus der Aussichtslosigkeit.

40. Die Gelegenheit zur Freiheit nutzen;
Meditation

DAS ZEICHEN Oben der Donner, unten das Wasser.

DAS BILD Der Donner verklingt, das Wasser reinigt sich selbst und wird wieder klar. Das heißt: Die Bewegung führt aus der Gefahr heraus, und eine Rückkehr zu den gewöhnlichen Verhältnissen ist jetzt gefordert.

DAS THEMA Es geht darum, aus den Fehlern zu lernen, sie nicht zu fixieren und auch nicht den Triumph, die Schadenfreude über fremde Fehler zu kultivieren. Das beinhaltet, z.B. in der Kritik an anderen Menschen nicht weiter vorzudringen, als es nötig ist, d.h. nicht über das Ziel hinauszuschießen, sondern zurückzukehren zur Ordnung des Lebens. Wenn Ressentiments herrschen, gilt es, Klarheit zu schaffen; wenn Altlasten zu beseitigen sind, dann sollte man dies so schnell wie möglich tun. Man sollte reinen Tisch machen, damit keine Verzögerungen entstehen. Durch Klarheit kommt Befreiung. Wenn Verfehlungen erkannt worden sind, sollte man nicht dabei verweilen. Man sollte vor allem über unabsichtliche Fehler hinwegsehen, so wie der Donner verklingt. Alles regelt sich dann von selbst, und der Weise vergibt die Schuld, so wie das Wasser sich von Schmutz befreit, indem es weiterfließt.

DIE METHODE In der Meditation ist das Vergeben von Fehlern und Sünden von großer Bedeutung, denn so wird innere Freiheit erlangt.
DER FALL Klara nennt es »Hadern«. Manchmal kommt sie in einen quälenden Zustand der Schuldzuschreibungen, die sie innerlich mit allem unzufrieden sein läßt. In der Beziehung zu ihrem Partner sammelt sie förmlich Minuspunkte und ertappt sich dabei, auf seine Fehler, Verstöße und Vergehen zu warten, um sie auf einem Art Schuldenkonto zu horten. Ist das Maß erreicht, wird sie ihren Partner wegen Unzulänglichkeit verlassen, das hat sie sich geschworen. Sie selbst jedoch fühlt sich durch dieses Aufrechnen nicht frei, sondern in einer unangenehmen Weise an den Partner, den sie ständig beobachtet und kontrolliert, angebunden. Nie kann sie ihn gehenlassen, nie kann sie sich selbst gehenlassen. Nun hat sie zu meditieren begonnen: In ihrer Vorstellung setzt sie ihren Partner und sich selbst jeweils in einen schuldenfreien Kreis. Beide Kreise berühren sich leicht. Diese Berührung eröffnet die Möglichkeit einer Begegnung, die nicht durch Schulden belastet ist.

41. Weniger ist manchmal mehr; Trance

DAS ZEICHEN Oben der Berg, unten der See.
DAS BILD Das Untere wird auf Kosten des Oberen vermindert: Wird das Fundament eines Bauwerks vermindert, so verliert das Ganze an Festigkeit.

> *Wenn durch eine Zeit der geringen Dinge eine innere Wahrheit zum Ausdruck kommt, so darf man sich der Einfachheit nicht schämen. Es ist dann gerade das Richtige, das Kraft verleiht, durch das man dann wieder etwas unternehmen kann.*
>
> Kommentar zum I Ging von Richard Wilhelm.

> *Auch mit geringen Mitteln läßt sich die Gesinnung des Herzens zum Ausdruck bringen.*
>
> Kommentar zum I Ging von Richard Wilhelm.

DAS THEMA Um innere Belastbarkeit und inneren Halt zu erreichen, müssen die äußeren Strukturen gewahrt werden, ohne die inneren Quellen versiegen zu lassen. Das Wünschen kommt aus dem Innersten, es stützt die innere Ausrichtung und baut den Halt eines Menschen auf. Sich des Mangels und der Bedürftigkeit bewußt zu werden ist der erste Schritt in der Verwirklichung der Wünsche, denn die Frage danach, was anders werden soll, bringt eine Einschätzung der Wirklichkeit mit sich. Die Frage danach, was fehlt, richtet das Bewußtsein danach aus, wo die Heilung einsetzen muß, um die Ganzheit zu erreichen.

DIE METHODE In der Trance können wir den inneren Sucher einstellen auf das, was fehlt. So kommen wir in Kontakt mit einem größeren und weiteren Ganzen. Wirkliche Befriedigung tritt erst dann ein, wenn auch das geistige Bedürfnis nach Ganzheit und die Sehnsucht nach einem übergreifenden, größeren Sinn gestillt wurden. Befriedigung auf der materiellen Ebene der Selbsterhaltung kann zwar eine innere Zufriedenheit vortäuschen, doch in der religiösen Trance oder Ekstase zeigt es sich oft, daß alles Materielle und »Irdische« einen Zauber ausübte, der die Seele gefangenhielt.

DER FALL Erich ist Ethnologe und hat sich mit Trancetanzkulten befaßt. Er selbst glaubte, keinen Hang zum Religiösen zu besitzen, doch als er an einem marokkanischen Fest teilnahm, wurde er plötzlich von einer brennenden Sehnsucht erfaßt, die er zunächst nicht einordnen konnte. Sein ganzes Leben erschien ihm fadenscheinig und mangelhaft, es fehlte das Entscheidende. Er war versucht, seinen Beruf und seine Karriere aufzugeben, alles an den Nagel zu hängen und nur das einfache Leben zu suchen, doch gelang es ihm mit Hilfe eines Therapeuten, innerhalb seiner eigenen mitteleuropäischen Kultur einen Lebensstil zu finden, der einerseits der neu erfahrenen Askese Rechnung trug, andererseits ihn jedoch davor bewahrte, »das Kind mit dem Bade auszuschütten«. Nur durch diesen Kompromiß erreichte er eine innere Stabilität, die ihm erlaubte, nach und nach sein Leben zu verändern, ohne zu verzweifeln.

42. Sich in den Dienst von etwas stellen;
Spielsystem

DAS ZEICHEN Oben der Wind, unten der Donner.

DAS BILD Das Oben sinkt nach unten und wird abgeschwächt, so daß das Untere nach oben dringen kann.

Wahres Herrschen muß Dienen sein. Ein Opfer des Höheren, das eine Mehrung des Niederen bewirkt, wird Mehrung schlechthin genannt, um dadurch den Geist anzudeuten, der allein imstande ist, der Welt zu helfen.

Kommentar zum I Ging von Richard Wilhelm.

Handle, um zu erkennen. Handle so, daß die Anzahl deiner Möglichkeiten vermehrt wird.

Heinz von Foerster

DAS THEMA Das präzise, konzeptuell vorgefaßte Denken macht einer groß angelegten, umgreifenden Geistesbewegung Platz, es läßt die Denkinhalte sinken, um zu einer neuen Denkform zu kommen, die weniger fixiert und mehr Raum gibt für neue Impulse. Das Denken »opfert sich«, um sich zu erweitern. Das Denken stellt sich in den Dienst des Neuen. Donner und Wind stärken und nähren sich gegenseitig: Das Denken steht im Dienst des Handelns und das Handeln im Dienst des Erkennens. Beides gilt: erkennen, um zu handeln und handeln, um zu erkennen. Nicht immer ist ein solches Denkopfer möglich oder angebracht. Es braucht eine bestimmte Zeit der frühlingshaften Erneuerung, und diese Zeit dauert gewöhnlich nicht lange. Darum muß sie genutzt werden, solange sie da ist.

DIE METHODE Das Spielen ist ein Handeln, das Erkenntnis schafft, indem es verschiedene Spielzüge als Handlungsmöglichkeiten zur Auswahl gibt und dazu auffordert, Gedanken durchzuspielen, bevor sie durch Taten verwirklicht werden. Nicht alle Impulse, die aus dem Unbewußten aufsteigen und den Menschen in Erregung versetzen, eignen sich dazu, in die Wirklichkeit umgesetzt zu werden. Doch die Erregung, die sie begleitet, kann sich im Spiel zu neuen Formen verdichten und neue Handlungsmöglichkeiten aufzeigen. Auch alte Reaktionsmuster dienen als Mittel der Erkenntnis, denn die Reaktion auf eine spielerische Aktion läßt erkennen, welche Folgen eine bestimmte Entscheidung haben würde, und somit, welche Wirklichkeit erfolgen würde.

DER FALL Christine ist Richterin und entscheidet über den Ausgang von Strafprozessen. Bei der Beurteilung des Strafmaßes durchlebt sie oft Phasen der Unentschiedenheit. Obwohl ihr Beruf ein rationales und nicht ein emotionales Vorgehen erfordert, weiß sie, daß Entscheidungen nicht immer durch das Denken getroffen werden können. Das Denken fördert die Unentschiedenheit, denn alle Argumente sind schon bedacht und gegeneinander ausgespielt worden. Nun geht es darum, auf eine Ebene des Spielens zu kommen. Wirf doch eine Münze, sagte ich zu ihr – es ging um einen besonders schwierigen Fall der Revision. Die Münze plädierte dafür, den Mann, der innerhalb einer Diktatur Verbrechen gegen die Menschlichkeit begangen hatte, nicht vorzeitig zu entlassen. Und da fiel es Christine auch ein, daß der Mann in einem langen Gespräch keine Reue über seine Handlungen gezeigt hatte. Die Münze hatte Christine zwar nicht die Entscheidung abgenommen, aber sie zu einer Reaktion herausgefordert, auf die sie wiederum bewußt reagieren bzw. die sie reflektieren konnte. Die Münze hatte eine Unterscheidung deutlich gemacht, indem sie auf eine ihrer beiden Seiten gefallen war. Oft fällt es schwer, bewußt eine solche Unterscheidung zu erkennen, weil sie sich mit bestimmten vorgedachten Konsequenzen verbindet und nicht in einem wertfreien Spielraum vollzieht. Christine fühlte sich bedrückt und behindert, »als könnte sie nicht mehr geradeaus denken«. Mit dem Würfelspiel hatte sie plötzlich wieder den Kopf frei bekommen.

43. Das große Ja; Trance

DAS ZEICHEN Oben der See, unten der Himmel.

DAS BILD Der See ist bis an den Himmel angestiegen. Das bedeutet einen Durchbruch nach lange angesammelter Spannung, wie ein Durchbruch eines geschwellten Flusses durch die Dämme. Das Kippphänomen läßt sich auf menschliche Verhältnisse übertragen: Plötzlich kommt der Umschwung, der lang ersehnte Durchbruch. Der Einfluß des Gewöhnlichen und Gewohnten ist im Abnehmen, eine Idee setzt sich durch, durch eine entschlossene Aktion kommt eine Änderung der Verhältnisse zum Tragen. Dies entspricht der Frühlingszeit zwischen April und Mai, wenn die Blüte plötzlich einsetzt.

> *Wenn im Herzen nur eine Leidenschaft nistet, so mag sie die Vernunft umdüstern. Entschlossenheit muß auf der Vereinigung von Stärke und Freundlichkeit beruhen. Ein Kompromiß mit dem Schlechten ist nicht möglich.*

> *Schlechtes muß offen angesprochen und verurteilt werden. Fehler dürfen nicht beschönigt werden.*
>
> *Der Kampf darf nicht direkt durch Gewalt geführt werden. Die beste Art, das Böse zu bekämpfen, ist energischer Fortschritt im Guten.*
>
> Kommentar zum I Ging von Richard Wilhelm.

DAS THEMA Es geht um den Durchbruch, der auch einen Zusammenbruch mit sich bringen kann. Deshalb ist es wichtig, die Vorzeichen zu beachten und einer Katastrophe vorzubeugen. Das I Ging sagt dazu:

> *Denn auf alles Sammeln folgt Zerstreuen. Darum ist es besser, schon während des Sammelns zu zerstreuen. Ebenso sollte man darauf bedacht sein, sich nicht in Eigensinn zu versteifen, sondern sich in dauernder strenger Selbstprüfung eindrucksfähig zu erhalten.*
>
> Kommentar zum I Ging von Richard Wilhelm.

DIE METHODE Trance. Ein weicher Übergang und Wechsel verhindert den Bruch. Der Ja-Strom bedeutet, mitschwimmen, sich anvertrauen, anschließen, assoziieren, bejahen, um mehr zu wissen (Verneinung isoliert, deshalb ist man vom Wissen ausgeschlossen). An einem Strang ziehen verstärkt die Energie.

DER FALL Man sollte äußeren Erfolg annehmen, aber sich nicht abhängig machen, sondern dem inneren Ja folgen.

44. Die gute Form der Freundlichkeit; Ritual

DAS ZEICHEN Oben der Himmel, unten der Wind.

DAS BILD Das Untere, Innere, Dunkle, Weibliche dringt nach oben und außen, das Weibliche kommt von sich aus den Männern entgegen. Im alten China war das ein Vorzeichen von Unheil. In der Natur bedeutet es einfach, daß mitten im Sommer, an der Sommersonnenwende, Ende Juni, das dunkle Prinzip wieder aufsteigt. Da das Dunkle mit dem Weiblichen identifiziert wird, lautet das Urteil: »Das Mädchen ist mächtig. Man soll ein solches Mädchen nicht heiraten.« Es ist die Rede von einem »frechen Mädchen«, dessen Emporkommen mit dem Sieg des »Gemeinen« (des Gewöhnlichen) gleichgesetzt wird. Es wird gesagt, das Mädchen gebe sich leichthin preis und reiße die Herrschaft an sich. Es folgt der Kommentar: »Das Gemeine sieht harmlos und schmeichelnd aus, daß man seine Freude daran hat. Es sieht klein und schwach aus, daß man meint, unbesorgt mit ihm scherzen zu können.« Doch die Tiefenpsychologie liefert uns eine andere Theorie: Das Männliche könnte das Bewußtsein sein, das Weibliche hingegen das Unbewußte und die Schatten, die im Unbewußten wohnen. Wenn sie empordringen, kommt es vielleicht zu einem vorübergehenden Ungleichgewicht der Kräfte, doch zuletzt führt die Integration des Weiblichen, des Verborgenen und der Schatten zu einer erweiterten Sicht.

DAS THEMA Es geht darum, freundlich zu sein. Freundlichkeit ist eine Haltung und beschränkt sich nicht nur auf die Freunde. Es ist eine Form, die hilft, auch dem Fremden so zu begegnen, als könne er ein Freund werden. Freundlichkeit schafft gute Beziehungen, ohne auf die Ehrlichkeit der Auseinandersetzung verzichten zu müssen. Freundlichkeit ist nicht Verstellung und Schmeichelei, sondern eine Form der Wertschätzung – für sich selbst und allem, was einem begegnet. Freundlichkeit beginnt als Haltung, die man sich selbst gegenüber einnimmt: sich selbst ein Freund zu sein, und nicht ein geheimer Feind, bedeutet, sich selbst anzunehmen, ohne sich etwas vorzumachen.

DIE METHODE Durch ein Ritual wird gelernt, sich mit fremden Menschen oder Verhältnissen anzufreunden, um dort seinen Platz zu finden. Immer wenn man sich fremd fühlt, hilft ein kleines Ritual, um freundlich gesinnt zu sein und Freundschaft zu schließen.

DER FALL Rita ist Psychotherapeutin und betrachtet die Beziehung zu ihren Patienten als »Freundschaft auf Zeit«. In der Therapie wird das Gebot beachtet, sich selbst immer dann besonders ein Freund zu sein, wenn Zustände der Entfremdung den inneren Halt unterminieren. Wenn die Therapie beendet ist, schreibt sie einen Abschiedsbrief, in dem sie zeigt, was es mit der Freundschaft auf sich hatte. Sie arbeitet die Essenz der Therapieerfolge heraus und wünscht dem Patienten viel Glück, so wie sie es einem Freund wünschen würde, der sich auf den Weg macht. Sie bittet den Patienten, ebenfalls einen solchen Brief an sie gerichtet in aller Form der Freundlichkeit zu schreiben. Damit wird die Therapie mit einem guten Zeichen beendet.

45. Sich zu versammeln gibt Halt; Prozeß

DAS ZEICHEN Oben der See, unten die Erde.

DAS BILD Der See ist Sammlungsort des Wassers, die Erde gibt Form und Halt. Die Versammlung der Menschen zu wichtigen Gelegenheiten war von jeher ein Mittel, sich gegenseitig Halt zu geben. Die Familie sammelt sich um den Vater als ihr Oberhaupt. Die Fortsetzung dieser Sammlung vollzieht sich durch das Ahnenopfer. Die Ahnen werden durch die konzentrierte Andacht der Hinterbliebenen in ihrem Geist versammelt, so daß sie sich nicht zerstreuen und auflösen.

DAS THEMA Um sich in Andacht üben zu können, bedarf es einer religiösen Form und Tradition, die mit einer Gemeinschaft geteilt wird. So entsteht die Gemeinde, innerhalb deren die religiösen Feste gefeiert werden. Religion bedeutet Rückbindung an die geistigen Ursprünge. Früher konnte ein Mensch als Oberhaupt einer Versammlung deren geistigen Mittelpunkt darstellen und die geistigen Kräfte auf sich konzentrieren. Heute wird es immer schwerer, sowohl kirchliche als auch politische Autoritäten zu akzeptieren. Es steht die Aufgabe an, neue Formen der Andacht zu finden.

DIE METHODE Der Prozeß einer festlichen Zusammenkunft führt aus dem Alltag heraus in die Besinnung auf die geistige Gemeinsamkeit und eine höhere Ordnung. Diese Besinnung macht die Kraft der feierlichen Andacht aus, zu der sich Menschen versammeln. Es wird der Toten und der Abwesenden gedacht, um sie in einer geistigen Nähe versammelt zu wissen. Dieser Prozeß der andächtigen Erinnerung ist das Gegenteil des Vergessens und Verdrängens und wirkt ihm entgegen. Gestärkt durch die Versammlung, kehren die Menschen in den Alltag zurück und gehen ihr Leben mit neuer Kraft an.

DER FALL Ron hat die Religion seiner Kindheit und ihre Feste abgelehnt. Doch als er bei einer Reise zufällig an Allerseelen an einem oberösterreichischen Friedhof vorbeikommt, weckt das Bild der Ewigkeitslämpchen eine Erinnerung in ihm. Seine Mutter pflegte das Grab ihres gefallenen Mannes und sprach oft mit ihm. Als auch sie starb, übergab er die Grabpflege einem Amt, für das er die Gebühren per Bankeinzug bezahlte. Er hatte jeden Kontakt aufgegeben, er hatte nichts davon gehalten, die Toten »künstlich« im Gedächtnis zu halten. Doch nun überfällt ihn jäh ein Gefühl der Haltlosigkeit und Entfremdung – wer wird sich seiner erinnern, wenn er einmal nicht mehr da ist? Er fühlt sich herausgerissen aus seiner Arbeitswut, die ihm bislang Halt gab. Plötzlich fühlt er sich mit etwas konfrontiert, was er immer verdrängen wollte. Nachts kann er nicht schlafen. Vor einiger Zeit hatte er Herzbeschwerden gehabt und eine beunruhigende Diagnose erhalten. Er weiß, daß er sich weniger stressen soll, aber eigentlich ist es nicht die Arbeit, die ihn streßt. Jetzt dämmert ihm, daß es seine Beziehungslosigkeit ist, er ist nicht angeschlossen an diesen Strom der Erinnerung, der von Generation zu Generation das Andenken überträgt und wachhält. Wieder zu Hause, sucht er Photos von seinen Eltern und tut etwas, was er selbst als altmodisch einschätzt: Er stellt die Photos in einem Rahmen auf seinem Schreibtisch auf. Er merkt, wie der Streß sichtlich nachläßt, obwohl er sich dies rational nicht erklären kann.

46. Sich für das Gute entscheiden; Ritual

DAS ZEICHEN Oben die Erde, unten der Wind.

DAS BILD Der Wind bringt Bewegung in die abgestandenen Verhältnisse. Im Frühling hat das Wachstum der Keime die Kraft, sie nach oben durch die Erde dringen zu lassen. Doch der Frühling allein garantiert weder Kraft noch Wachstum. Es müssen zusätzliche Bedingungen erfüllt sein, um die Natur nach der Winterruhe aufleben zu lassen.

DAS THEMA Um Einfluß zu gewinnen, muß man hingehen und die maßgebenden Leute aufsuchen. Das heißt, daß man nicht auf einen Anfangsimpuls warten soll, sondern selbst die Initiative ergreifen muß, um dem Erfolg auf die Sprünge zu helfen. Es liegt an einem selbst, wie sich das Schicksal entscheiden wird, und diese Haltung der Eigenverantwortung beruht auf einer grundlegenden Entscheidung, das Gute in allen Lebenslagen anstreben zu wollen.

DIE METHODE Das Ritual wirkt auch dann, wenn man nicht in der Stimmung ist, das Gute anzustreben, oder nicht den Sinn sieht, sich weiter zu bemühen, wenn alle Bemühungen fehlgeschlagen sind. Rituale können Frustrationen überwinden helfen. Ein Ritual baut eine Brücke, wenn der Mut oder die Initiative fehlen, ein Problem anzugehen, um die Lage zu verbessern.

DER FALL Rita erzählt von einer Patientin, die unter ihrer Antriebslosigkeit und Langeweile litt. Statt auf die verborgenen Gründe einzugehen, schlug sie vor, eine ausgeprägte Angewohnheit, die sie bei ihr bemerkt hatte, als Anregung für ein kleines Ritual zu nutzen. Sie reagierte nämlich auf alle Vorschläge, die Rita ihr gemacht hatte, mit der Frage: »Was soll ich da?« Rita bat sie darum, für eine Weile einfach auszuprobieren, welche Antworten sie von einem Unbewußten erhalten würde, wenn sie die Frage »Was soll ich da?« in die Frage »Was kann ich hier tun?« überführen würde. Schon bei der nächsten Sitzung berichtete die Patientin überrascht davon, wie sie gegen ihre sonstige Gewohnheit die Initiative ergriffen hatte. Als sie in die Stadt gefahren war, weil sie etwas einkaufen wollte, und die Geschäfte geschlossen hatten, rief sie spontan eine Freundin an, um sie auf einen Kaffee einzuladen. Durch diesen Zufall nahm sie wieder eine alte Beziehung auf.

47. Heilmittel gegen Erschöpfung; Meditation

DAS ZEICHEN Oben der See, unten das Wasser.

DAS BILD Wenn der See in ein untergründiges Wasserbett abfließt, trocknet er aus. Das Bild zeigt den Fall einer Drainage – durch extra angelegte Bäche kann sumpfiges Land trockengelegt werden. Aber in diesem Fall handelt es sich um eine Drainage wider Willen: Die Kräfte fließen nach unten ab wie Wasser, das versickert, und der Mensch bleibt wie ein ausgetrockneter See erschöpft zurück.

DAS THEMA Es gibt Zeiten, da kann man sich einfach nicht konzentrieren und kommt auf keine zusammenhängenden Gedanken. Irgend etwas unterbricht den normalen Denkprozeß. Es ist, als ob vom Unterbewußtsein ein störender Einfluß ausgeübt würde. Man kann sich das als Bild vorstellen: Das Denken wird durch das Unbewußte einer Drainage unterzogen. Und je mehr man sich konzentrieren will, desto mehr verdichtet sich die Blockade. Nichts geht mehr. Und deshalb ist es wichtig, sich nicht weiter in der Anstrengung zu erschöpfen, sondern umzulenken.

DIE METHODE In der Meditation lernt man, aus den inneren Quellen zu schöpfen. Ist einmal der Zugang dazu geschaffen, so erfährt man jenseits aller Erschöpfung, Leere und Langeweile einen unerschöpflichen Reichtum. Die Methode der Meditation lehrt, wie dieser Zugang jederzeit hergestellt und gestärkt werden kann, und zwar indem dieser Reichtum vorausgesetzt und als Vorstellung heraufbeschworen und somit vergegenwärtigt wird. Die Konzentration auf den Atemfluß ist ein geeignetes Mittel, vom bewußten Wollen und Denken abzulenken und die Aufmerksamkeit auf die Gegenwart, auf die gegenwärtige Lebendigkeit des Daseins zu richten.

DER FALL Eva kommt als Lehrerin an die Grenzen ihrer Kräfte. Es ist nicht der Beruf an sich, der sie auszehrt, sondern die tägliche Belastung, die ihr sowohl Konzentration auf das Lehrpensum als auch Flexibilität und Einfühlsamkeit im Umgang mit den Schülern abverlangt. Sie ist nicht ausgebrannt, wie sie immer wieder betont. Sie hat vielmehr das Gefühl, daß sie über lange Zeitstrecken »nicht zu sich selbst kommt«. Aber diese Arbeitswelt ist nicht die ganze Welt, sie ist tatsächlich nur ein kleiner See, der sich aus einem großen unterirdischen Meer speist. In der Meditation tankt Eva wieder auf: Sie stellt sich vor, wie jede Zelle ihres Körpers von dem unterirdischen Meer durchflutet und mit essentiellen Nährstoffen versorgt wird. Auch das Denken erhält neue Nahrung. Das Interesse kehrt zurück, und mit dem Interesse die Lust am Lehren.

48. Die Verbindung zur gemeinsamen Quelle finden;
Trance

DAS ZEICHEN Oben das Wasser, unten der Wind.

DAS BILD So wie die Wurzeln eines Baumes in die Erde hinabreichen, um Wasser zu holen, so wie der Brunnen, aus dem man Wasser schöpft, in die Tiefe führt, so findet der Mensch in seiner eigenen Tiefe zu einer unerschöpflichen Kraftquelle. Diese Tiefe im Wesen des Menschen verbindet ihn mit anderen Menschen und bildet damit eine Gemeinsamkeit, die die oberflächlichen Unterschiede zu überwinden vermag.

> *Das Holz saugt das Wasser nach oben. Wie das Holz als Organismus die Tätigkeit des Brunnens nachahmt, die allen Teilen der Pflanze zugute kommt, so ordnet der Edle die menschliche Gesellschaft, daß sie wie ein Pflanzenorganismus zum Wohl des Ganzen ineinandergreift.*
>
> Kommentar zum I Ging von Richard Wilhelm.

> *Der Brunnen ist ein Bild gesellschaftlicher Organisation der Menschheit in ihren primitivsten Lebensnotwendigkeiten, die*

von allen politischen Gestaltungen unabhängig ist.
Geschlechter kommen und gehen, und sie alle genießen
das Leben in seiner unerschöpflichen Fülle.

Kommentar zum I Ging von Richard Wilhelm.

DAS THEMA Es geht um die Grundlagen des Lebens. In jeder Situation, in jedem Arbeitszusammenhang, in jeder Beziehung ist es gut, sich die Frage zu stellen: Ist dies fruchtbarer Boden, auf dem ich stehe? Kann ich hier wachsen und mich entfalten? Wird der Boden mich tragen und mir Halt geben? Oder stehe ich auf verlorenem Posten?

DIE METHODE Wenn man sich in unbekanntes Gebiet begibt, so ist es gut, den Boden zu prüfen. In der Trance ist es möglich, sich den Wirkungen, die eine bestimmte Atmosphäre, ein Raum, eine Situation oder ein Mensch bzw. eine Gruppe auf einen haben, zu öffnen. Zwar bauen auch Menschen Kraftfelder um sich auf, doch meist sind wir nicht empfänglich für die Signale, die wir aus der Umwelt empfangen. Nur im Trancezustand können wir alle Gedanken und Überlegungen ausschalten und uns ganz auf die Energie eines Ortes bzw. einer Situation einlassen, um so unsere spontanen Reaktionen wahrzunehmen. Oft erweisen sich Entscheidungen, die wir aus rationalen Erwägungen heraus fällten, im nachhinein als die falschen. Die leise Stimme der Intuition hatte uns gewarnt, aber sie wurde übertönt. Wenn wir jedoch den Botschaften, die wir in Trance erhalten, mehr Bedeutung geben, stärken wir unsere Intuition, die übrigens nicht die Vernunft ausschaltet, sondern erweitert.

DER FALL Rita ist als Psychotherapeutin auf ihre Intuition angewiesen. Sie macht immer wieder die Erfahrung, daß sich nach einer Sitzung Gefühle einstellen, die oft alles widerlegen, was sie während der Sitzung gedacht hat. Früher wehrte sie diese Gefühle ab, weil sie »nicht hierher gehörten« – sie ging davon aus, daß es klare Grenzen zwischen ihrer Arbeit und ihrem Privatleben geben mußte. Es stellte sich jedoch heraus, daß die eigentliche Arbeit nicht in den Sitzungen selbst geschah, sondern oft danach. Kamen also solche »fremden« Gefühle hoch, beobachtete sie sie und nahm sie als Gelegenheit, sich darauf einzustimmen, um sich ein Bild von ihrer Bedeutung zu machen. Was konnten die Gefühle ihr sagen? Sie nannte diese Art von Sinnieren ein »Denken in Trance«, das unbewußte Inhalte bewußt verarbeitete. Durch diese Fähigkeit entwickelte sie ein Feingespür, das ihr auch in anderen Situationen, z.B. in der Verhandlung mit Kollegen, zugute kam.

49. Die Gesetze des Wandels; Spielsystem

DAS ZEICHEN Oben der See, unten das Feuer.

DAS BILD Die Tiere können ihr Fell abwerfen, sich häuten oder mausern. Die Lebewesen sind Prozessen der ständigen Transformation unterworfen, doch nur der Mensch hat Schwierigkeiten mit dem Übergang von einer Form in die andere, denn sein Selbstbewußtsein tendiert dazu, sich mit einer Form zu identifizieren und andere Formen als fremd auszuschließen. Das Leben verlangt ihm jedoch ab, immer wieder in neue Formen und Ordnungen hineinzuwachsen.

DAS THEMA Im Übergang von der alten zur neuen Ordnung werden bestimmte Gesetze des Wandels wirksam. Wenn man sich für das Neue entschieden hat, sollte man nicht am Alten haften. Diese Gesetze gelten sowohl im Mikrokosmos der Persönlichkeit als auch im Makrokosmos der gesellschaftlichen Formationen. Das Neue verlangt all unsere Aufmerksamkeit und Hingabe. Nostalgische Rückwärtsschau hingegen verzehrt die Kräfte, die für den Aufbau des Neuen gebraucht würden. Die Achtung, die man dem Alten entgegenbringt, kommt jedoch auch dem Neuen zugute, denn aus einer Haltung des Respekts wird der Übergang in Würde vollzogen.

DIE METHODE Die Übergänge im Leben vollziehen sich meist auf verschiedenen Ebenen. Wir sind in verschiedenen Bereichen und Beziehungen dazu aufgefordert, in neue Formen hineinzuwachsen und alte Formen abzustreifen. Dies verlangt eine grundlegende Flexibilität, die sich mit Respekt verbindet. Wir können uns im Spiel die verschiedenen Übergänge bewußtmachen und die verschiedenen Systeme darstellen (indem wir z.B. Stühle im Raum plazieren oder Rollen mit Schauspielern besetzen). Im Spiel gehen wir die anstehenden Wandlungen durch und üben uns in der Haltung des Respekts.

DER FALL Im heutigen Berufsleben stehen ständig Veränderungen an. Die Angestellten und Mitarbeiter müssen sich auf neue Formen einstellen und umstellen. Dies erfordert geschicktes Vorgehen von seiten des Managements, das den Wandel (man spricht hier von Changemanagement) menschlich und würdig gestaltet. Die Haltung des Respekts (wörtlich: des Zurückschauens) ist eine wichtige Voraussetzung dafür, daß das Neue von allen Beteiligten angenommen werden kann. Respekt heißt auch, daß diejenigen, die keinen Platz in der neuen Form gefunden haben, in einer fairen Weise bedacht werden. »Fair play« ist die beste Voraussetzung für das Funktionieren gesellschaftlicher Umschwünge.

50. Inspiration ist Nahrung für den Geist;
Prozeß

DAS ZEICHEN Oben das Feuer, unten der Wind.

DAS BILD Der Wind facht das Feuer an, das die Speisen kocht. Das Holz ernährt das Feuer.

Alles Sichtbare muß sich steigern und fortsetzen ins Unsichtbare hinein. Dadurch bekommt es die rechte Weihe und wurzelt in den Weltzusammenhängen fest.

Das wahrhaft Göttliche zeigt sich nicht abgesondert vom Menschlichen.

Der Wille Gottes muß angenommen werden, dann entsteht innere Erleuchtung und das wahre Weltverständnis, das zu Heil und Erfolg führt.

Kommentar zum I Ging von Richard Wilhelm.

DAS THEMA Der kulturelle Überbau einer Gesellschaft ist der Fundus, aus dem ihre Mitglieder Inspiration schöpfen. Das Denken nährt den Geist, aber auch der Geist regt das Denken an. Kultur leistet das, was von Natur aus nicht gegeben ist. Sie vermittelt durch eine gemeinsame Sprache, durch gemeinsame Bedeutungen, die in Symbolen und Zeichen eingefangen sind, durch gemeinsame Bildergeschichten und unbewußt wirksame Mythen ein großes Repertoire an Vorstellungen, die Sinn stiften können. Sinn entsteht nicht in der Isolation, sondern im Austausch, auch wenn dieser unbewußt geschieht. Früher gipfelte eine Kultur in der Religion. In einer Zeit, in der viele religiöse Werte sich überlebt zu haben scheinen, steht die Aufgabe an, neue Formen der Spiritualität zu finden, um den Zugang zur Inspiration nicht zu verlieren.

DIE METHODE Im Visionstraining geht es darum, große Ideen in praktikable Lösungen für kleine Teilbereiche des Alltagslebens umzusetzen. Sowohl das Feuer der Inspiration wie der frische Wind neuer Ideen können nur dann nutzbar gemacht werden, wenn sich das Denken Schritt für Schritt einen Weg der Verwirklichung erarbeitet. Hierbei sind eine gemeinsame Kultur und Bildung von größtem Wert, doch sind sie heute nicht als selbstverständlich vorauszusetzen. In einem interkulturellen Austausch können jedoch neue Kulturformen geschaffen werden, die sich auf einen gemeinsamen Nenner einigen. Wichtig dabei ist die Begeisterung für etwas. Ohne die gemeinsame Begeisterung, durch die ein gemeinsamer Geist entsteht, fehlt die Motivation, eine Kontinuität in die Projekte hineinzubringen.

DER FALL Mark hat eine kleine multikulturelle Straßentheatertruppe aufgebaut. Sie besteht aus Schauspielern, Autoren, Musikern, Masken- und Bühnenbildnern, Technikern und Organisatoren. Alle kommen aus verschiedenen Ländern, doch mit Englisch können sie sich untereinander verständigen. In den Texten werden Ausdrücke aus den verschiedenen Sprachen verwendet; inhaltlich nähren sie sich aus dem Schatzkasten der Mythologie verschiedener Kulturen. Doch die übergeordnete Idee bezieht sich nicht auf die Mythen selbst, sondern auf ihre Aussage: z.B. ist der Mythos vom Kampf des Guten gegen das Böse eine übergeordnete Idee, auf die sich alle einigen können. Seit jeher ist dieses Motiv in Legenden und Märchen zu finden und hat nichts von seiner Aktualität verloren. In einem der Theaterstücke zeigt sich anschaulich, wie sich aus einem Sammelsurium von Ideen langsam eine Struktur und einheitliche Form herausbilden, wie verschiedene Spieler ihre Rollen übernehmen und schließlich ein Höhepunkt der Begeisterung erreicht wird, dem sich auch das Publikum nicht entziehen kann.

51. Erschütterung, Erleichterung; Trance

DAS ZEICHEN Oben der Donner, unten der Donner.

DAS BILD Die Erschütterung, die durch das Hervortreten Gottes im Inneren der Erde bewirkt wird, ist wie das Jüngste Gericht. Der fortgesetzte Donner bringt durch seine Erschütterung Furcht und Zittern mit sich. Es herrschen Schrecken und Entsetzen. Der Mensch, außer sich, findet so endlich wieder zu sich selbst.

So steht der Edle in Ehrfurcht vor dem Hervortreten Gottes
und bringt sein Leben in Ordnung, erforscht sein Herz,
ob nichts im Geheimen dem Willen Gottes widerspricht.
Ehrfurcht ist die Grundlage wahrhafter Lebensbildung.

Kommentar zum I Ging von Richard Wilhelm.

DAS THEMA Die Wahrheit verdonnert nicht, sondern erleichtert. Doch der Weg zur Erleichterung geht manchmal über die Erschütterung. Wer in Resonanz ist mit Gott, der Natur und der kosmischen Ordnung, hat nichts zu befürchten, aber wer ist das schon? Es geht um das Horchen, das zum Gehorchen wird – nicht zum Kadavergehorsam, sondern zur Orientierung an einem Sinn, den das Denken nicht erfassen kann. Dieser Sinn ist wie ein Donner, er erscheint mit Pauken und Trompeten, er bringt die Mauern von Jericho zu Fall, er befreit. Die Sinnlosigkeit, die als Absurdität erfahren wird, ist ein Mangel an Klang und Klangraum, an Resonanz.

DIE METHODE In der Trance ist es möglich, das Ich als Kontrolleur für eine Weile auszuschalten und sich ganz der Erschütterung auszusetzen. Es beinhaltet, auf sich selbst zu horchen, und bewahrt davor, tumb und taub zu werden. Die Erschütterung rüttelt wach und bewahrt vor der Ignoranz, die sich immer wieder einzustellen sucht.

DER FALL Rita hat eine Patientin, die an Krebs erkrankt ist. Zunächst verdrängt sie die Krankheit, sie will die Erschütterung nicht wahrnehmen, sie stellt sich taub. Doch dann kann sie das Symptom als Signal werten – es ist zunächst kein Signal, ihr Leben zu verändern, ihre Ernährung umzustellen, sondern, viel grundsätzlicher, sich dem Leben in all seiner Ungesichertheit zu stellen. Es gibt keine Garantie auf Frieden, und der Glauben allein kann die Fragen nach dem Lebenssinn nicht beruhigen. Die Erschütterung ist ein Teil der kosmischen Musik, ein gewaltiger Paukenschlag, der dem Ganzen seine Schönheit und Tiefe gibt. Die Patientin lernt, das Leben zu genießen – nicht als Befriedigung aller Bedürfnisse, sondern als Reise durch eine Wildnis, die nie ganz domestiziert werden kann.

52. Der Ernst des Lebens kann auch heiter stimmen;
Meditation

DAS ZEICHEN Oben der Berg, unten der Berg.

DAS BILD Das Zusammenstehen von Bergen und Tälern zeichnet die Landschaft eines Gebirges aus. Dort herrscht eine große Stille, denn die Bewegungen der Erde sind zu einem normalen Ende gekommen und haben die stabilen Strukturen der Massive gebildet. Nichts scheint sie erschüttern zu können. Angesichts der Berge scheint die Zeit des Menschen nur eine verschwindend kleine Spanne zu sein. Von jeher waren Wanderungen im Gebirge Wallfahrten zu dieser Erfahrung von unerschütterlicher Zeitlosigkeit.

So geht der Edle mit seinen Gedanken nicht über seine Lage hinaus.
Das Herz denkt dauernd. Das läßt sich nicht ändern. Aber es sollen die Bewegungen des Herzens, d.h. die Gedanken, sich auf die gegenwärtige Lebenslage beschränken. Alles Darüberhinausdenken macht das Herz nur wund.

Kommentar zum I Ging von Richard Wilhelm.

DAS THEMA Ruhe ist nur ein polarer Zustand, der als seine Ergänzung die Bewegung hat. Leben spielt sich ab zwischen Ruhe und Veränderung. Der Berg ist Symbol des Erhebens über die vielen kleinen Veränderungen, mit denen das Leben uns anregt, beunruhigt, beschäftigt. Die Aussicht auf schneebedeckte Berggipfel erfüllt das Herz mit Sehnsucht, aber auch mit einer tiefen Ruhe des Wissens. Es geht um das Stillhalten, um die Beschränkung auf das Gegebene, die Sinne, die Gegenwart. Man sollte sich jetzt keine Sorgen und Gedanken machen, Veränderung wird durch sie nicht bewirkt. Besser ist es, in der Ruhe zu verweilen und dadurch Belastbarkeit zu erlangen.

DIE METHODE In der Meditation sitzt man wie auf einem Gipfel des Berges.

DER FALL Edgar ist Philosophielehrer und weist darauf hin, daß auch im Abendland Techniken des Meditierens ausgebildet wurden; das Wort selbst stammt aus dem Lateinischen. Besonders in den Schulen der Stoa und des Epikur ist Meditation das Mittel, in sich die Ruhe und Stabilität zu finden, die es braucht, um im Leben nicht zu verzweifeln. Zweifellos waren die Zeiten, in denen diese Philosophen lebten, von Wirren und Wahnsinn gezeichnet. Um so mehr war die

Philosophie ein Zufluchtsort, ähnlich wie die Klöster, die oft in unzugänglichen Gebirgslagen, abseits der üblichen Wege, errichtet wurden. Heute gibt es diese Möglichkeit des Rückzugs in sogenannten Klöstern auf Zeit, die zu Besinnung und Ruhe einladen.

53. Sich selbst ein gutes Beispiel sein;
Prozeß

DAS ZEICHEN Oben der Wind, unten der Berg.

DAS BILD Der Baum auf dem Berg ist weithin sichtbar. Was auf dem Berg wächst und wie es wächst, bestimmt das Landschaftsbild, es gibt dem Berg seine unverwechselbare Eigenart.

DAS THEMA Das Denken auf der Basis stabiler Grundlagen entwickelt sich langsam und gewinnt nach und nach an Einfluß auf die Gesellschaft und die öffentliche Meinung. Die Persönlichkeit muß sich festigen und ihre Wirkungskraft entfalten, was nur durch sorgfältige und andauernde Arbeit an der eigenen Entwicklung gegeben ist. Die Gedanken und Konzepte sind Nebensache – nur das eigene Lebensbeispiel hat wirklich Einfluß.

DIE METHODE Die Entwicklung des Individuums muß im Kontext der Gesellschaft gesehen werden. Das Real-Ich und das Ideal-Ich stehen im Dialog. Zugrunde liegt die Erkenntnis, daß Realität formbar ist.

DER FALL Andreas ist Sozialarbeiter und nutzt die populären Science-Fiction-Videos dazu, mit den Jugendlichen darüber zu diskutieren, was einen Helden ausmacht. Dem Helden kommt in den Märchen und Mythen eine wichtige Führungsrolle zu. Oft heiratet er die Prinzessin und gründet ein neues Königreich. Natürlich sind solche Zukunftsbilder nicht geeignet, Jugendliche von heute anzusprechen. Sie müssen also übersetzt werden. Dabei gelingt es Andreas anhand von Körperübungen, die »Stabilität eines Berges« und die »Flexibilität des Windes« am eigenen Leibe erfahrbar zu machen. So lernen die Jugendlichen, innere Werte ernst zu nehmen und sich selbst Maßstäbe zu setzen. Sie lernen, sich selbst ein gutes Beispiel zu sein – sie übernehmen die Führungsrolle für sich selbst.

54. Die Kunst, Bedingungen zu stellen; Spielsystem

DAS ZEICHEN Oben der Donner, unten der See.

DAS BILD Oberhalb des Sees wütet der Donner. Das Gewitter verwandelt den See in ein tobendes Gewässer. Das Wasser hat es nun einmal an sich, jede Erregung in Wellen umzusetzen. Doch die Wellen sind nur sekundär, nämlich die Auswirkung und das Abbild einer primären Ursache.

> *So erkennt der Edle durch die Ewigkeit des Endes das Vergängliche.*
>
> Kommentar zum I Ging von Richard Wilhelm.

DAS THEMA Im I Ging heißt dieses Zeichen »Das heiratende Mädchen«. Offensichtlich war dies im alten China ein Tatbestand, der drohte, die Rangordnung gesellschaftlicher Organisationen in Aufruhr geraten zu lassen, um so mehr, wenn es sich so verhält, daß das Mädchen dem Mann seiner Wahl folgt. Das konnte nur Unheil bedeuten, denn jede Verbindung, insbesondere solche, die aufgrund von emotionaler Neigung geschlossen werden, birgt die Gefahr der Verirrung, führt zu endlosen Mißverständnissen und endet im Chaos. Hier geht es allerdings nicht um moderne Heiratsregelungen, sondern um das Einheiraten in schon bestehende Verhältnisse. Wenn das junge Mädchen, d.h. die Zweit- oder Drittfrau, es versteht, sich in den Zusammenhang einzufügen, so bekommt sie eine Stellung, die durchaus befriedigend ist, und sie wird sich sogar geborgen fühlen in der Liebe. Vielleicht waren diese alten Regelungen, die von den Eltern bestimmt wurden und sich strikt an eine vorgegebene Rangordnung hielten, gar nicht so schlecht?

DIE METHODE Es geht um das gemachte Bett. Das Einheiraten hat Vor- und Nachteile. Das gemachte Bett ist nicht immer das Paradies, sondern zuweilen ein goldener Käfig. Deshalb lohnt es sich, spielerisch die Konsequenzen der geplanten Vereinigung zu bedenken und sie im Spiel am eigenen Leibe zu erleben. Wir alle müssen uns, sei es im Beruf, im gesellschaftlichen Verkehr, im Privatleben, ständig in vorgegebene Systeme einleben. Doch wir sind den Systemen nicht ausgeliefert, sondern können Bedingungen stellen, unter denen wir bereit sind, uns einzuordnen. Wenn bestimmte Bedingungen nicht erfüllt sind und auch nicht erfüllt werden, ist es besser, das »Einheiraten« noch einmal gründlich zu überlegen. Wer sehr emotional veranlagt ist, wird von seinen Gefühlen, Launen, Stimmungen und Trieben dazu veranlaßt, ihnen bedingungslos zu folgen. Die Einsicht, daß die eigenen Bedingungen nicht erfüllt sind, dämmert manchen erst im nachhinein, und oft zu spät. All dies kann durchgespielt werden. Nach dem Spielen ist man gescheiter.

DER FALL Die Mutter erzählt ihrer Tochter, sie sei ihrer Liebe gefolgt. Die Tochter kann das nicht verstehen, denn der Vater hat beide kurz nach ihrer Geburt sitzenlassen. »Ja, hast du das denn nicht irgendwie gespürt?« fragt die Tochter, worauf die Mutter antwortet: »Ich wollte meiner Liebe folgen, ich wollte bedingungslose Liebe erleben.« Für die Tochter, die mit den Konsequenzen dieser Romanze vertraut ist, stellt sich die Frage, ob es nicht besser ist, alles zu kalkulieren und die Romantik den Filmen zu überlassen. Doch sie findet eine Zwischenlösung. Sie kalkuliert spielerisch und bezieht ihre tiefen Gefühle mit ein, ohne sich von ihnen tyrannisieren zu lassen. »Ich stelle mir vor«, sagt sie, »ich säße inmitten lauter Teiche. Manche sind ruhig, andere aufgewühlt. Ich kann mir veranschaulichen, wie meine Gefühle, Wünsche, Sehnsüchte, Gedanken, Absichten und unbewußten Einstellungen Wellen schlagen. Der primäre Auslöser bin ich. Ich habe es immer mit den Auswirkungen meiner eigenen Entscheidungen zu tun. Ich schaue mir das an und überlege mir, ob und wie das alles zusammenpaßt. Ich bekomme ein Gefühl dafür, und ich gehe nach diesem Gefühl. Das ist romantisch und gleichzeitig ganz cool kalkuliert.«

55. Klarheit bewirkt Energie, Transparenz eine überzeugende Ausstrahlung; Meditation

DAS ZEICHEN Oben der Donner, unten das Feuer.

DAS BILD Donner und Blitz bilden eine natürliche Einheit.

DAS THEMA Dies ist eine Zeit der Fülle, eine Zeit der Vereinigung von Klarheit und energischer Bewegung. Die Entscheidungen stehen fest, die Bereitschaft ist da, die Kräfte sind vorhanden. Denken und Handeln bilden eine natürliche Einheit, die durch nichts aufzulösen ist. Manchmal hat man das Gefühl, nicht anders handeln zu können, auch wenn Bedenken dagegen sprechen. Manche sprechen von Schicksal. Doch wo innere Klarheit herrscht, wird auch das Schicksal sich klar gestalten. Es liegt an uns, uns nicht schicksalhaft und dumpf treiben zu lassen, sondern im voraus Entscheidungen zu treffen, mit denen wir gut leben können und die wir auch nicht verbergen müssen. So entsteht Transparenz, was bedeutet, mit sich selbst eins zu sein. Diese Einheit wirkt sich als überzeugende Ausstrahlung der Authentizität aus und baut auch dort Vertrauen auf, wo Menschen sich nicht näher kennen und trotzdem aufeinander angewiesen sind.

DIE METHODE In der Meditation ist innere Klarheit ein Ziel, das tagtäglich von neuem angestrebt werden kann. Immer wieder muß ich mir klarwerden über das, was ich will, was ich tue, was ich mit anderen zu tun habe oder zu tun haben will. Immer wieder muß ich mich fragen, ob ich meine Entscheidungen und Taten verantworten kann. In der Meditation findet man Zeit, sich die weitreichenden Konsequenzen des eigenen Handelns, ja sogar der Absichten und Gedanken, vor Augen zu führen. Man kann auch nachspüren, woher die bestimmten Gedanken, Gefühle oder unbewußten Motivationen als Auswirkungen früherer Entscheidungen und Taten kommen mögen. Das ganze Leben wird auf seinen Sinn hin beleuchtet. Diese tägliche Durchleuchtung ist wie eine Art Psychohygiene. Im 18. und 19. Jahrhundert kannte man dies unter dem Begriff Gewissenserforschung, die insbesondere in protestantischen Pfarrhäusern als grundlegende Lebenskunst gepflegt wurde. Die Quäker, Shaker und andere Sekten genossen aufgrund ihrer Transparenz auch im Berufsleben großes Vertrauen.

DER FALL Hans ist Managementtrainer. Früher glaubte er, durch bestimmte Techniken eine überzeugende Ausstrahlung antrainieren zu können. Auch in seinem Kollegenkreis wurde die gelungene Hochstapelei als eine wichtige und unerläßliche Fähigkeit im Wettbewerbskampf eingeschätzt. Die Kunst der Verführung zu erlernen war jahrelang sein erklärtes Ziel. Doch unmerklich wandelte er sich zum Zyniker, weswegen sich seine Frau enttäuscht von ihm abwandte. Er hatte viel zu verbergen, und er verbarg es gut. Gleichzeitig aber fühlte er seine Kräfte und seine Lebenslust schwinden, alles war nur noch Technik. Er wirkte unecht. Eines Tages kannte er sich selbst in dem Netz der Lebenslügen nicht mehr aus. In einer Supervision riet ihm ein Kollege zu einem Meditationskurs. Durch Meditation gewann er nach und nach sein Selbstvertrauen zurück. Er ist stolz darauf, jetzt sagen zu können: Ich habe nichts zu verbergen. Allerdings muß er sich viel gewissenhafter auf seine Seminare vorbereiten, um wettbewerbsfähig zu bleiben. Doch die Anstrengung ist es ihm wert.

56. Den notwendigen Gang der Dinge erkennen;
Prozeß

DAS ZEICHEN Oben das Feuer, unten der Berg.

DAS BILD Das Feuer verweilt nicht, sondern wandert der Nahrung nach. Das Auflodern der Flamme ist nur eine rasch vorübergehende Erscheinung.

DAS THEMA Das Strohfeuer greift schnell um sich, lodert lichterloh. Und dennoch ist das nur ein Teil eines natürlichen Prozesses. Wir beachten die Stichflamme, wir reagieren auf die starken Reize der Sensationen, wir verabsolutieren Teilaspekte, wir sehen nur bestimmte Ausschnitte des Bildes; wir tendieren dazu, die natürlichen Prozesse, die hinter allen Phänomenen stehen, außer acht zu lassen. Auch im Seelenleben läuft manches mit der unabänderlichen Macht einer Naturgewalt ab. Doch vieles läßt sich absehen. Den Menschen steht in einigen Fällen die Möglichkeit offen, sich aufgrund der Willensfreiheit anders zu verhalten, als es der natürliche Prozeß vorgezeichnet hat. Die natürlichen Prozesse lehren uns: Alles hat seine Zeit. Sie vollziehen sich in Phasen und Zyklen und ermöglichen es uns, den richtigen Zeitpunkt im voraus zu erkennen und somit abwarten zu können.

DIE METHODE Wer Gebrauch von seiner Willens- und Wahlfreiheit machen möchte, sollte Prozesse als Ganzes betrachten, um das Notwendige von dem Möglichen unterscheiden zu lernen und sich entsprechend zu entscheiden. Die Prozeßberatung hilft besonders Menschen in Krisen und Übergangszeiten, inneren Halt zu finden und sich nicht hinreißen zu lassen. Die Prozeßbegleitung verschafft einen Überblick und gibt dort Unterstützung, wo der eigene Wille nicht ausreicht, die richtige Wahl treffen zu können.

DER FALL Sandra ist verliebt und will die Schule verlassen. Sie will von zu Hause fort, will einen eigenen Hausstand gründen und Kinder haben. Statt jedoch ihr einzureden, was vernünftig ist, schlägt die Schulpsychologin vor, sich zwei mögliche Lebensläufe als zwei verschiedene Prozesse mit allen Abfolgen und Konsequenzen anschaulich vorzustellen, d.h. zu beiden Lebensläufen eine Art Drehbuch zu schreiben und in einem »story board« die einzelnen Szenen und Momente festzuhalten. So gewinnen die abstrakten Ideen an Anschaulichkeit, bekommen Hand und Fuß, füllen sich mit Leben und wachsen sich schließlich zu zwei verschiedenartigen »Karrieren« aus, zwischen denen es sich zu entscheiden gilt. Diese Entscheidung fällt nicht leicht, es ist ein längerer Prozeß, mit dem Sandra »schwanger gehen« muß, aber schließlich ist es ihre Entscheidung, die in ihr gewachsen ist. Sandra verschiebt den Kinderwunsch, beendet die Schule und wartet mit einer endgültigen Bindung an ihren Partner, bis sie sich wirklich »so weit fühlt«.

57. Das Ganze bedenken heißt, es zu beeinflussen; Spielsystem

DAS ZEICHEN Oben der Wind, unten der Wind.
DAS BILD Der Wind treibt die angehäuften Wolken auseinander.
DAS THEMA Der Wind wirbelt Staub auf und bringt frische Luft, bringt Veränderung mit sich. Er ist nicht zu sehen, nur zu spüren. Erst allmählich macht sich seine Wirkung bemerkbar. Denken ist innere Bewegung, und genau wie beim Wind ist seine Wirkung an seinen Ergebnissen zu erkennen. Man muß ein klares Ziel haben, denn nur dadurch, daß die eindringliche Beeinflussung immer in derselben Richtung geschieht, wird etwas erreicht. Denken formt die Wirklichkeit, denn dem Gedanken folgt Energie. Die Intention, die hinter dem Ziel steht, macht letztlich die Qualität dessen aus, was erreicht wurde, denn nicht das Denken schafft die Qualität, sondern die Energie, die durch den Gedanken transportiert wurde. Ähnlich wie der Wind ist das Denken ein Bote.
DIE METHODE Im Spiel erleben wir am eigenen Leibe, was es heißt, eine Rolle zu spielen. Je nach Rolle fühlen und denken wir anders, und im Spiel können wir diese Rollen wechseln. Das ganze Leben ist Bühne, läßt Shakespeare eine seiner Figuren sagen. Wir alle sind eingebunden in verschiedene Spiele, in verschiedene Systeme. Der sanfte Einfluß des Denkens hebt die Qualität, erfrischt, belebt. Dieses Denken vollzieht sich nicht abgelöst von den Lebensproblemen, sondern durchdringt sie spielerisch.
DER FALL Was heißt Philosophieren? Manchmal, sagt Edgar, betrachte ich mein Leben unter dem Aspekt von Spielen. Jedes Spiel ist ein Beziehungssystem für sich; manche Systeme überschneiden sich, andere spielen sich im geheimen ab. Ich kann dies stundenlang tun. Ich befinde mich in einem Zustand, in dem »es sich von selbst denkt«. Diese Art von Denken ist nicht akademisch, es ist nicht logisch, und doch hat es viel mehr Einfluß im Leben als die akademi-

sche Gedankenführung der Logik. Das nenne ich philosophieren, sagt Edgar, der Philosophie unterrichtet, und er beschreibt, wie er sich mal in den einen, mal in den anderen Stuhl setzt, sich in die eine oder die andere Ecke stellt, um die verschiedenen Lebensbereiche, in denen er eine Rolle spielt, voneinander unterscheiden zu können. Es gibt das Spiel, das ich mit meiner Frau spiele, erzählt Edgar. Da wir eng aufeinander bezogen sind und alles andere eine Nebenrolle spielt, ist es ein in sich relativ geschlossenes System. Aber das Spiel, das ich in der Schule, im akademischen Leben, bei Vorträgen und Podiumsdiskussionen spiele, ist weniger festgelegt. Da spielt vieles hinein – meine eigene Verfassung, die aktuellen Ereignisse des Tages, vielleicht sogar das Wetter, die Auftraggeber oder das Arbeitspensum. Natürlich ist meine eigene Verfassung von der Beziehung zu meiner Frau, aber auch die Beziehung zu meiner Frau von meiner Verfassung und diese z.B. von meinem Erfolg im Arbeitsleben abhängig. Es hängt alles miteinander zusammen. Wenn ich so dasitze und die Zusammenhänge in meinem Leben erfasse, wenn ich mein Leben Revue passieren lasse, dann spüre ich, wie die leichte Brise dieses Denkens mich gelassen macht und einen guten Einfluß hat – auf mich, auf alles. Ich betrachte mein Leben als Ganzes, und das verleiht mir mehr Kontur und Gestalt, ohne daß ich begründen oder erklären könnte, warum das so ist. Etwas schließt sich, rundet sich ab, macht Sinn. Dieses Bedenken des Lebens ist übrigens eine alte philosophische Tradition.

58. Humor hilft; Spielsystem

DAS ZEICHEN Oben der See, unten der See.

DAS BILD Ein See verdunstet und erschöpft sich dadurch. Wenn aber zwei Seen miteinander in Verbindung sind, erschöpfen sie sich nicht so leicht, weil einer den anderen bereichert.

> *Das Wissen von Autodidakten behält etwas Schweres und Einseitiges.*
>
> Kommentar zum I Ging von Richard Wilhelm.

DAS THEMA Es geht um den belebenden Austausch mit Gleichgesinnten. Erst so kommt es zur Umsetzung und Anwendung von Lebenswahrheiten, die am eigenen Leibe erlebt wurden. Wissen, das aus erster Hand, d.h. eigener Erfahrung, stammt, ist vielschichtig – aber im Austausch, kombiniert mit Witz und Humor, wird die Vielseitigkeit noch vervielfacht und bekommt eine heitere Leichtigkeit. Das Schwere wird aufgehoben, der Ernst des Absoluten durch heitere Relativierung entschärft. Auch dem Witz liegt Vielschichtigkeit zugrunde. Es geht um Perspektivenwechsel. Humor, wortwörtlich: das Feuchte, ist sowohl Trägersubstanz als auch Gleitmittel einer flüssigen, bereichernden Kommunikation.

DIE METHODE Der spielerische Ansatz ermöglicht einen Perspektivenwechsel, der dem ernsten Verständnis entgeht. Indem man sich in eine andere Person versetzt, versteht man besser ihre Haltung, Einstellung, ihre Gangart. Verständnis kann nie erzwungen, höchstens spielerisch errungen werden. Humor verzichtet auf Rache und Rechthaben, auf das letzte Wort und die einseitige Behauptung eines Standpunkts. Humor bringt die Dinge ins Fließen. Auch die eigene Meinung befreit sich im Lachen, Energie wird frei, verbreitet sich im Lächeln oder stillen Schmunzeln. Der Kopf wird frei, man kommt auf neue Gedanken. Kurz: Humor ist gesund.

DER FALL Angie erzählt aus der Praxis: In der Lebenshilfeberatung ist es ein wichtiger Schritt, sich selbst weniger ernst zu nehmen. Dies gelingt am besten, indem man sich in die Position eines anderen versetzt. Das kann spielerisch und ganz konkret geschehen, indem man etwa einen Stuhl für den anderen hinstellt und sich dort niederläßt. Von dieser Position sich selbst anzuschauen vermittelt oft schon entscheidende Einsichten, um so mehr, wenn ein dritter Stuhl als Beobachtungsposten bezogen wird, so daß das Verhältnis zwischen Ich und Du aus einer dritten Position erlebt wird. Wenn auch diese Position keine Entspannung der Lage und die damit verbundene Lösung bringt, mag es daran liegen, daß das Ich noch immer von sich selbst zu sehr eingenommen ist. Um den Zauberbann der Selbstbezogenheit zu brechen, empfiehlt es sich, einfach herauszutreten: Eine vierte Position ermöglicht das Betrachten aus einem größeren Abstand. Es ist die Position des zufälligen Beobachters, der Zeuge der ernsten Auseinandersetzung wird und das Komische daran entdeckt. Angie hat in ihrem Beruf deshalb viel lachen. In ihrer Bibliothek findet sich eine Sammlung von Witzen und humorvollen Anekdoten – falls mal der Stoff ausgeht. Sie empfiehlt ihren Klienten, ebenfalls eine solche Sammlung anzulegen und für Notfälle der Humorlosigkeit bereitzuhalten.

59. Die Lösung steht auf einem anderen Blatt;
Ritual

DAS ZEICHEN Oben der Wind, unten das Wasser.

DAS BILD Die milden Lüfte fahren über das Wasser, das gefroren war, sie bringen das Erstarrte zum Schmelzen, das in Eisschollen Zerstückelte und Zerstreute wieder zur Vereinigung im Frühling.

> *Durch Härte und Selbstsucht erstarrt das Herz, und in dieser Erstarrung trennt es sich von allem anderen.*
>
> Kommentar zum I Ging von Richard Wilhelm.

DAS THEMA Es geht um den Wechsel der Aggregatzustände, um den Wechsel der Ebenen. Wenn etwas nicht funktioniert, hat es keinen Sinn, immer wieder dasselbe zu versuchen. Sinn macht nur, das Blatt zu wenden und etwas ganz Neues auszuprobieren. Nur so entflieht man dem Zustand des Festgefahrenseins und bekommt neuen Aufwind.

DIE METHODE Das Ritual kommt immer dann zum Einsatz, wenn sich eine Stockung oder ein Engpaß ergibt und man versucht ist, die Bemühung des Überwindens zu verdoppeln. Dann empfiehlt es sich, Stopp zu sagen, innezuhalten und nicht weiterzumachen. Wechseln. Etwas anderes tun, etwas ganz anderes, um auf neue Gedanken zu kommen, also ohne besondere Absicht. Auf diese Weise wendet sich das Blatt, und ein neues, unbeschriebenes kommt zur Erscheinung. Dort läßt sich neu ansetzen mit frischer Kraft.

DER FALL Anita, Hypnosetherapeutin, hat eine Hypnosetechnik entwickelt, die zwei Metaphern verbindet: die Metapher von dem unbeschriebenen Blatt und die Metapher von dem Blatt, das sich wendet. Was sie zunächst mit ihren Klienten in Hypnose erarbeitet, kommt dann als posthypnotische Suggestion im Alltag zum Tragen: Immer wenn die Situation schwierig wird, erinnert sich der Betroffene unbewußt daran, daß es noch eine andere Handlungsmöglichkeit gibt als die der verdoppelten Anstrengung. Das Unbewußte hält sich an die Metapher des Blattes, das sich wendet, und verhält sich so, als würde sich tatsächlich etwas in der Situation wenden. Die Kraft des Neuanfangs kommt von der zweiten Metapher: das unbeschriebene Blatt lädt dazu ein, eine neue Geschichte zu schreiben.

60. Eine Grenze setzen, einen Rahmen finden; Spielsystem

DAS ZEICHEN Oben das Wasser, unten der See.

DAS BILD Wenn das Wasser den See überflutet, tritt er über die Ufer.

Der See ist etwas Endliches, das Wasser ist unerschöpflich. Der See kann nur ein bestimmtes Maß des unendlichen Wassers fassen. Darin besteht seine Eigenart. Durch Sonderung und Aufrichtung von Schranken gewinnt auch im Leben das Individuum seine Bedeutung. Unbeschränkte Möglichkeiten sind für den Menschen nicht geeignet, denn dadurch würde sein Leben nur im Endlosen zerfließen.

Kommentar zum I Ging von Richard Wilhelm.

DAS THEMA Es geht darum, einen Rahmen zu finden, auch wenn die Aufgabe oder Herausforderung noch so neu, durch keinen vorgegebenen Maßstab definiert ist. Definitionen helfen, nicht nur Grenzen zu setzen, sondern den Sinnzusammenhang zu klären. Dadurch erhalten die unangenehmsten Verpflichtungen ihren Stellenwert und werden erträglich. Aber auch die größten Komplimente werden relativiert: Eine gesunde Nüchternheit vermeidet Panik ebenso wie Enttäuschung.

DIE METHODE Das Spielen ermöglicht die Festlegung eines Spielraums, eines Feldes, innerhalb dessen die Regeln gelten sollen. Die Grenzen können ganz konkret abgeschritten werden: So läßt sich alles erkennen, was die Grenze überschreitet und ins Grenzenlose abgleitet. Die Grenze ist der Rahmen. So wird deutlich, was zu dem Spiel dazugehört, was aus dem Rahmen fällt oder ihn sprengt.

DER FALL Astrid ist Physiotherapeutin und neigt dazu, ihre Arbeitsstunden zu überschreiten. Sie beachtet den Zeitrahmen nicht, verliert sich in grenzenlose Plaudereien, die ihr im nachhinein als Grenzüberschreitung ins Private erscheinen. Seit sie die sichtbar aufgestellte Uhr als Maßgeber akzeptiert, kann sie sich an den Rahmen halten und die Grenzen wahren. Ihre Stimmung ist besser, und dies hat zudem das Verhältnis zu ihren Kunden verbessert.

61. Was wahr ist, berührt im Innersten; Trance

DAS ZEICHEN Oben der Wind, unten der See.

DAS BILD Über dem See weht der Wind und bewegt die Oberfläche des Wassers. So zeigen sich sichtbare Wirkungen des Unsichtbaren. Der Wind bewegt das Wasser, weil er in seine Zwischenräume einzudringen vermag.

DAS THEMA Es geht darum, nicht zu urteilen, Fehler zu finden und einen Menschen äußerlich abzuurteilen. Es geht darum, ins Innere einzudringen, zu berühren. Die Grundlage aller Beurteilungen sollte das Bewußtsein der verbindenden Gemeinsamkeiten und nicht der trennenden Unterschiede und Hierarchien sein. Das Herz nämlich ist frei von Voreingenommenheiten, so daß es fähig ist zur Aufnahme der Wahrheit. Aus dem Herzen zu handeln heißt, diese Freiheit zu nutzen und in jeder Begegnung umzusetzen, sei sie noch so sehr von realen Hierarchien und der Notwendigkeit einer Kritik bestimmt.

DIE METHODE Trance bringt in Verbindung mit Stimmungen, Atmosphären, Energien. Wer die Wahrheit herausfinden will, muß dies durch Bezugaufnahme, durch Verbindung tun. Das Urteil, das abtrennt vom größeren Ganzen, bewirkt nichts als Verletzung, Kränkung, Schmerz. In jeder Rückmeldung sollte sich ein Bezug zum Sinn des Ganzen entdecken und spüren lassen. Der Bezug zum großen Ganzen heilt. Der Bezug zum Sinn vermittelt sich durch Rührung, er berührt, er wirkt sich unmittelbar aus und verändert alles.

DER FALL Gertrud ist Literaturkritikerin. Sie hat sich jedoch zur Regel gemacht, nur solche Bücher zu besprechen, die sie berühren. Sie sagt: Ich beuge mich nicht dem allgemeinen Geschmack, der mir vorschreiben will, was Kitsch und was Kunst ist. Ich gehe nur nach meinem Gefühl. Ich fühle, was mir guttut und was zu lesen sich lohnt. Literatur hat die Aufgabe, Menschen zu verzaubern, und der Zauber soll ein guter, nicht ein fauler sein.

62. Achtung mehrmals täglich üben; Meditation

DAS ZEICHEN Oben der Donner, unten der Berg.

DAS BILD Der Donner auf dem Berg ist anders als in der Ebene, lauter, näher. Dies ist eine Aufforderung, in allen Dingen die Pflicht näher und unmittelbarer ins Auge zu fassen, es sehr genauzunehmen mit den Handlungen.

DAS THEMA Es geht um die Einsicht: Wenn man an einem entscheidenden Platz steht, dem man von seinem Wesen her nicht gewachsen ist, so ist außerordentliche Vorsicht nötig. Überforderung übt Druck aus und verbraucht die Kräfte. Deshalb ist es besser, sich an dem Platz einzufinden, der angeschlossen ist an eine größere Ordnung, so daß die Energien natürlich fließen können. Wenn dies jedoch nicht möglich und ein Ausnahmezustand unumgänglich ist, dann ist es besonders wichtig, allem Gewicht zu geben und auf sich selbst zu horchen.

DIE METHODE Die Meditation der Achtsamkeit kommt dort zur Wirkung, wo den kleinsten Dingen Beachtung geschenkt wird. Keine Theorie, kein Konzept, keine Idee und keine Weltanschauung kann so wichtig sein wie die ganz konkrete Einzelheit, das Detail, das uns sinnlich entgegentritt. Es ist wie ein Abgeordneter, ein Botschafter. Alles will uns etwas sagen. Gesundheit ergibt sich aus dieser Art von Nüchternheit, die realistisch das betrachtet, was ist, und nicht das, was sein sollte, sein könnte, sein müßte. Eine solche Meditation läßt sich mehrmals täglich üben. Es ist nicht mehr als ein Aufmerken. Das Aufmerken schult die Aufmerksamkeit als Haltung und Einstellung.

DER FALL Anna hat große Träume, sie verachtet das Triviale. Sie möchte große Gedanken entwickeln, über große Themen schreiben. Sie ist gerade mal 16 Jahre alt, doch sie möchte sich verewigen. Ihre Mutter möchte ihr beibringen, was sie selbst aus ihrem Leben gelernt hat, und ihr alle negativen Erfahrungen ersparen, z. B. mit dem Rat, Prioritäten zu setzten. Anna ist vergeßlich, sie verliert Dinge auf dem Weg, sie verliert den Hausschlüssel, das Schloß muß ausgewechselt werden. Das ist ärgerlich und teuer. Die Mutter schreibt eine Geschichte für Anna – über Schlüssel und ihre Bedeutung und über die Wichtigkeit, die Dinge wichtig zu nehmen (statt sich selbst – aber das läßt sie aus). Anna sagt: Ich freue mich, daß du wieder zum Schreiben gefunden hast. Aber die Botschaft wirkt doch, unbewußt. Anna ist nachdenklicher, achtsamer und weniger selbstbezogen geworden.

63. Leben im Sterben im Leben; Prozeß

DAS ZEICHEN Oben das Wasser, unten das Feuer.

DAS BILD Wenn das Wasser im Kessel über dem Feuer hängt, so stehen beide Elemente in Beziehung, und es wird dadurch Kraft erzeugt. Die dadurch entstehende Spannung gebietet jedoch Vorsicht.

DAS THEMA In Zeiten nach einem großen Übergang ist alles auf Fortschritt und Entwicklung ausgerichtet und drängt voran. Dabei kann es leicht geschehen, über das Ziel hinauszuschießen. Es geht jedoch darum, sich vom allgemeinen Schwindel (das Wort hat eine doppelte Bedeutung) nicht anstecken zu lassen, sondern rechtzeitig den Antrieb abzubremsen. Gerade wenn das vollkommene Gleichgewicht erreicht ist, kann jede Bewegung dazu führen, daß aus dem Zustand der Ordnung wieder Chaos und Zerfall entstehen, und auch dies, oder gerade dies macht das Lebendige aus.

DIE METHODE Die Prozeßbegleitung hilft dabei, das Leben zu bejahen und gleichzeitig bewußt sterben zu können. Eine Kunst des Sterbens beinhaltet, Sterben als Teil des Lebens zu begreifen und sich nicht nur einen Begriff davon zu machen, sondern leibhaftig in dieses Begreifen einzutauchen. Es braucht die Kraft des Lebens, um gut zu sterben. Der Prozeß führt von der einen Seite des Lebens über zur Schattenseite des Sterbens. Im Bewußtsein sind Leben und Sterben verbunden wie Licht und Schatten, sie bilden also eine unauflösliche Einheit.

DER FALL Ernst ist Schauspieler und erlebt nach jeder Aufführung, vor allem aber nach der Premiere, ein Tief, das für ihn eine Art Vorwegnahme des Todes ist. Das Aus überschattet die Lebendigkeit der Performance, in der er sich vollkommen ausgefüllt fühlt. Er weiß, daß ihn nach der Präsenz und Aufmerksamkeit der Bühnensituation ein Abgrund der Leere erwartet, und diese Erwartung hindert ihn unbewußt daran, die Präsenz als Schauspieler auf der Bühne immer wieder neu herstellen zu können. Er zögert, er ist mit halbem Herzen dabei, er kann nicht mehr überzeugen. Doch nach einer Bewußtseinsarbeit, die ihn in dem Prozeß der Verinnerlichung beider Seiten und Pole begleitet, ist er bereit: Das Leben ist ein Spiel. Und das Sterben auch.

64. Nur das Unvollendete kann wirklich vollendet sein; Ritual

DAS ZEICHEN Oben das Feuer, unten das Wasser.

DAS BILD Wenn das Feuer, das ohnehin nach oben strebt, oben ist, und das Wasser, das ohnehin nach unten dringt, unten ist, so gehen die Wirkungen der beiden Elemente auseinander und bleiben ohne Beziehung.

> *Will man eine Wirkung erreichen, so muß man erst erforschen, was die Natur der in Betracht kommenden Kräfte und welches der ihnen zukommende Platz ist. Bringt man die Kräfte an der rechten Stelle zum Einsatz, so haben sie die gewünschte Wirkung, und die Vollendung wird erreicht. Um aber die äußeren Kräfte richtig handhaben zu können, ist es vor allem nötig, daß man selbst den richtigen Standpunkt einnimmt. Denn nur von dort aus kann man richtig wirken.*
>
> Kommentar zum I Ging von Richard Wilhelm.

DAS THEMA Es geht darum, nicht selbst steuern und lenken zu wollen, sondern sich leiten zu lassen. Nur so kann das Leitbild von einer übergreifenden und grenzüberschreitenden Ganzheit, die Vision von etwas Größerem, im Leben wirksam werden und sich verwirklichen. Dies fordert von uns, alles als Fragment, als Ansatz, Aufbruch und Andeutung nicht nur hinzunehmen, sondern mit ganzem Herzen anzunehmen.

DIE METHODE Immer wenn ein Ziel absolut gesetzt und mit Blick auf ein größeres Ganzes relativiert wird, entfaltet das Ritual seine Wirkung. Dann erst, durch die Anerkenntnis der letztlich immer unvollendet bleibenden Wirklichkeit, gelingt es, nicht perfekte Vollendung anzustreben, sondern das Leben als stetigen Prozeß der Erfüllung zu genießen.

DER FALL Edgar, der Philosoph, erzählt: Ich nehme dieses Zeichen gerne als Ausgang für das Philosophieren über eine gelungene Lebenspraxis. Zu sehr wird im heutigen Arbeitsalltag die Perfektion in den Vordergrund gestellt. In den Managementtrainings herrscht das Thema »Ziel« vor, dauernd ist von Zielorientierung und Zieldefinition die Rede. Natürlich brauchen wir Ziele: Sie setzen die Maßstäbe, an denen wir den Erfolg unserer Bemühungen erkennen können. Nur so können wir beurteilen, welche Bemühungen eher zum Erfolg und zum Ziel führen. Realistische Betrachtungen ersparen eine Menge Frustration. Aus Fehlern läßt sich lernen. Aber ein fehlerfreies Leben garantiert nicht unbedingt Glück. Die vollendete Form garantiert nicht unbedingt Schönheit. Das erreichte Ziel garantiert nicht unbedingt das Gefühl, etwas Wichtiges getan und Sinn gefunden zu haben.

Viele Ziele sind nur vorläufig – kaum am Ziel angelangt, suchen wir ein neues. Für viele Menschen ist das Erreichen eines Zieles mit der Angst verbunden, danach käme nichts Wichtiges und Sinnvolles mehr, so als ob das Ziel alles aufgebraucht hätte, was an Kraft in einem Menschen steckte, und nun das Leben seine Spannung, seinen »Drive« und damit seinen Reiz und Antrieb verloren hätte. Auf dem Weg zum Ziel tritt kurz davor ein Zögern und Zweifeln auf. Manche vereiteln sogar, durch das Ziel zu gehen, indem sie sich selbst ein Bein stellen und straucheln. Etwas in ihnen wollte nicht ans Ziel gelangen. Anders ist es, wenn das Ziel als vorläufig angesehen wird. Dieses Ziel ist einfach nur das Naheliegende, der nächste Schritt auf dem Weg. Auch das Fernziel, das hinter einem Nahziel steht, ist nicht mehr als ein Gedanke, und ein Gedanke, der sich ständig verändert. Er ähnelt den anderen Gedanken, die einem so durch den Kopf gehen, ist ein veränderliches Gebilde, kein Ding, worauf man sich verlassen kann. Sicher, ein Ziel gibt Orientierung: Wohin soll ich gehen? Ein Ziel gibt Halt: Was ist zu tun, und welche Handlungen (im Hinblick auf das Ziel) sind sinnvoll? Ein Ziel gibt Struktur, insofern ich alles, was ich tue und erlebe, in Zusammenhang mit meinem Ziel setze oder erlebe. Wenn das Ziel erreicht ist, fällt allerdings alles weg: Orientierung, Halt, Sinn und Zweck, der große Zusammenhang, der schützende Rahmen. Ich stehe schutzlos da, bin wieder am Anfang. Aber wann bin ich das nicht? Alles andere ist Illusion. Immer wenn ich mich am Ziel glaube, sage ich mir, das ist nicht weiter wichtig, es ist nur ein weiterer Schritt auf meiner Reise.

Nachwort

> *Wenn die Menschen sich freier fühlen, dann wird auch der eigene Alterungsprozeß nicht vom selbstzerstörerischen Mythos des beständigen Untergangs überschattet sein, sondern sich bewußter am optimistischen Mythos der Möglichkeit zu lebenslangem Wachstum und Entwicklung orientieren.*
>
> T. Hanna, zitiert bei E. Lingelbach. *Ich bin frei*, S. 102.

Mit der Liebe zum Leben geht es mir wie mit einem Vexierbild: ich weiß, daß sie da ist, die verborgene Gestalt, und daß auch ich sie einmal gesehen habe, nachdem es mir gelungen war, meine Sichtweise so zu verändern, daß aus dem Vordergründigen der Hintergrund heraustreten und sich offenbaren konnte. Aber immer wieder schiebt sich die alte Sehgewohnheit vor die Offenbarung des Lösungsbildes und liefert den Gegenbeweis. Die Sehgewohnheit macht mich blind für alles andere, was nicht auf diese Weise gesehen werden kann und also nicht sichtbar wird.

Es ist, als ob die Sehgewohnheit darauf dringen wollte, als einzig mögliche anerkannt zu werden, als wollte sie sagen: Du siehst es doch selbst! Das Leben hat ein Ende, wie die Liebe auch. Die Endlichkeit bestimmt das wahre Bewußtsein des Menschen, wenn er seinen Sinnen glaubt und seiner Wahrnehmung folgt, wie das vernünftige Menschen so tun, die nach wahrer Erkenntnis streben. Es ist, als wolle diese Art von Wahrnehmung und Erkenntnis, diese Art von Bewußtsein, selbst mich mit der Nase darauf stoßen: Da, überall ist Endlichkeit, Vergänglichkeit und Tod! In jedem Duft der Blüte, in allen Gerüchen der Welt läßt sich die beginnende Fäulnis, die vegetative Zersetzung bis hin zur Verwesung ausmachen, in die Lebensfreude mischt sich Abschiedsschmerz und verklärt die Lebensfülle durch den flüchtigen Schimmer der vorübergehenden Einmaligkeit.

Schönheit ja, Einmaligkeit auch, aber das Ende ist es nicht. Nur das Ich bedenkt im voraus sein Ende und zieht daraus seine Kraft. Der Körper hingegen spürt, atmet, lebt im Bewußtsein seiner Fortsetzung, wenngleich in vielen verschiedenen Formen. Das Ich stirbt, weil der Körper seine Form verliert. Aber etwas lebt weiter, und der Körper hat es, in jeder seiner Zellen, von Anfang an gewußt.

Der Glaube an die Unsterblichkeit ist nur eine Möglichkeit, Anschluß zu finden. Es geht um die Erfahrung, und dies ist eine leibhaftige Erfahrung: Die Körpererfahrung, die Lebenserfahrung führen zu einer neuen Bewußtheit. Liebe zum Leben ist nur ein Ausdruck dafür. Das lebendige Wissen ist vorsprachlich – der Glaube ist dann wirksam, wenn der Körper es weiß und lebt.

Literatur

Adrian, Franciscus: Die Schule des I Ging. Hintergrundwissen, München 1994

Bermes, Christian: Einführung zu Merleau-Ponty, Hamburg 1998

Chögyam, Trungpa: Das Herz des Buddha. Buddhistische Lebenspraxis im modernen Alltagsleben, München 1993

Chögyam, Trungpa: Erziehung des Herzens. Buddhistisches Geistestraining als Weg zu Liebe und Mitgefühl, Schönau 2000

Chopra, Deepak: Die Rückkehr des Rishi. Ein Arzt auf der Suche nach dem, was uns letztlich heilt, Paderborn 1988

Deng, Ming-Dao: Tao im täglichen Leben, München 1996

Desombres, Benoit: Notizen der Weisheit, St. Gabriel, Mödling, Wien 1990

Deutsche Aphorismen: Stuttgart 1992

Gadamer, Hans-Georg: Über die Verborgenheit der Gesundheit, 3. Auflage, Frankfurt a. M. 1993

Gadamer, Hans-Georg: Der Anfang des Wissens, Stuttgart 1999

Gendlin T., Eugene: Focusing, Hamburg bei Reinbek 1998

Grigg, Ray: Das Tao des Seins. Ein Arbeitsbuch zum Denken und Handeln, Paderborn 1996

Hoffman, Kay: Das Anima-Orakel. Westliche Erkenntnisse der Tiefenpsychologie und die östliche Weisheit im Orakelbuch des I Ging, Linz 2000

Kalweit, Holger: Traumzeit und innerer Raum. Die Welt der Schamanen, Neuausgabe, München 2000

Knischek, Stefan (Hrsg.): Lebensweisheiten berühmter Philosophen, 2. Auflage, München 1999

Laszlo, Ervin: Kosmische Kreativität. Neue Grundlagen einer einheitlichen Wissenschaft von Materie, Geist und Leben, Frankfurt a. M. 1995

Lingelbach, Elke: Ich bin frei und hatte es vergessen, Bad Hersfeld 1998

Schellenberger, Bernardin: Gib deiner Seele Flügel. Mystische Augenblicke für jeden Tag, Freiburg i. Br. 1999

Sparrer, Insa und Varga von Kibed, Matthias: Ganz im Gegenteil. Tetralemma-arbeit und andere Grundformen systemischer Strukturaufstellungen, Heidelberg 2000

Sudo, Philip Toshio: Zen oder die Kunst, achtsam mit sich und seinem Computer umzugehen, München 1999

Suzuki, Shunryu: Zen-Geist, Anfänger-Geist, Berlin 1975

Werder, Lutz von: Lehrbuch der Philosophischen Lebenskunst für das 21. Jahrhundert, Milow 2000

Wilhelm, Richard: I Ging. Text und Materialien, 9. Auflage, München 1983

Die Autorin bietet Seminare
zum Thema an. Informationen
erhalten Sie unter der Adresse:
Kay Hoffman
Freischützstraße 110/803
81927 München
oder im Internet unter:
www.kayhoffman.de;
www.bodymind-coaching.de

Vom Frust zur Lust und Freude

Doris Christinger
Auf den Schwingen weiblicher Sexualität
Eine Liebesschule für Frauen
258 Seiten. Broschiert.
€ 14,90 / sFr 29,80
ISBN 3-85842-372-6

Die Kraft und Schönheit des eigenen Körpers entdecken, die Sinnlichkeit wecken und die Sexualität neu erleben: das sind Stationen des Weges, den jede Frau mit Hilfe des Buches von Doris Christinger gehen kann. Dabei spielt es keine Rolle, ob Sie gerade in einer Beziehung leben oder nicht. Wichtig ist, den eigenen Körper und die eigenen Bedürfnisse kennenzulernen und sich mit dem großen Potential der Sexualenergie zu verbinden. So können Sie nicht nur die körperliche Liebe ekstatischer erleben, sondern auch andere Lebensbereiche mit mehr Schwung und Bewußtsein gestalten.

- Die Sinnlichkeit (wieder) entdecken, das Liebesleben bereichern, das Selbstwertgefühl und die Identität als Frau stärken
- Die Kraft des Herzens mit der Kraft der Sexualität verbinden
- Sexualität als Tor zur Spiritualität erleben
- Leichte, erprobte effiziente Übungen, mit denen jede Frau schon heute beginnen kann

Pendo
www.pendo.ch
Forchstraße 40 CH- 8032 Zürich
Fon 0041/1/389 70-30
Fax 0041/1/389 70-35